漳州名老中医
学术菁华

Minglaozhongyi Xueshu Jinghua

漳州市卫生健康委员会 组织编写

蔡少杭 主编

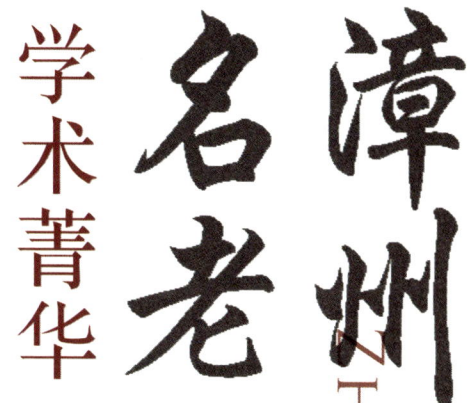

海峡出版发行集团　福建科学技术出版社

图书在版编目（CIP）数据

漳州名老中医学术菁华 / 蔡少杭主编. -- 福州：福建科学技术出版社, 2024.8. -- ISBN 978-7-5335-7323-2

Ⅰ.R249.7

中国国家版本馆CIP数据核字第2024DH7962号

出 版 人　郭　武
责任编辑　张镌文　沈贤娟
装帧设计　刘　丽
责任校对　林峰光

漳州名老中医学术菁华

主　　编	蔡少杭
出版发行	福建科学技术出版社
社　　址	福州市东水路76号（邮编350001）
网　　址	www.fjstp.com
经　　销	福建新华发行（集团）有限责任公司
印　　刷	福州印团网印刷有限公司
开　　本	889毫米×1194毫米　1/16
印　　张	20.5
字　　数	408千字
插　　页	4
版　　次	2024年8月第1版
印　　次	2024年8月第1次印刷
书　　号	ISBN 978-7-5335-7323-2
定　　价	198.00元

书中如有印装质量问题，可直接向本社调换。
版权所有，翻印必究。

编委会

主　编

蔡少杭

编　委（按姓氏音序排列）

蔡少杭　陈　晖　陈定家　吴瑞华

整理者（按姓氏音序排列）

蔡少杭	蔡旭楠	陈　盛	陈　志	陈尔东	陈金川	陈智颖
戴赛儿	高曾晨	洪丽美	洪杨华	黄朝晖	黄诗悦	黄熙理
赖林俊	蓝元隆	李　强	林　琳	林鸿彪	林明生	林婉瑜
林秀萍	刘惠娟	刘乃靖	刘燕鸿	吕慎从	邱　峰	沈姗怡
沈燕慧	沈乙惠	施春鸿	石　英	司在武	苏宝连	苏小惠
涂燕芬	王庆敏	吴瑞华	吴晓玲	吴怡萍	肖鹏彬	谢　强
徐超群	许晓光	许亚嫔	张雯婷	郑　锶	郑锦治	郑伟彬
郑晓强	周慧璇					

漳州市卫生健康委员会　组织编写

前言

"闽山到漳穷，地与南越错。山川郁雾毒，瘴疠春冬作。"古时的漳州，偏僻荒凉，环境恶劣，瘴疠流行，蛇兽出没。饱经万年风雨，历尽岁月沧桑，历史的脚步镌刻着血汗烙痕，生命的繁衍伴随有夭厉创伤。名医辈出，药石普及，是生产力发展的需要，更是与疾病抗争的必然。三国时期有杏林始祖董奉，炼丹制药，悬壶济世；唐有广济禅师、三平祖师杨义中，心怀众生，治瘴除疾；宋有大道真人、保生大帝吴夲，潜心医药，广施良方；明有抗疫医师戴天民，辨证瘟疫，力保民安；清末民初，芗城吕玉书、蔡潮初、蔡咸甫"三大名医"，深耕杂病、伤寒、温病，遣方用药，独树一帜；更有历代隐姓埋名于民间的无数中医世家，研岐黄，精脉理，探医道，成一家之言；会大疫，散药饵，救民于水火之中。历经千百年漫长传承，富含闽南人文元素的独特诊疗体系、珍贵治疗经验、道地中药材，是汇入中医学浩瀚海洋的涓涓细流。遗憾的是，凝集漳州历代医者智慧的临床经验鲜有史志记载，理论研究亦少见经书流传。董奉山，杏林春暖依旧而方术未存；《吴夲本草》只闻其名而未见其实；又有多少特色技艺、奇效良方，或散佚民间被湮没，或尘封历史无寻处。奈何后来者，学无师承，终难求益，偶有零星记载，辨证论治唯只言片语，理法方药也前后不一，怎不令人扼腕长叹！

"医非小道"，中医乃实践之学，伴随人类发展进程，在临床实践与理论研究的循环反复中，不断证伪、升华、完善。其博大精深在于天人合一的哲学内涵，形神、社会、自然协调的整体医学模式，非自觉循证医学研究的经验总结，跨越时空的大数据分析。"医不三世，不服其药"，名医者，思经求旨以演其所知，博采众方以师人所长，思维具备合乎天地之道，理法遵循中医经典之训，疗效展示超凡脱俗之功。"古之学者必有师"，著书立说对中医延续与发展有着深远的影响。中医传承乃思维、理法与经验之全面继承。抢救、整理名老中医学术菁华乃弘扬中医文化的迫切需要，追往者之可追，录今者之应录，赓续血脉，让优秀学术经验不再有失传之虑；踵事增华，让中医屹立于世界医学之林。

《漳州名老中医学术菁华》共纳入漳州名老中医31人，其中有根植于漳州的闽医学术流派奠基人，有发源于漳州的百年医学世家，有闻名于八闽大地的省级名老中医，还有改革开放后成长起来的中医精英。他们的学术境界，展现了漳州中医的人文风采，显示了漳州中医文化的深厚底蕴，闪耀着漳州中医学术的璀璨光芒。撰稿人有中医学术流派传承工作室的专业学者；有名老中医传承工作室的优秀高徒；有身负家传秘方，怀揣特殊技艺的后世传人；还有恒心热爱，执着追求的中医新秀。他们以求真的科学理念、翔实的历史资料、系统的学术总结，记录了不同时代每位医家不断传承的严谨治学精神与其深入临床研究的丰硕医疗成果。*限于篇幅，每位医家的学术思想和临床经验均限于5项之内，意在保留医家学术思想的精华部分；临床经验基本不采用个案病例，大部分是把具有循证医学证据的研究纳入其中，旨在提高其科学性、有效性和可重复性。整体观念、辨证论治、三因制宜是中医源远流长、历久弥新的关键。不问理法、按图索骥、僵化死板的经验继承，绝非中医传承之道。冀读者能致志于领悟医家思维理法，临证能以知常达变；学习医家博考经籍，用药乃可进退有度。

薪尽火传，承前启后是《漳州名老中医学术菁华》的使命所在。在有限的篇幅，纳入更多名老中医学术经验乃出发之原点。是故循名责实，取精用弘是高度，也是难题；掇菁撷华，微言大义是要求，也是必须。尽管我们为此竭尽所能，精心策划，尚有许多世代名家未能纳入其中，部分漳州历届名医也未能赐稿付梓，倍感遗憾。水平有限，终有力不从心；尺幅千里，难免挂一漏万。错讹之处在所难免，诚望业内同行不吝斧正。

编 者

2023年8月20日于漳州

---

*本书为保存医家选方原貌，仍收载了部分珍稀濒危动植物类中药材，然编者支持野生动植物保护，读者应注意使用替代品。

目录

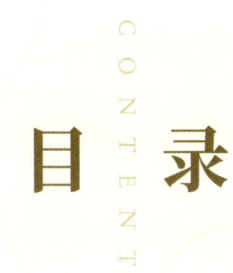

（按医家姓氏音序排列）

福建省中医学术流派

- 巫百康 ……… 2
- 章宝春 ……… 17

漳州市名医世家

- 蔡潮初 ……… 28
- 陈溪南 ……… 47
- 林惠珍 ……… 55
- 吕畏哉 ……… 73
- 沈国良 ……… 81
- 徐梦龄 ……… 93

享受国务院政府特殊津贴专家及福建省名中医

- 戴舜珍 ……… 104
- 洪炳根 ……… 114
- 洪敏俐 ……… 120
- 黄熙理 ……… 131
- 吴小玲 ……… 143

漳州市名中医

- 蔡少杭 ……… 156
- 陈 晖 ……… 173
- 陈鲁峰 ……… 186

全国老中医药专家学术经验继承工作指导老师

- 方安海 …… 193
- 洪丽美 …… 198
- 黄朝晖 …… 209
- 赖林俊 …… 220
- 林乔龄 …… 229
- 林石明 …… 239
- 陶黎敏 …… 248
- 王致道 …… 257
- 谢 强 …… 268
- 徐宪席 …… 276
- 杨丽阳 …… 282
- 杨舒瑾 …… 291
- 游春木 …… 300
- 赵学田 …… 306
- 陈坤福 …… 314

福建省中医学术流派

巫百康

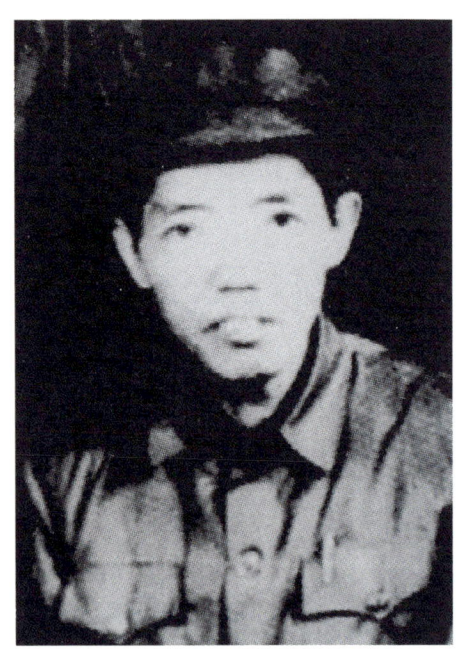

一 医家简介

巫百康（1922—1990），男，福建永定人。主任医师，原龙溪地区中医院内儿科主任、业务副院长。曾担任中华全国中医学会福建分会常务理事，龙溪地区中医学会副会长，龙溪地区卫生局学术委员会委员。福建省"中医心病科学术流派"创始人。

巫百康早年拜师，弱冠之年悬壶闽南，开设"大华药店"，精读《黄帝内经》《难经》《伤寒杂病论》等中医经典著作，遥承"易水"之学，对叶天士、吴鞠通、薛生白、王孟英清代温病四大家学术思想也有独到的见解。1959年曾任教于福建中医学院，其间参加卫生部举办的"温病师资班"学习；1961年转入龙溪地区中医院从事临床教学工作。他善于总结临床经验，撰写学术论文，有十余篇论文刊发于全国、省级医学杂志。曾获福建省科学技术进步奖1次，并多次参加全国、省级学术会议交流。

二 学术特点

巫百康治学严谨，刻苦钻研，有扎实的中医学功底。他认为伤寒、温病，以及金元四大家、历代医家学说的形成都有其特定的历史背景，所论有别，各有建树又互为补充，后学者应当广为采撷，吸其精华，方无偏废之虑。他遥承"易水"之术，注重于脏腑辨证，突出脾肾在生命活动中的重要作用，从痰瘀立论，养正达邪，开展疑难病症中医治疗研究；他精通温病之学，对温病的形成、预防、治疗有系统的研究；他重视医药结合，探发临证用药规律，倡导中医食疗；他效法张锡纯，衷中参西，扬长避短，洋为中用，使自己医术日趋成熟完善，形成独特的学术思想。

（一）精通温病，扬古求新，坚持中西医结合

巫百康学以致用，坚持理论联系实际。在系统研读历代温病学著作，借鉴前人学术经验的基础上，结合闽南地区的气候特点、环境因素、生活习性，对闽南地区温病发病特性、防治规律进行研究。他发现闽南地处东南沿海，气候温热，雨雾频多，感受外邪以风温夹湿为主。治疗之法，风温者以疏风散热，佐以芳香化湿，常用银翘散、桑菊饮加藿香、佩兰、荷叶，慎用麻桂辛温之品，即使是寒冬季节也是如此。湿热者以淡渗利湿、清热化湿为法，如藿朴夏苓汤、三仁汤、甘露消毒丹，避之辛燥苦寒之剂。用药处方结合受邪部位，选用荷叶、佩兰、藿香清化头面之湿热；金钱草、楮头红、马蹄金、茵陈清泄肝胆之湿热；白蔻仁、晚蚕沙、川黄连、竹茹清宣脾胃之湿热；薏苡仁、赤小豆、通草、黄柏、竹叶、滑石清利下焦之湿热。

巫百康注重于专病、专药的研究，并取得显著的成效。对于急性黄疸性肝炎，他认为多因湿郁热蒸，邪从阳化，里热偏胜，阳明腑实，胆失通利而致。治以清热利湿、通腑利胆，首选茵陈为主药，其用量宜大，一般不少于30g，黄疸深重者，可用至100g之多，以纱布包，浸湿润后入煎。他认为黄疸的出现多因热毒郁于血分，瘀热在里，必须辅以通腑泻火、解毒祛瘀之品，如大黄、栀子、黄连、甘草、黄柏、败酱草、龙胆、郁金等。临床观察不仅退黄、降酶作用快，而且很少出现反跳现象。他用"热毒瘀血"的病机理念指导慢性肝炎的治疗，在清热利湿、解毒祛邪的基础上，合用活血化瘀、疏郁柔肝之药，如佛手、郁金、丹参、合欢皮等，自制补脾复肝丸应用于临床，取得较好的效果。他认为急性胆囊炎、胆石症多属湿热郁结、胆失通利、化热酿毒而成阳明腑实之证，治以清热解毒、理气通腑之法，方取三黄汤、大柴胡汤加郁金、延胡索、川楝子、鸡内金可取速效。他认为急性痢疾临床上以湿热多见，治宜清热燥湿，理气导滞。切忌早投收敛固涩之药，以免邪无出路，入络瘀阻血脉，酿成他变，常用葛根芩连汤、芍药汤加减，配合铁苋菜浓煎代茶饮，取得良好的疗效。腹痛甚、里急后重明显者，加用大黄通腑导积、清解热毒。

巫百康扬古求新，在临证中加以提高，不断拓宽治疗范围。他将温病学的研究成果推而广之，广泛地应用于各种慢性疑难病的治疗中。运用清热解毒、利水消肿法治疗急性肾炎就是成功的范例之一。急性肾炎隶属于中医"风水""皮水"的范畴，临床表现除水肿外，多

出现发热咽痛、乳蛾红肿或皮肤疖肿、小便短赤、舌红苔黄、脉数等症，反映了外感风热湿毒，肺胃蕴热的病理机制。疾病后期，湿热毒邪渐退，但气阴耗伤，余邪未尽，患者常见口苦咽干、虚烦不寐、小便短赤、舌红少苔、脉细数。可见邪热贯穿于疾病的全过程，清热解毒是治疗不可缺少的一环。依此而论，巫百康以金银花、连翘、白茅根、石韦、赤小豆、土茯苓、蝉蜕、车前子为基本方加减治疗急性肾炎，取得良好的效果。对于慢性肾功能不全、尿毒症，他认为痰浊内盛，壅塞三焦，化火成毒是其主要病理机制。按急者治其标的原则，热毒壅盛者用大黄、黄连、连翘、白茅根加减以辛开苦降、清热解毒，对缓解氮质血症和尿毒症有一定的效果。他认为恶性肿瘤的主要原因系毒蓄气滞、痰瘀阻络、热毒熏蒸，因此清热解毒是治疗恶性肿瘤的重要原则。根据卫气营血的理论，在辨证用药的基础上，佐入金银花、连翘、野菊花、大青叶、青黛、穿心莲、重楼、土贝母、天葵子、白花蛇舌草等清热解毒之品，对缓解临床症状有一定的疗效。

巫百康推崇张锡纯的学术思想，倡导衷中参西，洋为中用。他认为中西医各有所长，应当互为借鉴。他虚心地向有经验的西医学习，尽可能地吸取现代医学知识及科研成果，不断地提高自己的诊疗水平。在临床上他借助现代医学的检查诊断方法，对疾病的性质、病情轻重、预后转归进行监测。借用西医现代理论指导中医用药，有目的地开展中西医结合研究，获得不少成果。如抓住脾胃虚弱，湿热中阻，气机壅滞，升降失调的病机，以半夏泻心汤辛开苦降、散结除痞，治疗急性胃炎、慢性反流性胃炎、慢性胆囊炎等多种消化系统疾病；以大黄甘草汤通腑和胃，治疗幽门梗阻；以泽泻汤为主利湿泄浊，治疗高脂血症；以大黄、人参益气通腑，治疗慢性肾功能不全、尿毒症；以当归芍药散平肝养血，行气消痞，治疗妊娠卵巢囊肿等，都取得较好的疗效。

巫百康还善于吸收民间简便草药方，用于治疗急性热病。常用鲜酢浆草、鲜遍地锦等量，以凉盐开水浸泡0.5h后捣汁，口含诱痰涎（吐出勿内咽），治疗咽喉红肿糜烂、痰火热毒上扰。用绿豆30g，洗净，打碎，开水冲泡后，早晨空腹凉服，治疗慢性咽炎。以香蕉头60g，炖冰糖口服，治疗慢性扁桃体炎、扁桃体肿大等，都取得良好的临床效果。

（二）遥承"易水"，重在脾肾，治病必求其本

脏腑辨证滥觞于《黄帝内经·灵枢》，经历代医家不断丰富充实，逐渐形成一个完整的辨证体系。巫百康认为脏腑辨证是运用八纲辨证及病因病机辨证的理论，借以推究病机，判断病性病位和正邪盛衰的一种辨证方法，是其他各种辨证的基础。他主张脏腑辨证与临床实际相结合，创造性地将脏腑寒热虚实与现代医学的病名对照，进行辨证论治，收到较好的效果。他论述各脏腑辨证施治原则，提纲挈领归纳辨证论治的要点，在心病辨证论治后指出："心气虚，脉必虚而舌当胖嫩；心阴虚，脉多细数，舌嫩不胖，舌尖多红；心血虚，舌必淡，脉细弱。"在脾病辨证论治后，指出脾病的实证和虚证是相对的，脾失健运，水湿潴留，多属本虚标实，一般轻证当先健脾，化其水湿，若水湿过盛，应先攻后补或攻补兼施。脾恶湿，故脾病的虚实寒热均可出现湿的证候，治疗时应结合病情，加入燥湿、利湿、化湿之药，湿去之后脾的运化功能才得以恢复。在肾病辨证论治后指出，肾无实证和表证，肾热是阴虚之变，肾寒是阳虚之因。阴虚忌辛燥，亦忌苦寒，宜甘润滋阴之药以补阴配阳，使虚火降而归于阴；阳虚忌辛散，宜甘温补肾之品以补阳配阴，使虚阳能纳于阴，如此等等，揭示脏腑辨证实质，有效地指导临床的辨证施治。

整体观念是中医学的基本原则，巫百康善于把整体观念与脏腑辨证有机结合起来，形成一个严密的辨证体系，并灵活地运用，以启迪后学者触类旁通。他指出心阳虚、痰迷心窍两证，与脾阳不运有着密切的关系，临证时应考虑温运脾阳、健脾化湿。心阴亏虚，痰火上扰，每与肝脏有关，心阴（血）不足以养肝，肝之虚火随生，可致心阳偏亢；痰火上扰可引起肝之实火同病，炼液成痰，如狂躁妄动诸症，治疗时应根据肝的情况加以调整，即所谓"治未病"。脾为后天之本，气血生化之源，脏腑虚损日久不愈，应结合补脾，则病易瘥；脾主统血，因此慢性出血性疾病应注意从补脾摄血入手；脾为生气之源，肺为主气之枢，肺气虚应兼以补脾；肺为气之主，肾为气之根，肺阴虚可兼以补肾。

巫百康对脾肾为先后天之本的理论有独到的见解，并在临床实践中加以应用提高。认为治病必求其本，而本除了指病变的本质外，更在于脾肾。脾肾功能健全与否，直接影响正气的盛衰，疾病的治疗和转归。因此，在治疗上十分重视脾肾的调护，如在遣方用药时，常在每个方中佐入一两味健脾理气药，如酒制陈皮、法制半夏、鸡内金、佛手等。其补肾之法也别具特色，滋补肾阴尤恐黏腻碍胃，必加一二味振奋肾阳与醒脾理气之药；温补肾阳之方尤惧燥热伤阴，需伍一二味滋阴润燥之品。他一生都很少用附子，即使不得不用也很少超过10g，且中病即止。他认为附子乃大辛大热之品，最易耗伤肾阴，不可久服、多服，常以巴戟天、肉苁蓉、淫羊藿、鹿角霜、补骨脂诸药代之。诚如张景岳所言："善补阳者必于阴中求阳，则阳得阴助而生化无穷；善补阴者必于阳中求阴，则阴得阳升而泉源不竭。"

慢性疑难病症从脾肾论治，巫百康有丰富的治疗经验。他认为上下不足求之于脾，气机乖戾调之于脾。当病至晚期，病机错杂，症见多端，脏腑功能衰败之时，常以顾护脾胃为首务，以求一线生机。借助脾胃升降功能的枢机作用，调整各种气机乖戾之证，用于治疗各种吐血、衄血、呃逆、癫痫、水肿等病，都取得较好的临床效果。他强调病之不解，穷必及肾，疾病晚期常补益肾气，振奋正气，以求祛病达邪。治疗上，他注重肾中阴阳平衡的同时，更着眼于肾和其他脏腑间的内在联系，把调整肾和其他脏腑的平衡，视为治病求本的重要方面。如补肾降气以治哮喘、疗肺胀；滋肾降火以安心神、定惊悸；温肾健脾以助运化、统气血；

滋肾养肝以调乙癸、散瘀积。他依据五脏六腑之精气归藏于肾的理论，认为肾炎蛋白尿的发生在于肾的封藏失职，营阴外泄，常以六味地黄丸加减补肾固本，屡起沉疴。

（三）疑难顽疾，治从痰瘀，贵在养正达邪

疑难杂症，久病顽疾，寒热错杂，症见多端。由于病邪长时间消残，脏腑功能多有损伤，气血津液运行必然受阻，气滞不畅则血脉瘀滞，津停液聚则痰浊内生，瘀血既成势必影响津液的运行而成痰浊之变。痰浊阻络也可阻碍气血流通而成血瘀之疾，久则痰瘀互结，顽固难解。痰瘀的存在是疑难顽疾发病中最为重要的病理因素。巫百康在疑难顽疾的治疗中，重视祛瘀化痰的治疗，在补益脾肾鼓舞正气的基础上，攻补有序，进退自如，取得了良好的效果。

胸痹心痛症，病多缠绵难解，治疗上多以活血化瘀为法。巫百康认为胸阳痹阻、痰浊阻滞、气滞血瘀是其主要的发病机制。治疗上祛瘀化痰并举，较之单纯祛瘀或化痰有较好的疗效。根据胸痹心痛症的发展规律，把它分为胸痹心痛期、瘀血心痛期、厥心痛或真心痛期进行辨证施治。胸痹心痛期以胸闷痞塞为主症，治以宣痹化痰、活血化瘀为法，方取瓜蒌薤白汤合二陈汤加减；瘀血心痛期以胸闷心痛为主症，治以活血化瘀、通络止痛为法，方取瓜蒌薤白汤合血府逐瘀汤加减；厥心痛或真心痛期，以心痛、汗出、肢厥为主症，以益气复脉、回阳救逆，配合化痰祛瘀为治，方取独参汤、参附汤、冠心苏合丸、冠心二号方加减；疾病恢复期常用山楂膏以补虚化瘀善后。

中风之疾，起病急骤，变化迅速。巫百康从临床实际出发，推崇朱丹溪"中风大率主血虚有痰，治痰为先，次养血行血"的观点，认为中风的病机虽然复杂，但不外虚、火、风、痰、气、血六端，本则肝肾阴虚，标是痰瘀阻络。因此，在滋阴潜阳、清肝泄热的同时，应尽早祛除痰瘀等病理产物，以促进病情好转。其用药常于涤痰汤、黄连温胆汤、大黄牡丹汤、补阳还五汤、生化汤之间进退，或随证选加郁金、白僵蚕、胆南星、地龙、丝瓜络、水蛭、丹参、桑枝、土鳖虫、全蝎等药。他根据前人"凡人初觉大指、次指麻木不仁或不用者，三年内有中风之疾也"和"平人手指麻木，不时晕眩，乃中风先兆，须预防之"的经验总结，运用大秦艽汤、补阳还五汤或川七粉口服，有效地防止中风的发生。

恶性肿瘤，顽固难治，病死率高，是现代医学尚未攻克的课题。巫百康通过理论探讨，临床实践，逐步探索出一些中西医结合治疗肿瘤的有效经验。他认为肿瘤为有形积块，痛有定处，固定不移，乃邪气蕴阻，留结不散，痰瘀使然。根据"坚者消之""结者散之""留者攻之"的治疗原则，以活血化瘀、化痰通络、软坚散结为治疗肿瘤的有效途径。他制定了养正消积、化痰祛瘀、清热解毒、以毒攻毒的治疗方法，在临床上有良好的指导意义，并取得一定的效果。在具体遣方用药上，活血化瘀法常选用丹参、桃仁、红花、三棱、莪术、蒲黄、刘寄奴、赤芍、川芎、凌霄花、王不留行、乳香、没药、血竭、三七等药；化痰通络法

常选用地龙、海藻、昆布、黄药子、夏枯草、牛蒡子、瓜蒌、浙贝母、竹沥、天竹黄、白附子、川乌、白芥子、莱菔子等药；软坚散结法常选用蜈蚣、全蝎、露蜂房、土鳖虫、穿山甲、守宫、水蛭、虻虫、蟾蜍等药。他还常用三七、生蒲黄、五灵脂、穿山甲、当归尾、赤芍、丹参、延胡索、郁金煎汤口服治疗癌症疼痛，取得明显的疗效。

根据痰瘀形成和变化规律指导临床，对疑难疾病进行治疗，是巫百康的独到之处。他依照王清任"夜不睡，用安神养血药治之不效者，此方（血府逐瘀汤）若神"之训，用血府逐瘀汤加减治疗神经衰弱、神经官能症；根据瘀血不去，新血不生的理论，随证佐入蒲黄、茜草、丹参、桃仁、红花等药，治疗血小板减少性紫癜；他认为治淋之法有通有塞，痰瘀阻滞者宜先通，无痰瘀阻滞、虚劳者宜峻补，随证选用丹参、琥珀、蒲黄、郁金、苏木治疗淋证日久不愈；采用瓜蒌薤白半夏汤化痰祛瘀，治疗咳喘等，都取得良好的效果。

（四）遣方用药，务必精良，药膳独树一帜

巫百康从学医开始，走的就是医药结合的道路，主张医者不但应会识病辨证，而且应会识药辨药。他十分重视药品的质量，善于辨别药品真伪优劣，对中药材的生长、采集、加工、炮制、保管都有深入的研究和丰富的经验。如对西洋参的鉴别，他认为其以"小芦头""蚯蚓颈""葫芦肚""老人貌""老鼠尾"，气味先苦后甘，断面有菊花纹理为真品、上品。鹿茸以茸体饱满体轻、下部无棱线、断面蜂窝状、组织致密、米黄色者为佳。在处方用药上，巫百康十分重视处方配伍的严密性，君臣佐使，先后轻重，层次分明，甚为同行所称道。他创立补脾复肝丸，以太子参、莲子肉、茯苓、怀山药、白术、大枣、甘草等补脾益胃、扶助正气，以佛手、柴胡、生麦芽、川楝子、延胡索、鸡内金、牡丹皮等疏肝理气、解郁消胀，以茵陈、龙胆、黑栀子、木通等清解肝胆残存之湿热，以白芍、当归和血柔肝，配以丹参、郁金、鳖甲活血化瘀、消积软坚，治疗慢性肝炎、肝硬化，收到明显的效果。用桑枝白虎汤治疗风热痹，取桑枝、石膏为君，清热化湿通络，臣以知母、黄柏以增强清热之效，晚蚕沙、忍冬藤、海风藤更益化湿通络之功，佐以少量当归，寓"治风先治血"之意，使甘草调和诸药，变阳明之方为清热化湿通络止痛之剂。瓜蒌薤白汤为治疗胸痹心痛诸证之主方，巫百康常根据不同临床情况加以化裁。脾湿肝郁，痰浊内生，胸阳痹阻者配合六君子汤加减；心气不足，心阳虚亏，瘀阻不通者配合生脉散、乌药百合散加减；痰瘀阻痹，心脉不通，轻者配合丹参饮加减，重者配合血府逐瘀汤加减；肾炎尿毒症患者，先以西洋参、黄连炖服，益气解毒、降逆止呕，再投大黄、黄连、甘草、白茅根、连翘、茯苓、半夏、姜竹茹，辛开苦降、通腑泄热；急、慢性肝炎，谷丙转氨酶下降，肝胆火旺者以龙胆、栀子、黄芩、甘草泡茶饮以清肝泻火；湿重于热者以龙兰草、白毛藤、竹茹、白茅根清热利湿。足见巫百康临床辨证用药之精良。

巫百康很重视对药物性味和临床应用特点的研究，经过长年的探索，总结、筛选出一批组

方严密、效果可靠、应用方便的对药。它们有性味相似、作用相加、疗效协同者，如人参—胡桃，补益肺肾，治疗肺肾两虚咳喘症；黑芝麻—青仁黑豆，补肾填精，治疗肾阴阳两虚、腰背酸疼痛；女贞子—旱莲草，滋阴清热，治疗肾阴亏虚、阴虚内热；巴戟天—淫羊藿，温补脾肾，治疗肝肾不足、气血两虚；黄芩—鱼腥草，清泻肺热，治疗邪热犯肺、肺热咳嗽；黄连—甘草，清热解毒，治疗心火亢盛、肝胆湿热；石韦—连翘，清热利湿，治疗膀胱湿热、小便不利；生麦芽—佛手，柔肝理气，治疗肝阴不足、肝胃不和；太子参—乌枣，补益阴血，降火平阳，用于气血两亏、阴虚内热。还有性味各异、作用相左，但合用后相辅相成或相互制约，以获奇效者。如人参—黄连，益气清热，治疗疾病后期、气虚内热；人参—大黄，益气泻浊，治疗慢性肾功能不全尿毒症；羌活—石膏，疏风清热化湿，治疗湿热阻滞头痛项强。对药的广泛应用，实不胜枚举，如能熟练掌握，临床上便信手拈来，有望取得良好的效果。

"药以治病，食以养生"，食疗历来是祖国医药学重要的组成部分。巫百康总结前人的治疗经验，结合临床所得加以充实，形成自己的食疗特色。他认为慢性消耗性疾病患者，疾病的恢复期，因久病缠身，正气受到不同程度的损伤，此时非血肉有情之品不足以鼓舞人体正气，修复已损之脏腑，祛除残留之病邪。脾胃是气血生化之源，为后天之本，食物的消化吸收都离不开肾的温煦、脾的运化，因此食疗首先必须顾护脾肾功能，培植正气。基于此认识，巫百康食疗多从补益脾肾入手，通过恢复脾肾功能来达到防病、治病的目的。临床上常用四君子汤、四神汤（茯苓、怀山、芡实、莲子肉）加减炖瘦肉、鸭肫或家禽等以健脾益胃，助气血生化；用杜仲、枸杞子、怀山药、肉桂、熟地黄炖家禽、甲鱼、肉鸽等补益肝肾，充养先天，配合治疗多种虚损之证。通过临床实践，结合民间用药经验，还对各种动植物，按其性味、用法加以归纳、总结，如甲鱼滋阴补肾，肉鸽温肾壮阳，鲤鱼补肾利水，鸡肉、肉鸽温中益气、补髓填精等，使临床应用有章可循。他赞同以脏补脏的观点，用猪蹄辨证用药以治疗四肢诸疾，用猪心随证用药以治疗心脏之疾等。扶正祛邪是食疗的重要原则，对邪气内盛、正气已伤者，在祛除病邪的同时，配合食疗以顾护正气，培植抗病能力。如山楂煮蜜成膏用于冠心病稳定期治疗；猪肝汤冲肉桂粉，地胆头炒鸭蛋用于治疗急、慢性肾炎水肿；白毛藤炖猪蹄用于治疗风湿性关节炎、类风湿关节炎；鸭梨炖西洋参用于治疗肺阴虚咳喘等，体现了巫百康善用食疗的观点和用药特色。

三

临床经验

辨证论治是中医学整体观的具体体现，是以脏腑、经络、病因、病机等基本理论为依据，对通过四诊所取得的临床资料进行综合分析、推理判断，辨明其内在联系和各种病变之间的相互关系，从而做出诊断的过程。因此，辨证的正确与否，直接关系到论治的效果。巫百康在数十年的临床实践中对中医学各种辨证方法进行了较为深入的研究，而对脏腑辨证情有独钟，形成了自己的辨证特色。其言：八纲辨证是一切辨证的纲领，而脏腑辨证却是一切辨证的基础。他以脏腑的生理功能、病理变化为理论依据，通过脏腑辨证辨明病变的部位、性质，并指导治疗，具有明确的针对性和实效性。单一的辨证方法毕竟有其局限性，因此，巫百康在临床具体运用上，十分强调把脏腑辨证和八纲辨证、气血津液辨证、病因辨证有机结合起来，脏腑辨证以定位，八纲辨证、气血津液辨证、病因辨证以定性，如此横纵有序、泾渭分明，构成临床辨证的完整体系。巫百康在进行脏腑辨证时，十分重视整体观念，注重脏腑间的相生相克关系，以掌握病变的全局及主要矛盾，避免顾此失彼。下面依据有关临床资料，对巫百康所运用的脏腑辨证经验加以归纳。

（一）心病的辨证论治

心主血脉、藏神，开窍于舌，与小肠相表里。心病虚证为气血阴阳之不足，心病实证多因火热痰瘀之困扰。

1. 心病的辨证分型

（1）心气（阳）虚

症状：神疲气短，心悸自汗，面色㿠白；或胸闷不舒，舌淡苔白，脉虚，寸脉细弱。伴形寒肢冷，舌淡紫暗而胖嫩则为心阳虚；若四肢厥冷，面色晦暗青紫，大汗淋漓，甚至昏迷不醒，脉微欲绝，多是心阳欲脱之危候。

治法：补益心气，养血安神，方选归脾汤加减；兼脉结代（心律不齐者），方选炙甘草汤加减；心阳虚者宜补益心气，回阳救逆，方选金匮人参汤合桂枝龙牡汤加附子；若阳虚气脱，艾灸百会、足三里，进独参汤，或救急心痛散3g口服，每日3次，脉复汗止，接服四逆汤合参附龙牡汤。

（2）心血（阴）虚

症状：心悸心烦，不寐健忘，易惊多梦等。伴低热盗汗，两颧妆红，舌红少苔，脉细数为心阴虚；伴头晕如空，面色苍白，舌淡嫩，脉细数为心血虚。

治法：心阴虚宜养心阴以安神，方选补心丸加减；心血虚宜补血养心，方选四物汤加炙甘草、阿胶、红参。

（3）心血瘀阻

症状：心悸心痛（心前区或胸骨后刺痛，或胸闷痛），时作时止，甚则痛楚不安，唇青甲紫，汗出肢冷，舌质暗紫，或有瘀斑，脉弦涩或结代。

治法：宣痹通阳，活血化瘀，轻症方选瓜蒌薤白汤合丹参饮加减，重症方选一号心营通丸或瓜蒌薤白汤合血府逐瘀汤加减。

（4）痰迷心窍

症状：神志痴呆，意识模糊；或呕吐痰涎；或昏迷不醒，喉中有痰声。舌苔白腻，脉滑或弦滑。

治法：除痰开窍，方选温胆宁神汤加减；若痰热内闭可加服至宝丹或牛黄清心丸；若寒痰内闭可加服苏合香丸。

（5）心火上炎

症状：口舌生疮，心烦失眠，面赤口渴，舌红脉数；或兼小便赤涩刺痛，尿血等。

治法：清火宁心，方选牛黄清心丸；若心移热于小肠，宜清心利水，方选导赤散加减。

（6）痰火扰心

症状：哭笑无常，胡言乱语，甚至狂躁妄动，舌红苔黄，脉滑数。

治法：清火化痰，方选礞石滚痰丸加减，或黄连泻心汤合白金丸加减。

2. 心病辨证论治要点

①心气虚，脉必虚（或大或细），而舌多胖嫩；心阳虚，脉微细欲绝，四肢多厥冷；心阴虚，脉多细数，舌嫩不胖，而舌尖多红；心血虚，舌必淡，而脉细弱。②阴阳两虚或气血俱虚者，应两者兼治，如炙甘草汤之阴阳并补，十全大补汤、八珍汤之气血双补。③心阳虚与痰迷心窍两证，与肝血有关。前者除心阴（血）不足而心阳偏亢外，亦因心阴（血）不足以养肝，肝火（虚火）随生；后者可因痰郁化热，引动肝火，夹痰上逆，临床可见狂躁妄动诸证。治疗时应清热平肝与除痰开窍并举。④心血瘀阻证，乃因心脉瘀血阻塞，血行不畅，胸阳不振而致心痛。症见唇甲青紫，舌质暗红等瘀血征象，治法应以化瘀通阳为主。

（二）肝病的辨证论治

肝主疏泄，藏血，喜条达，主筋，开窍于目，与胆相表里。肝病虚证多见肝阴、肝血不足，实证是气火有余或湿热内困。风阳内动上扰之证属本虚标实。

1. 肝病的辨证分型

（1）肝气郁结

症状：情志抑郁，胁痛易怒，胸闷善太息，呃逆，腹痛便溏，便后不爽，舌淡红，苔薄白，脉弦。

治法：疏肝理气，方选四逆散、逍遥散、柴胡疏肝散加减。

（2）肝阴不足

症状：眩晕头痛，视物不明，眼干涩或夜盲，耳鸣耳聋，面部烘热，四肢麻木震颤，少寐多梦，舌红少津，脉弦细。

治法：滋肾养肝，育阴潜阳，方选滋水清肝饮加减。

（3）肝火上炎

症状：头痛（或痛如刀劈）眩晕，耳鸣耳聋，眼红眼痛，急躁易怒，睡眠不安，恶心欲呕，吐血衄血，胁痛，舌边尖红，苔黄或黄厚而干，脉弦数有力。

治法：清泻肝火，方选清肝汤或龙胆泻肝汤加减。

（4）肝风内动

症状：头痛眩晕，视物不清，甚或失眠，头重足轻，甚至突然昏厥、抽搐，或口眼歪斜，偏枯，失语，舌红，脉弦。

治法：平肝息风，醒脑开窍，方选豨莶降压汤或羚羊钩藤汤加减。

（5）肝胆湿热

症状：起病急剧，右上腹剧痛拒按，恶心呕吐，纳呆，口渴喜饮，恶寒发热，身黄如橘子色，小便短赤色黄，大便秘结，舌苔黄腻，脉弦滑或洪数。

治法：清热利湿，泻肝利胆，方选疏肝利胆丸加减或茵陈蒿汤合柴胡芒硝汤加减。

2.肝病辨证论治要点

①肝气易郁，郁久化火，病多实证。②实证久延，耗伤肝肾，出现本虚标实之证候，应注意其虚与实的辨证关系，虚实并见时，肝阳多亢，肝阴多虚，宜潜阳养阴并用。③肝肾有密切的关系，肝阴不足，可滋肾养肝。④肝郁不疏，木旺克土，导致脾虚失运。因此肝郁与脾虚关系密切，临床上常疏肝健脾为治，需用补脾复肝丸，以善其后。

（三）脾病的辨证论治

脾主运化，主统血，胃主受纳腐熟水谷，脾胃互为表里。脾升胃降，燥湿相济，共同完成饮食物的消化吸收与输布，为气血生化之源、后天之本。脾以虚证为多，胃以实证多见。脾胃之虚，为阳气或阴津亏损；脾胃之实，则每以寒、湿、燥、热、食积等困扰所致。

1.脾病的辨证分型

（1）脾气（阳）虚

症状：面色少华，胃脘阴冷，脘腹胀痛，喜温喜按，口泛清水，食欲不振，便溏或久泻久痢，怠倦无力，四肢不温，或尿少浮肿，或肌肉消瘦，舌淡苔白润，脉虚或缓无力。

治法：温中健脾，方选温中健胃汤加减，或桂附理中汤、良附丸加减。

（2）中气（脾阳）下陷

症状：面色淡白，眩晕倦怠，气虚乏力，食欲不振，胃痛喜按，或脘闷腹胀，嗳气吞酸，大便稀溏，或有发热，舌淡苔白，脉弱或虚而浮大。如声低气短，下部有重坠感、脱肛、子宫脱垂或胃、肾下垂等则属中气下陷。

治法：中气不足宜健脾补气，方选四君子汤或黄芪建中汤加减；中气下陷宜升提补气，方选补中益气汤加减。

（3）脾不统血

症状：面色苍黄，头昏心悸，虚烦不寐，神疲倦怠，月经过多，肌衄，胃纳不佳，便溏，舌淡，脉细弱。

治法：养血健脾，补气摄血，方选固摄止血散合归脾汤加减。

（4）湿困脾阳

症状：胃纳不佳，脘腹胀闷，或恶心呕吐，口黏不渴，或渴喜热饮，头重如裹，肢体困倦，声低懒言，舌苔厚腻，脉缓。伴面目身黄，皮肤发痒，脘胁痞胀，不思饮食，身体倦怠，小便短少、色黄，或见口渴、口苦，发热，便溏，苔黄腻，脉濡数，为脾胃湿热。

治法：湿困脾阳宜温中化湿，方选胃苓汤或温胆汤加减；脾胃湿热宜清热化湿，方选复方芩连汤或甘露消毒丹加减。

（5）胃火炽盛

症状：消谷善饥，烦渴多饮，口臭，牙龈肿痛，大便秘结，舌红苔黄，脉数有力。

治法：清胃降火，方选玉女煎或甘露饮加减；若便秘，方选凉膈散加减。

（6）胃阴不足

症状：食欲不振或不思饮食，脘痞不畅，低热，大便干结，小便短赤，口干，舌红苔少，或舌绛无苔，脉细数。

治法：益阴养胃，方选沙参麦门冬汤或益胃汤加减。

2. 脾病辨证论治要点

①脾病的虚证和实证是相对的，脾失健运，水湿潴留，多属本虚标实。一般轻证，当先健脾以利湿；若水湿过盛，应先攻后补，或攻补兼施。②"脾恶湿"，脾病与湿的关系甚为密切，虚实寒热等证，均可出现湿的证候，因而治疗时应结合病情，加入苦寒燥湿、淡渗利湿、芳香化湿之药，湿去脾健，运化自能恢复。③脾与胃相表里，临床上有"实则阳明（胃），虚则太阴（脾）"之说，认为脾病多虚多寒，胃病多热多实。④脾胃为后天之本、水谷精微生化之源，脏腑虚证，日久不愈者，每结合补脾，则病易愈。⑤脾主统血，各种慢性出血性疾病应注意有无脾虚的证候。如见脾虚，应用补脾摄血之法治疗。

（四）肺病的辨证论治

肺主气，司呼吸，主宣发肃降，通调水道，外合皮毛，开窍于鼻，与大肠相表里。肺病虚证多见于气虚与阴津的不足，肺病实证多由风寒燥热等邪气侵袭或痰浊犯肺所致。

1. 肺病的辨证分型

（1）肺气虚证

症状：咳嗽气短，甚则喘促，痰多而清稀，倦怠懒言，声音低微，形寒怕冷，或有自汗，面色苍白，舌质淡嫩，苔薄白，脉虚寸弱。

治法：补益脾肺，方选金水六君煎或四君子汤、玉屏风散加减。

（2）肺阴虚证

症状：咳嗽无痰或痰少不黏，有时咳痰带血，潮热盗汗，手足心热，午后颧红，失眠，口干咽燥，或兼有音哑，舌红嫩少苔，脉细数。

治法：滋阴养肺，方选百合固金汤加减。

（3）风热犯肺

症状：咳嗽气喘，痰黄黏稠，或咳吐脓血，气味腥臭，胸痛，或见恶寒发热，舌红苔黄或黄腻，脉数。

治法：清肺化痰，止咳平喘，方选复方麻杏石甘汤加减或麻杏石甘汤合千金苇茎汤加减。

（4）风寒束肺

症状：恶寒发热，头痛身痛，无汗鼻塞，流涕，咳嗽，痰稀薄，苔白润，脉浮紧。

治法：疏散风寒，温化痰饮，方选止咳定喘汤或小青龙汤加减。

（5）大肠湿热

症状：腹痛，下痢赤白，里急后重，肛门灼热，或腹泻稀水样便，色黄味臭，或伴发热恶寒，口渴，小便短赤，舌苔黄，脉滑数。伴大肠实热则腹胀痛拒按，下痢清水，色黄味臭，属"热结旁流"，脉沉实。

治法：清肠泄热，化湿通滞，方选复方白头翁汤加减。"热结旁流"治宜清热泻下，方选大承气汤或调胃承气汤加减；久痢不止，方选久痢散加减。

2. 肺病辨证论治要点

①肺主气，味辛苦可开泄肺气，味辛酸可收敛肺气。②肺病络伤，可见咯血；肺火不治，虚火实火，均可迫血妄行，治疗宜辨别虚实。③肺处高位，用药多宜轻清；肺主肃降，清肃肺气是常法。但当肺气不足，咳痰不利或肺气下陷，语言无力时，应在补肺气同时加入升提肺气的药物。④肺与大肠相表里，治疗实证、热证，可泻大肠，使肺气肃降；若因肺气虚，津液不布而大便秘结者，可用补气养阴之法，以通润大肠。⑤肺气虚可兼以补脾，以培土生金，肺阴虚可兼补肾，以金水相生。

（五）肾病的辨证论治

肾为先天之本，主藏精，主骨生髓通脑，又主水，主纳气，开窍于二阴，与膀胱相表里。肾的病变虽多，而以虚证多见。

1. 肾病的辨证分型

（1）肾阳虚

症状：形寒怕冷，四肢不温，浮肿或夜尿颇多，或尿少，大便溏，气短声低，自汗，阳痿早泄，滑精，面色暗淡，腰背酸痛，两膝酸楚，耳鸣耳聋，发脱稀疏，齿摇枯白，舌淡胖润，脉浮虚或沉细弱。

治法：温补肾阳，方选肾气丸或右归饮加减。

（2）肾阴虚

症状：五心烦热，头目眩晕，便秘尿赤，午后潮热盗汗，失眠健忘，腰膝酸软，耳鸣耳聋，发脱稀疏，齿摇，梦泄阳痿等，舌红少苔或剥苔，脉细数。

治法：滋养肾阴，方选六味地黄丸或左归饮加减。如相火亢盛，宜知柏地黄丸滋阴降火。

（3）膀胱湿热

症状：尿频尿急，尿痛尿涩，小腹胀闷，口干苦喜饮，尿浊腰痛，舌红苔黄腻，脉弦数或弦滑。

治法：清热利湿，方选清热通淋汤或八正散加减。

2. 肾病辨证论治要点

①一般来说肾无实证和表证，肾热是阴虚之变，肾寒是阳虚之变。②肾虚证分为阴虚与阳虚，总的治疗原则是"培其不足，不可攻其有余"。阴虚忌辛燥，亦忌苦寒，宜甘润滋阴之药，即"壮水之主以制阳光"，使虚火降而归于阴；阳虚忌辛散，宜甘温补肾，即"益火之源以消阴翳"。由于肾阴阳互根，因此在临床上经常补阴以配阳、补阳以配阴，特别是补阳往往以补阴为基础，如肾气丸用六味地黄丸加桂附。③肾与膀胱相表里，膀胱虚寒与肾阳虚衰有关，治以温肾化气为主；如实热癃闭，膀胱湿热治宜清热利湿。

附：巫百康常用经验方

（1）救急心痛散

丹参 50g，没药 30g，荜茇 30g，檀香 30g，甘松 30g，生蒲黄 30g，乳香 30g，延胡索 50g，五灵脂 30g，川三七 30g。上药共研细末，另血竭 15g，冰片 3g，研粉与上药混匀，用瓶密封备用。每次 2～3g，温开水送服，每日 3～4 次。

（2）一号心营通丸

瓜蒌 150g，百合 90g，郁金 90g，佛手 90g，远志 50g，茯苓 90g，薤白 90g，乌药 30g，延胡索 90g，地龙 60g，钩藤 90g，甘草 15g，半夏 50g，丹参 150g，白芍 90g，炒酸枣仁 90g，怀牛膝 50g，沉香 30g。上药共研细末，蜜炼为丸，如黄豆大，每次 10g，每日 3 次，温开水送服。

（3）温胆宁神汤

茯苓 10g，陈皮 5g，半夏 9g，枳实 10g，夜交藤 15g，石菖蒲 9g，胆南星 5g，百合 15g。水煎服。

（4）滋水清肝饮

沙参 15g，麦冬 10g，生地黄 15g，石斛 15g，枸杞子 12g，川楝子 10g，白芍 15g，佛手 10g，丹参 15g，女贞子 10g，旱莲草 10g。水煎服。

（5）清肝汤

绵茵陈 20g，龙胆 10g，白茅根 20g，白毛藤 20g，五味子 6g，黄连 4g。水煎服。

（6）豨莶降压汤

豨莶草 15g，茯苓 10g，陈皮 5g，半夏 6g，女贞子 10g，白芍 10g，决明子 10g，川芎 4g，钩藤 10g，蒺藜 10g，旱莲草 15g，菊花 9g，夏枯草 9g，夜交藤 10g。水煎服。

（7）疏肝利胆汤

柴胡 9g，龙胆 10g，黄芩 9g，郁金 9g，木香 9g，大黄 6g，白芍 10g，川楝子 9g，延胡索 9g，枳实 9g，半夏 5g，绵茵陈 20g，栀子 9g，金钱草 15g。水煎服。

（8）补脾复肝丸

丹参 30g，郁金 30g，白芍 30g，当归 9g，柴胡 9g，甘草 9g，川楝子 18g，绵茵陈 30g，白术 12g，木通 9g，怀山药 18g，炒鸡内金 12g，炒鳖甲 30g，牡丹皮 12g，茯苓 18g，莲子 12g，佛手 18g，生麦芽 30g，延胡索 18g，龙胆 9g，焦栀子 12g，太子参 18g，大枣 30g。上药共研末，炼蜜为丸，如梧桐子大，每次 10g，每日 3 次。

（9）温中健胃汤

党参 15g，黄芩 6g，香附 4g，半夏 9g，干姜 6g，延胡索 9g，黄连 6g，砂仁 9g，茯苓 15g。水煎服。

（10）固摄止血散

海螵蛸 90g，紫珠草 250g，白及粉 90g，黑地榆 90g，田三七 15g，延胡索 60g，甘草 150g。上药研末备用，每次 3g，每日 3 次，水煎服。

(11) 复方芩连汤

葛根 10g, 陈皮 6g, 黄连 6g, 黄芩 9g, 银花 9g, 木香 9g, 连翘 10g, 厚朴 6g, 穿心莲 9g。水煎服。

(12) 复方麻杏石甘汤

麻黄 3g, 僵蚕 4g, 鱼腥草 20g, 苦杏仁 9g, 苦甘草 4g, 半夏 9g, 石膏 30g, 苍耳子 9g。水煎服。

(13) 复方白头翁汤

白头翁 20g, 陈皮 6g, 厚朴 6g, 白芍 10g, 地榆 10g, 黄芩 9g, 甘草 5g, 苦参 10g。水煎服。

(14) 久痢散

银花炭 90g, 乌梅炭 90g, 山楂炭 90g, 炒白术 90g, 当归 45g, 木香 45g。上药共研为末, 每次 3g, 每日 3 次。

(15) 清热通淋汤

冬葵子 9g, 猪苓 15g, 泽泻 10g, 车前子 15g, 郁金 9g, 怀牛膝 15g, 海金沙 10g, 木通 3g, 延胡索 9g, 滑石 9g, 金钱草 15g, 石韦 9g, 猫须草 10g。水煎服。

(16) 山楂膏

山楂 500g 去核, 先煮烂至水干, 入蜂蜜 250g, 煮成膏状即可。存瓶备用, 每次 10ml, 每日 3 次, 温开水送服。

四 附 录

(一) 主要学术著作

《巫百康临床经验集》, 吴小玲、戴舜珍主编, 1997 年由厦门大学出版社出版。

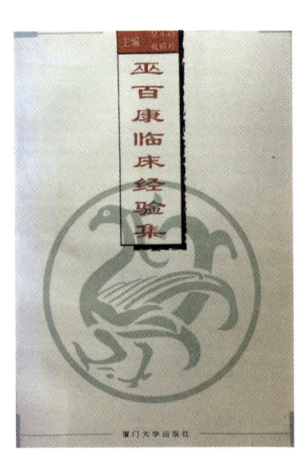

(二) 继承人

(1) 吴小玲, 女, 漳州市中医院原院长, 主任医师。

(2) 戴舜珍, 女, 漳州市中医院原内科科主任, 主任医师。

(整理者: 蔡少杭)

章宝春

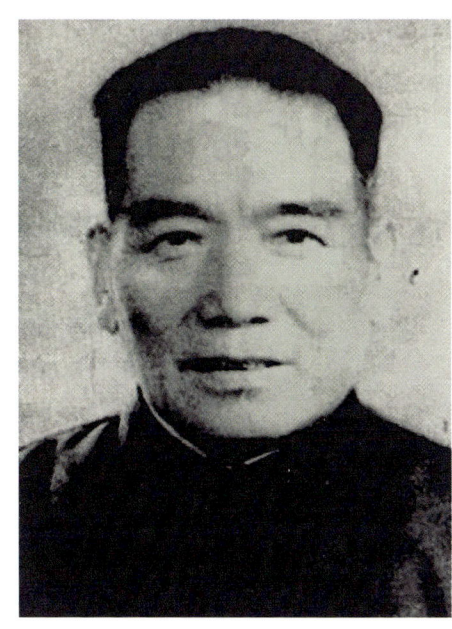

一

医家简介

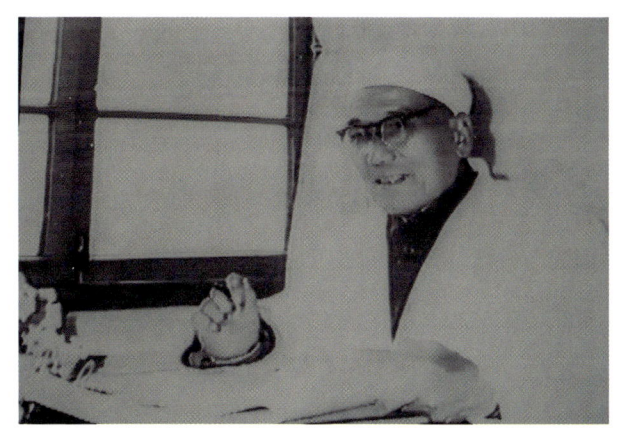

章宝春（1913—1982），男，浙江杭州人。少年时代师承少林寺"铁鞋和尚"之高徒周荣江学医习武。1940年，悬壶于漳、厦两地，开设"章宝春伤科诊所"，收徒传医授艺。1951年3月，由福建省卫生厅颁发伤科中医师执照，参加厦门第二期中医进修班学习，系统地学习现代医学、生理解剖和中医基础理论知识，获得了丰富的医疗知识并提高了医疗技术。章宝春在医术上精益求精，系统研读医书名著，认真总结医疗实践经验，誉满闽南，名传海外。1955年6月，章宝春加入漳州市中医第五联合诊所，创建骨伤科；1956年，漳州市中医第五联合诊所经上级批准，改名为漳州市中医联合医院，1959年，该院被龙溪专署接管，成立龙溪地区中医院，章宝春任骨伤科主任，后提任龙溪地区中医院副院长；1964年，获"福建省名老中医"称号。曾任龙溪地区科学技术协会委员，福建省医学会龙溪分会理事。福建省"章宝春骨伤学术流派"创始人。

学术特点

（一）注重整体观念，四诊合参，见微知著

章宝春认为中医伤科包括伤筋（软组织损伤）、伤骨（骨折、脱位）、伤脏腑（内伤）及外伤引起的并病（骨病）诊疗，由于多有明显的局部症状，故医者对局部的认识，往往比较重视，但绝不能忽视局部与整体的关系。严重的多处损伤常导致脏腑气血功能失调、心肾功能衰竭，或原有的其他重要内科疾病加剧。必须通过四诊收集有关客观材料，运用八纲进行辨证分析，既注意病变的局部变化，也照顾到全身情况；既注意病邪的消长，也注意正气的盛衰。只有这样，才能对病情有一个比较完整的认识，从而做出正确的诊断。在处理上要根据损伤的不同类型及发展变化过程的不同特点，采取不同的治疗方法，内外兼治，动静结合，从而收到满意的效果。

四诊，即"望、闻、问、切"，是祖国医学诊断疾病的主要方法，也是诊断伤科疾病的主要方法。损伤有轻有重，有单纯有复杂，病程有久有暂，只有通过四诊详细了解疾病的全部情况，才能做出正确的诊断，拟定有效的治疗措施。章宝春认为伤科望诊，包括望全身的神色形态、望损伤的局部异常、望舌质苔色、望眼结膜及巩膜的变化等，以初步确定损伤的部位、性质与轻重。望神色、肤色，首先观察全身形态和色泽的变化，以判断病情之轻重。若患者无明显神态、色泽改变者，病势较轻；若表情痛苦、神气萎靡、面色苍白、汗出如油、双侧瞳孔不等大、鼻耳道出血、呼吸微弱或气粗喘急等，症多危急。其次观察局部肤色的变化，肢体损伤以后，多有肿胀瘀斑。局部肿胀甚者，皮肤瘀斑青紫多属新伤；局部肿胀不甚，皮肤瘀斑青黄者多属陈旧伤。同时观察舌质舌苔的变化，可知患者气血的盛衰、病情的进退、病性的寒热、病邪的深浅及伤后机体的变化。若舌质淡胖、血色少，多为气血虚弱或阳气不足伴有寒象；舌苔少或无苔，表示脾胃虚弱；舌质红，苔黄燥或白如积粉，为热毒内蕴，多表示合并感染。瘀血化热，实热积聚，苔多黄燥；湿热内蕴，苔多黄腻；热邪深入营血，耗伤津液，年老体虚之骨伤病人，常因精血亏虚，耗伤阴液，舌质可转红绛而无苔。临床上虽见发热，但属于阴虚发热。一般损伤或外伤初期的病人，舌质舌苔多无明显变化。创伤较重者，多有瘀血，舌质可见青紫。严重外伤常会影响消化功能，多表现湿热之象，舌苔黄厚而腻。除了伤科常用的活血化瘀药外，还要根据舌苔辨证用药。治疗后，舌苔往往随病情的好转而恢复正常。

望眼诊伤是章宝春的特色诊疗技术，即观察眼结膜与巩膜之间脉络的改变，以诊断胸、

背部陈旧伤的部位和性质，确定治疗用药的特殊伤科望诊方法。他根据经络和脏腑的关系，应用"五轮"和"八廓"学说，认为"眼通五脏，气贯五轮"，五脏六腑的精华皆上注于目，通过经络的运行贯通，把周身的气血上注于目。十二经脉同眼有着直接或间接的关系，不论哪一脏、哪一腑，凡有疾病，都会通过眼部表现出来。从眼睛与脏腑有关部位来看，眼胞属脾，内、外眦的血络属心，黑珠属肝，瞳仁属肾，白珠属肺。胸廓为肺之腑，胸、背部受伤，可反映到白珠，如跌、打、闪、挫所伤，必致气滞血凝，受伤日久，必然积瘀。伤后肺络气血受阻，血管扩张，白睛上则见青紫红筋浮起。红筋末端有瘀血点（俗称"报伤点"）。根据瘀血点的颜色深浅，可以区分伤在血分还是气分。伤在血分，报伤点深黑而沉着；伤在气分，报伤点淡黑如薄云，散而不聚。

（二）注重三期辨证，内外兼治

章宝春认为"血不活则瘀不能去，瘀不去则骨不能接"，气为血帅，血随气行，故伤气必及血，伤血亦必及气。所以治疗上必须活血与理气配合，调阴和调阳兼顾，这是骨伤科内治法的基本原则。损伤初期内治法为有瘀血者宜攻之，攻下逐瘀法为首要治法。凡损伤诸证，经过初期的攻下逐瘀止痛法治疗后，病情可逐渐好转。一般在伤后一周，损伤中期内治法以理气解郁为主，配合活血祛瘀，以疏通气血，促进恢复。损伤后期，体质多虚，根据《黄帝内经》"损者益之"的治疗原则，损伤后期内治法常用补益法，以增强体质，解除后遗症，一般用补益气血或补益肝肾方药。临证上还应根据机体的不同表现，辨证施治，才能收到良好的疗效。需要注意的是，外治法在伤科的治疗中占有相当重要的地位，甚至是决定治疗成败的因素。常用的有推伤疗法、理筋手法、整骨手法、夹缚固定、药物洗伤和练功疗法，应根据不同的病情和发展的不同阶段选择应用。凡跌打所致皮肤损伤，肌肉、软组织挫伤，均可用推伤配合拔火罐疗法。根据新、旧伤及瘀血之多寡，常用推伤拔罐疗法和闪火推伤法。

推伤拔罐疗法是利用各种罐子（最好用竹罐），借热力排去其中的空气，使其吸附于皮肤，造成局部皮肤充血来治疗实病的一种方法。这种拔火罐疗法具有调节血液循环、兴奋神经、营养神经的作用，能改善因创伤造成的局部缺氧状况，缓解疼痛，促进创伤修复。推伤拔罐疗法适用于一切新鲜或陈旧的肌筋损伤及骨折，脱位后遗症之酸痛，风湿痹痛等。对于皮肤擦破伤或有感染创口者及新伤血肿大者，不宜拔火罐。胸部心脏搏动处、脐心、孕妇的腰部和下腹部等处不能拔罐。再者，拔火罐时，部位选择要适当，动作要迅速，点火棉花之乙醇量不要太多，以免罐子吸不住，而烫伤皮肤。若发生起疱或有擦破伤，则不能敷贴风伤膏，需用消毒凡士林纱布外敷。

闪火推伤法是推伤拔罐疗法的改进，除对新鲜挫伤所产生的局部硬结痛有作用外，更适用于陈旧性损伤，特别对多年损伤、气血凝滞、顽固性酸痛，效果尤为显著。此疗法的机制，是利用推按手法及针刺，以刺破凝结，活血祛瘀，舒筋通络，解除组织张力。再以药酒闪火进行拍打，实现温经散寒，推散瘀血。拔火罐可使血管扩张充血，吸出余瘀，促进气血流通，改善局部血液循环。此法可松解久伤所致的纤维组织粘连，改善组织细胞的营养及神经功能，使局部供氧量增加，从而解除陈旧伤之酸痛，促进功能的恢复。即使是新鲜损伤所造成的无菌性炎症、局部红肿、硬结酸痛，也可通过针刺后拔出组织间之瘀血渗液以消肿止痛。

（三）注重手法精巧，善用多层小夹板固定

整复手法即通过手法使移位的组织恢复正常位置，根据作用的不同可分为整骨手法和理筋手法。早期的整复手法，对于促进骨折的愈合及功能的恢复、减轻病人的痛苦，具有重要的作用。因此，凡骨折（无移位骨折除外）、脱位都必须及时采取整骨手法使其复位。不用整复手法，则虽有"灵丹妙药"，亦难以发挥其应有的作用。章宝春在前人基础上总结出正骨十二法——摸法、拔伸法、旋转法、屈伸法、端提法、挤压法、分骨法、折顶反折法、回旋法、摇抖法、足蹬法、气整法，对临床整复手法有重要的指导作用。筋伤后，损伤的局部出现筋歪、筋转或筋翻等症状，章宝春通过双手对病变部位施以轻巧的手法，将其拨正理顺，使之恢复正常，达到理顺筋路、舒筋活血、消肿定痛的目的。很多筋伤患者，通过理筋手法治疗，效果往往很好。施手法时要轻重适宜，新伤宜轻，陈伤宜重。常用的基本理筋手法有推法、拿法、按法、摩法、揉法、揉捏法、关节屈伸法、摇转法、揹法、拔伸法、扳法、搓法、抖法，熟练掌握于临床，往往有立竿见影之效。

骨折、筋伤经整复处理后，欲保持整复后的良好位置，则必须用固定的方法直至骨折断端达到理想的愈合为止。章宝春应用多层小夹板固定法治疗四肢骨折，通过几十年来的大量临床实践，总结该法具有取材容易、携带方便、医疗费用低、病人痛苦少等优点。用于治疗四肢骨折，大多取得满意疗效。杉皮板可因人塑形，紧贴骨折部，包扎松紧度亦可随时调整，因而固定牢靠又便于观察。采用不超关节或短时间超关节固定，有利于关节的功能锻炼，符合动静结合的原则，故骨折愈合较快，功能恢复好，减少了血循环障碍、神经血管损伤、骨折延迟愈合或畸形愈合及关节僵硬等并发症和后遗症。章宝春就地取材，以杉木皮为主要材料，将杉木树皮削去其外层松质部分，取二层皮为主要材料。各地亦可根据具体条件，选取塑形性好、透气性好、不易腐朽变形的材料。制作加压板时，取杉木皮，削 0.2～0.3cm 厚，按骨折部位、类型不同制成各种形状、大小不同的加压板。制作分骨棒时，取杉木皮剪成一条长 4～6cm 的细条（长短粗细可根据骨折部位而异），用棉花包裹成约香烟粗细，放置

于两骨间隙，用于分骨。不同固定材料在制作时的注意事项如下：杉皮板的长度需要根据骨折部位和伤员肢体长度来裁定，一般要比患肢的骨干短些；木夹板的长度需要根据患者的年龄、损伤部位、肢体长短而灵活掌握；棉花垫的厚度一般不超过 0.5cm，这样才能在牢固固定的前提下又充分保护软组织。

1. 固定步骤

（1）加压板放置

骨折复位后，助手仍维持牵引，术者在骨折部位铺上一块薄棉垫，以绷带缠绕 2～3 圈，再按骨折移位的不同，选择所需的加压板，安放在适当的位置上（原则上与骨折移位方向相同），用绷带缠绕，使之紧紧贴住骨折肢体，若需用分骨棒，则用绷带捆扎于两骨间隙。

（2）杉皮板固定

加压板放置后，将杉皮板沿骨折四周逐块放置，一般先放左右侧（或内外侧），然后放上下侧及其他，用绷带缠绕，注意每放置 1 块夹板后均需要绷带缠绕一周，起到分层加压固定的作用，防止夹板移位。杉皮板之间距 0.5～1cm，最后以 3 条绷带环绕两圈后打结（先扎中间，后扎上下）。打结时松紧度要适当，以结扣可上下活动不超过 1cm 为宜。

（3）安置木夹板

把木夹板放置在已捆扎好的伤肢左右侧或前后侧，用 3 条绷带捆扎打结。木夹板不超过骨折的上下关节。对于某些不稳定的骨折，如胫腓骨双骨折、尺桡骨双骨折、多段性骨折或近关节处的骨折等，要求超关节的两面或三面固定，则木夹板可相应长些，但掌指骨、跖趾骨等的骨折，则不需用木夹板。

2. 多层小夹板固定后的注意事项

（1）夹板固定后注意事项

应立即检查患肢感觉、肢端温度、颜色、肿胀程度和脉搏情况，防止因包扎过紧造成肢端颜色变紫、脉搏变弱等情况的发生。

（2）固定期间注意事项

应经常观察患肢情况，若疼痛不减，甚至加剧，应及时解开夹板，注意观察皮肤是否有压迫过紧及水疱发生，以便及时纠正。

（3）一般复位后注意事项

若患肢会肿胀，则首次包扎不宜过紧，并在 1～3 日内给予复诊，观察患肢血运及肿胀情况，并随时调整松紧度。太松则达不到固定作用，过紧易产生压迫性溃疡，若见骨折移位尚未纠正者，应及时给予重新整复。

（4）肿胀消失后注意事项

每隔7～10日在牵引下解开检查一次，以及时纠正残余移位及舒筋，然后再重新固定。

（5）存在创面时注意事项

在夹板固定处发现有局部压迫性溃疡或创面感染时，应改用小夹板开窗固定，或单用木夹板固定，暂时避免再用加压板固定局部，以免阻碍局部的血循环，影响创面愈合，或造成皮肤溃烂向深部发展，待感染基本控制后，再改用小夹板固定。

（6）骨痂形成时注意事项

检查骨折部已有纤维性连接不致变位者，可先解除木夹板，然续以杉皮板固定，以利于功能锻炼，同时可除去加压板。待骨痂形成牢固后，解除全部固定，再配合药物洗伤疗法，促进功能恢复。

（7）功能锻炼时注意事项

固定期间经常指导病人进行患肢功能锻炼，并做细致的思想工作，发挥病人的主观能动性，大胆坚持锻炼，促进骨折迅速愈合及功能恢复。

（四）动静结合，注重功能锻炼

功能锻炼又称练功疗法，古称导引，是运用古代"导引"中的部分锻炼方法，从而防治某些损伤性疾病，促进肢体功能迅速恢复的一种有效疗法。通过肢体功能锻炼，推动气血流动，改善血液循环，对损伤部位有祛瘀生新作用。若是骨折，可加速骨痂形成，若是肌筋关节损伤，可使肌筋获得足够营养，防止肌肉萎缩和关节僵硬，促进功能恢复。此外，功能锻炼还可影响体内脏器，调整内部气血功能，有利于加速新陈代谢，防止骨质疏松及损伤后遗症。因而功能锻炼在伤科治疗中是一个重要环节，一般有局部、全身及器械协助3种锻炼形式。

1. 局部功能锻炼

章宝春提出上肢可作握拳锻炼，有助于恢复掌指关节活动功能。肩、肘、腕关节伸屈锻炼，有助于防止肩、肘、腕关节粘连、僵硬。甩手功能锻炼，除了能使肩关节周围肌肉舒松外，还可调整因内伤引起的精神紊乱。下肢可做股四头肌收缩功能锻炼、直腿抬高锻炼、站立下蹲锻炼，以及上下肢体的外展内收功能锻炼，髋、膝、踝关节的屈伸锻炼，均有助于防止肌肉萎缩及关节僵硬。颈部的功能锻炼有颈部的前后屈伸、旋转功能锻炼，适用于颈项部肌肉劳损或颈椎关节慢性损伤性疾患。腰部功能锻炼有腰部前屈后伸、两侧弯曲功能锻炼及腰部回旋功能锻炼，适用于急、慢性腰肌劳损，慢性腰痛及脊椎骨折后遗症。此外，还有腰背肌功能锻炼，如腰背肌、臀部离床功能锻炼，适用于脊椎骨折早期锻炼，有助于脊椎骨折的复位，减少后遗症。

2. 全身功能锻炼

采取全身各部位的不同功能锻炼方法，轮换活动，以促进全身气血流通。此外，尚有气功疗法，即运用呼吸锻炼内脏，调整人体的正常功能，以增强体质，这对治疗内伤和预防疾病有重要的作用，对损伤后遗症亦有一定的效果。因多适用于慢性病，故需坚持长期锻炼，方能见效。章宝春把练功方法编成歌诀，以便记忆。

> 高枕床上卧，体态要舒松。呼吸需自然，默想静与松。
> 吸时想静字，呼时却想松。松字心中念，肌肉同时松。
> 先松头颈臂，再松腹与胸。随后松腰背，腿足最后松。
> 如此三遍后，全身都放松。五脏与六腑，亦觉弛与松。
> 呼吸匀细稳，意守丹田中。此时心入静，似睡非睡中。
> 历时片刻后，起来再活动。内伤慢性病，练久可见功。

3. 器械功能锻炼

器械功能锻炼，常用的器械有滑车、梯层、胡桃（核桃）、竹筒、小木棒、拐杖等。滑车对各种关节损伤都适用，最常用于肩关节损伤，如常用的方法有滑车举肩；肩关节损伤还可用手攀梯层锻炼；前臂损伤常用手持短木棒前臂旋转锻炼；下肢损伤后期，可采用扶拐杖行走锻炼、滚竹筒膝关节锻炼；手指关节损伤后期，可采用手指滚胡桃锻炼。通过器械功能锻炼，可促进关节功能恢复，矫正肢体不良姿势，增强受伤肢体的气力。

但是根据损伤的病种和类型及不同时期的具体情况，需要选择不同的功能锻炼方法。一般损伤后即可开始锻炼。在骨折早期肢体肿胀，只能先做患肢末端轻微活动练习，如手指握拳或股四头肌收缩训练，以加强血液循环，促进肿胀消退；骨折中期，肿胀已基本消失，骨痂开始生长，可逐步配合患肢上下关节活动，以防止肌肉萎缩和关节粘连；骨折后期，骨痂已生长，可逐步进行较大幅度的全身功能锻炼、负重练习及器械功能锻炼。功能锻炼需遵守循序渐进的原则。开始锻炼每日2～3次，之后逐渐增加，练习时以不痛或轻微疼痛为度，防止因功能锻炼不当而产生疼痛、骨折再移位等不良后果。对损伤或骨折早期，有碍病情恢复的动作，必须加以限制，如尺桡骨双骨折的前臂旋转活动，脊椎骨折的前屈功能锻炼，因为这可能造成骨折畸形变位，妨碍骨折愈合。对损伤后期已有关节僵硬或功能恢复较差者，应配合洗伤疗法及推拿按摩等以加速功能的恢复。

三

临床经验

（一）运用气血理论进行伤科诊疗

章宝春认为内伤的治疗方法，主要看伤的部位和伤血、伤气的情况来决定。局部与整体兼顾进行辨证施治，以内治法为主，必要时辅以外治法。伤气主要表现为气滞、气闭、气虚及气脱，气滞又可引起气结、气逆。大凡气闭宜宣气开闭，气滞宜理气调气，气结宜破气，气逆宜降气，气虚、气脱宜补气。重伤气闭晕厥，牙关紧闭，宜用通关散开窍以宣气；气实宜破，伤后气聚如腹胀，病情属实者当破气，多用枳实、枳壳、厚朴、青皮等药；气郁当调，伤后气郁不行，致胸闷、体倦、痛无定处，宜调气顺气，处以香附、砂仁、延胡索、木香、陈皮、佛手、豆蔻壳等药；气逆当降，伤后气机失和，有升无降，如气急、喘息、呕吐者，宜降其升腾之气，轻者可用苏子、陈皮、乌药等品，重者多用沉香、降香等药来降气；气虚当补，每处以党参、黄芪、茯苓、甘草、紫河车等，若气滞未疏，宜先去滞涩，通利后再行补益；当急症气脱之时须大补元气以固脱，如人参、西洋参，或大剂量党参（60g以上），汗多可加龙骨、牡蛎等。伤血主要表现为血瘀、血溢（出血）、血虚、血脱，根据"瘀者行之""溢者止之""虚者补之"的原则进行治疗。血热宜凉，出血宜止。伤后脉络损伤，血向外溢，溢血多因血热引起，宜清热凉血止血，处方多用川三七、白及、生地黄、黑栀子、黑地榆、棕皮炭、仙鹤草、墨旱莲、藕节炭、侧柏叶、牡丹皮等。血行之道不得宣通，以至瘀血停留，急当破瘀，伤后瘀血未尽，亦宜通瘀活血，处方多用土鳖、桃仁、红花、血竭、苏木、三棱、莪术、赤芍、丹参、郁金、当归尾、鸡血藤、川芎、乳香、没药等。血虚当补，凡失血过多或损伤迁延日久致虚者，均宜养血补血，处方多用鹿角胶、阿胶、当归、何首乌、熟地黄、枸杞子、酸枣仁、白芍、龙眼肉等。至于亡血脱血者，则急需补阴固脱，可用西洋参10g，或用生脉饮（人参、麦冬、五味子各10g）。临床上每多见气血两伤，故又当气血双补。

（二）通过望眼诊伤，辅助辨证治疗

章宝春在进行望眼诊伤时，患者取正坐位，用手指撑开伤员上下眼睑，使巩膜暴露，观察结膜与巩膜间的血管，若见巩膜有青紫红筋浮起，红筋末梢有瘀血点，且颜色较黑，状如针尖大小，才有诊断意义。若瘀血点不在血管末端，而是在其附近或中部，则不是报伤点。根据报伤点出现的部位，可以判断胸廓受伤的部位。报伤点出现在左眼，表示伤在左侧胸背部；出现在右眼，表示伤在右侧胸背部。报伤点出现在瞳孔水平线的上方，表示伤在胸胁；出现在下方，表示伤在背部。报伤点的存在，可作为伤科医生验伤的参考依据，若未见有报伤点，则应全面

考虑是否确有受伤。同时可根据报伤点的颜色、形状辨别受伤的程度。报伤点色淡如云或黑白兼杂、散而不聚者，系伤在气分；色黑沉着、凝结如小芝麻者，系伤在血分；黑色圆点周围包绕淡若云彩的不规则晕状者，则为气血两伤；红筋明显充血、弯曲如螺旋状者，表示有疼痛症状。因此，望眼诊伤可作为了解伤势轻重的参考，也可作为治疗用药的参考。

（三）手法整复，多层小夹板固定、三期辨证并功能锻炼治疗骨折

章宝春认为针对骨折患者的正骨手法，要做到一早、二辨、三备、四熟练，忌粗暴。早，是指施手法复位越早越好，因早期复位，伤处出现的暂时性麻木感、肿胀不甚，触摸伤处能比较准确，复位亦较容易，病人痛苦少；倘拖延日久仍未行整复，致血肿、肌肉挛缩，则给整复带来困难，病人痛苦多，并影响伤处愈合。辨，是指施行手法前辨证要准确，医者要对病情充分地了解，做到心中有数，了解骨折的性质和移位的方向，选择适宜的手法，手法的轻重、巧拙直接关系着损伤的恢复。备，是指施手法前要将复位后所需的膏药、棉花、杉皮、夹板、绷带等一切器材准备好，要对施术的步骤做出计划，如选用何种手法、如何进行、病人的体位如何、助手如何配合、是否采用麻醉等，均要周密考虑，才能心中有数，沉着从事，临证不乱。手法操作时，动作要求熟练、灵活、敏捷，用力要轻重适当，尽量减少病人痛苦，要求做到"法使骤然人不觉，患如知也骨已拢"。手法切忌粗暴、用力过猛，以免损伤周围神经、血管，增加病人的痛苦。

（四）注重筋骨并重，内外兼治，动静结合，医患合作

外来暴力造成的局部损伤，也会引起机体内部的变化。如《正体类要》所说"肢体损于外，则气血伤于内，营卫有所不贯，脏腑由之不和"，明确地指出了局部损伤和整体功能之间关系的密切。伤科对各种损伤治疗的要求，历来是"局部与整体兼顾、外伤与内损并重、固定与活动结合"，因此，在治疗过程中，应根据辨证论治的原则进行。骨折、脱位或筋伤后所致肿胀疼痛，功能障碍，凡导致血离经脉、瘀血不散、经络血阻、气血不畅，均可引起脏腑功能变化。所以伤科的治法有外治法和内治法，前者指局部治疗，后者指整体治疗，两者配合应用，才能取得明显效果。

四 附　录

（一）主要学术著作

(1)《章宝春伤科临床经验》，章道胜、麦少卿整理，1982年由福建科学技术出版社出版。

(2)《多层小夹板固定法》，福建省龙溪地区中医院编著，1974年由福建人民出版社出版。

(3)《中医伤科对内伤伤筋的治疗》，著者，1960年由福建省中医研究所、龙溪专区医学科学研究所编印。

（二）代表性学术论文

(1) 章宝春. 闭合手法再折复位治疗陈旧性肱骨髁上骨折畸形愈合50例[J]. 辽宁中医杂志，1982（4）：22－24.

(2) 章宝春. 治疗40例股骨骨折临床介绍[J]. 福建中医药，1965（6）：13－14.

(3) 章宝春, 林惠珍. 正骨手法治疗小儿桡骨小头半脱位167例[J]. 福建中医药，1982（6）：18－19.

(4) 章宝春, 陈鳌石. 中医伤科对"伤筋"的辨证与治疗（附100例疗效介绍）[J]. 福建中医药，1961（3）：16－17.

（三）继承人

(1) 章道胜，男，漳州市中医院，副主任医师。

(2) 麦少卿，男，漳州市中医院，副主任医师。

(3) 李克，男，漳州市中医院，主任医师。

(4) 章谨，女，漳州市中医院，主治医师。

(5) 陈定家，男，漳州市中医院，主任医师，硕士研究生导师。

(6) 陈鲁峰，男，漳州市中医院，主任医师，硕士研究生导师。

(7) 林乔龄，男，漳州市中医院，主任医师，硕士研究生导师。

(8) 林石明，男，漳州市中医院，主任医师，硕士研究生导师。

(9) 林哲辉，男，漳州市中医院，主任医师。

(10) 谢强，男，漳州市中医院，主任医师，硕士研究生导师。

(11) 张嵩图，男，漳州市中医院，主任医师。

（整理者：谢强　司在武）

漳州市名医世家

蔡潮初

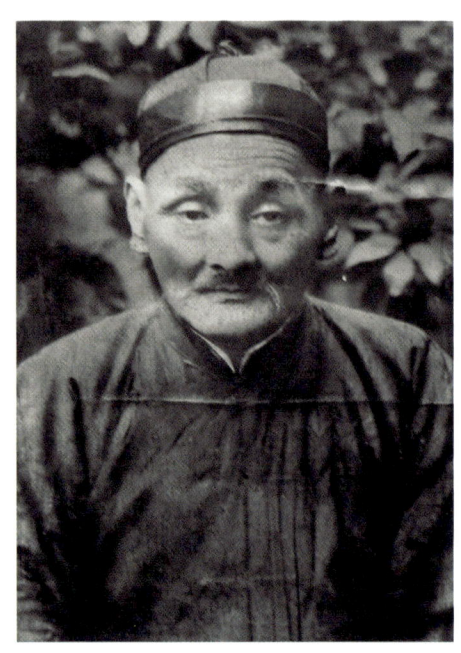

一

医家简介

蔡潮初（1877—1937），男，名襟三，号略庵，以字行，漳州龙溪蔡坂人。清朝补博士弟子员，清宣统年间乡试第一名拔元，京考贡生。蔡氏本非习医，任过龙溪县商会会长，因其次子、三子皆因病夭折，长子八岁时也因病险些命丧黄泉，乃愤而习医，以利己济世，终成一代名家。据《龙溪新志》记载："家居研究医学，献贯古今病理，亲友有痼疾，挽其诊治，立起，名乃大噪，先生遂次以是济世，遇贫乏，辄赠以药，治人以千百计，里中孤寡无炊者，托人周恤之，縻百金而不居名。"1938年，弘一大师在漳弘法，为修建云洞岩鹤鸣祠书写佛号题记，文曰："略庵诸居士好善乐施，惠及乡里，并以学行垂诺不朽。"足见其博极医源、救死扶伤的高超医术和崇德向善、见贤思齐的思想品质。与吕玉书、蔡咸甫并称为清末民国期间漳州三大名医。

蔡潮初熟读中医经典，精于运用经方、时方，并吸取民间医学之精华，善治疑难杂症。在他存有的临床笔记手稿中，可发现其敬畏生命，勤求古训，遇难治之症，必细心研究，普救含灵之苦；谦虚谨慎，兼容并蓄，择人之长，保持严谨治学的态度；记录医案，收集验方，精勤不倦，审视临床得失；展现了其文学、书法俱佳的深厚功底，闪烁着浓郁的闽南传统文化色彩，具有较高的医学和艺术价值。惜年代久远，历经劫难，残破不全。幸蔡氏后人视如珍宝，加以保存，后经吕慎从加以考证，"依案中医验，试用临床，屡见奇效"。*

临床医案选录

医案即病案，古称诊籍。是医生临床的辨证施治、处方用药的真实记录。蔡潮初医案最大的特点在于实事求是的态度和朴实无华的风格，既有经典著作为依据的理论阐述，又有来自临床实践的独到见解；既有详尽的辨证施治思路，又融合闽南民间的诊疗方法；既有成功的治疗经验，又有失败的总结教训；既有别具一格的常见病诊疗，又有独辟蹊径的疑难证处置，彰显了一代名医博大精深的学术光芒和寻味无穷的医学价值。当然，蔡潮初医案也不可避免地带有时代局限性，以及从今天的医学角度审视的错误认知。学习医案，不是对前人经验的全盘接受和方药的生搬硬套，继承发扬在于开阔视野，启迪思路。正如章太炎所说："中医之成绩，医案最著。欲求前人之经验心得，医案最有线索可寻，循此钻研，事半功倍。"

（一）"时疫病"医案

1. 伤暑霍乱神方（起死回生）

生石膏一两，知母五钱，生西洋参二钱，旧糙米一百粒，粉草三钱。水二碗煎九分，食盐泡开水代茶，愈多吃愈妙（余亲见救回者多人，不可轻视）。

夏月霍乱，一见吐泻，即脉脱，手足厥，目眶陷，失音，手指螺面皱，汗出如雨，口大渴，腹绞痛，手足转筋，危在顷刻。此症夏至后乃发，至立秋乃止。古人以为直中三阴，即用四逆汤大剂姜附以回阳，每见死者垒垒，难以挽救。西医用注射血清，或用万兰地酒（闽南语：白兰地酒），或用樟脑水，亦百无一效。此何故哉？盖此症有寒热两证，中寒固有见此症，至于中热，系暑热烁阴，热深厥亦深，所以与中寒一样，甚难分别，唯中暑在目白轮有微赤，舌胎（苔）浊黄浓厚，口大渴，口内干，为分别耳。使医者临症时细心分别，活人顷刻，功不可没矣。大抵此症中寒救回者十无一二，若中热则办（辨）症分明，十救八九矣。余友吕纪瑞善办（辨）此症，每遇中热，无不应手取效，逐年所活多人，其

---

* 今据蔡潮初临床笔记手稿影印件、吕慎从《漳州名医蔡潮初医案》及吴明晖《蔡潮初部分医案及手迹若干》，择其理、法、方、药明确之部分，尽可能保留其原始面貌，冀后学者能从各自临床角度，研究蔡潮初的辨证思路和用药特色，并加以发扬光大。

后必昌矣。街上市医不办（辨）其详细，辄投姜桂附，即慈善家奉赠药品，亦皆趋重于救阳，难怪死者冤沉大海矣。至盐水频饮更神圣可敬，贫寒家遇此症，无力医治，余常以此告之，活者亦十有四五，愿医者及诸慈善家注意流传，临证细研，其功德岂可量哉。

2. 暑热伤阴变痫痉厥（小男多患之）

嫁妆店木匠有男子十岁余，夏月日行路，患暑热伤脑，晕倒于地，复西医以注射二次，遂气无所泄，口哑不能言，身微热，昏迷不醒。越五六日，邀余诊，余诊其脉沉数，舌赤溺短，想暑热伤血，凝瘀而昏倒，以清荣汤加减，因药多贵重，无力可医。适陈孝廉之母素慈善，不忍听其死，乃告余曰："汝尽力医治，药价吾支理之，以救贫人。"乃解其金钗鹭钱凡六七十金，服四五剂而愈。

方附后：先服安宫牛黄丸一粒，开水化服。此药以北京同仁堂购来者乃可用。余虽作者多家，究竟无一可用，想药品真假故也。

再服方附后，服两剂：生地二钱，丹皮钱半，赤芍二钱，犀角（另磨）三分，银花钱半，连召钱半，生高丽参钱半，正西藏红花三分，鲜菖蒲钱半，黄芩钱半，本天花三钱，粉草八分，绿竹心三十支，元参二钱，麦冬二钱。水二碗煎九分，入犀角汁服。服后即能言，神定，但口犹渴，睡未宁。以下方服再两剂，次服去竹心、元参、麦冬，加金石斛二钱。

三服方附后：生高丽参钱半，生地钱半，丹皮钱二，赤芍钱半，金石斛钱半，麦冬二钱，人中白二钱，乌犀角二分（另磨），粉草八分。水一碗六煎八分。

东廓蔡生财女，十岁，亦患暑温一二日，神昏，谵语，角弓反张，舌唇赤，口燥。诊治之，用安宫牛黄丸一粒。

附后方治之：生地钱半，连召钱半，赤芍二钱，绿竹心三十支，麦冬二钱，钩藤二钱，丹皮钱半，本天花三钱，元参二钱，乌犀角（另磨）三分，冲紫雪丹五分。水一碗八煎八分，入犀角汁服。

又另用五汁饮加减润之，令其柔润息风：生荷莲藕汁一大杯，竹沥一大杯十分之三，甘蔗汁一大杯，生冬瓜汁一大杯，熊胆（锦蛇胆亦可用）三分，犀角三分，童便一杯之半，川癀（川黄连）三分，共和匀，每时钟三字久（即15分钟），服一汤匙，泡开水二汤匙，时时频饮，以口滋润为度，后酌量服之。

3. 阴疟入络神方（三甲散方名）

醋炒鳖甲钱半，醋炒龟板钱半，穿山甲（土炒研）钱半，蝉蜕钱半，白僵蚕二钱，牡蛎二钱，蟅虫（即土鳖也）三只，独归钱半，白芍二钱，甘草一钱。水二碗煎九分。

余亲兄锦波，年四十余，素体弱。忽患伤寒，后转疟疾，每日一发，日晡即微热昏迷，脉沉滞细数无力，唇红，手足蠕动，耳、目、唇、指亦皆蠕动。服疟门诸方及温寒等药悉无效。余想三四天，观其唇赤，脉微沉无力而数，日晡乃发，知其在阴也。至唇、指、耳、目皆蠕动，知其在络也。以三甲散治之，其中鳖甲、龟板入阴，穿山甲、蝉退（蜕）、僵蚕、䗪虫皆蠕动之物，能入络以治蠕动之病，牡蛎咸寒以退阴热，归、芍、草补正以扶阴。故疟同而蠕动入络，又为疟独有之症矣，服两剂其效如神。

4. 小儿发瘫（俗名出癍*）

小儿食积，久蓄于胃而生湿热，伤于阳则呕吐泄泻，伤于阴则深入肌腠，血燥津干。一触天地燥湿之气遂发而为瘫。盖胃主肌腠，发出瘫，形红而成片，必先见出发热、厌食、咳嗽、声嘶、鼻干、唇红或泄泻诸症。治法以甘露饮，润胃液兼消食除湿诸品，以清其源，而后五汁饮加减，时时频饮，滋润接续，令其胃常润而不干，庶几无误。且此症患不在初起，而在瘫退以后，须于瘫退之时再服药，及禁食腥臊诸物，轻则七八天，重则半个月，日日调治，不可以瘫退而忽之。余于民国十八九、廿等年，遇此症盛行，细心研究，所活儿童百余人，其或瘫退停药，或延西医疗治，服西药及用注射之法，死者不可胜数。

余友施念庭，小儿患此症，初起即邀某西医诊治，见其口中有白点，遂仓惶误认为白喉痧急症，遂施西药注射之法，其儿病入膏肓，不可救药。余往诊几回，无法可救，遂坐视其死而无可如何也。吾邑是年，小儿患此，家家户户传染不堪，余以药治之无不应手取效，或用西药及瘫退后不细心调治者，皆死而无生，余以此方药并治法详列于后，以质诸君子。

治方：生地钱半，二冬各钱半，去毛生枇杷叶二钱，黄芩钱半，枳壳一钱，金石斛钱半，莱菔子钱半，粉草八分。瘫初起加银花钱半，连召钱半，瘫退则去；热甚者加赤芍钱半，丹皮一钱，乌犀角三分；呕吐加淡豆豉钱半，山枝（栀）子一钱；泄泻去生地加生芍二钱，黄连一分；渴者加本天花、北沙参。以上药方以水一碗半煎五分。临时须照加减之法治之，每日服一剂或二剂，日日频服，不可有缺，至应饮药茶再列后。

附饮汤法：甘蔗汁一杯，熊胆二分，竹沥一杯之三分之一，生姜汁三点，童便半杯，莲藕汁一杯（以现掘新鲜为良），右汤和匀泡开水代茶，时时频饮，不可有缺。若斑退后须每天一剂，重则服十余日，轻则服六七日，倘或停服药，复发者多矣，慎之。

（二）"胃痛病"医案

胃痛阴阳须办（辨），凡胃痛多呕清水，食谷不化，服寒冷之物即作痛，此胃阳不足也，以香砂六君及吴茱萸汤等方治则效。若胃痛，唇赤口燥，大便亦枯，肠日久不方，此胃阴不足也。

---

* 出癍是闽南语"麻疹"之俗称。

若投以温药则胃愈燥而津愈伤，何以能取效乎。余治此症多以和平之方。伤阳伤阴具列于后，皆历验之方也。

治胃阳不足：食不消化，多呕吐，胃时刺痛，（此为时方）人参厚朴半夏生姜甘草汤加减，此伤寒中方也，借治此症，胜时方甚矣，高丽参钱半，厚朴二钱，半夏钱半，生姜一钱，泉神曲钱半，苏小梗钱半，当归钱半，川芎一钱，炙草一钱，山查（楂）肉钱半。水一碗八煎八分。

治胃阴不足：其症脉滞，大便坚燥，十余天下一次，唇红口燥，呕吐不休，食难带腹者，以戈家（制）半夏三钱，高丽参二钱，用甘澜水一碗六煎八分，食一二服，食谷即不吐，大便则照常下矣。屡用屡效，真神方也。以后或用左归饮加神曲、厚朴、人参、半夏，或用六味丸加附、桂、归、芍，随症酌用，亦皆神效。万不可概用辛温，致伤胃液，酿成膈症也，慎之。

1. 治胃虚食入即呕

大半夏汤：生高丽参二钱，戈家（制）半夏三钱，法用长流水（即溪水）二碗，入冬蜜（以纯正者为良）一小盏，以箸（三条）扬万遍（此名甘澜水），俟定取一碗六煎八分。

上坂酱店吴斗，年六十余。患反胃之症，食入即呕，大便枯燥，至二十多天不能通。余取大半夏汤进一剂而不吐，复一剂而大便通。后继以人参厚朴半夏生姜甘草汤，又进以左归饮，生熟地加参、夏，每剂概用甘澜水，病遂渐愈，至七十余乃死。后凡遇水浆饮食呕吐不下咽者，及大便枯燥不通者，辄以甘澜水服之，无不应效，诚神方也。至于胃虚而呃，服辛温燥降而益甚者，以此方治之，亦立即见效，余历验不爽，勿轻视之。但水必用溪水，蜜必用自己养蜂所酿，扬必万遍，半夏必戈家（制）乃能取效。

2. 胃痛挟瘀血方（独归四逆汤加减）

新行街陈博，年四十余，少往南洋经商，侨居二十余载。南洋热带之方，居者多以冷水浴祛热，久而积寒者多人。博患此症归梓，胃时痛，饮食不消化，医者以温补治之无效。余诊其脉弦沉无力，胃刺痛难堪，痛时辄大汗欲绝，细观其两眼，黑轮皆变蓝灰白色，余想其胃痛与人同，独两眼与人异，乃想黑轮属肝，（肝）藏血，既变灰蓝，则为血寒成瘀，痛乃如是剧。治以当归四逆汤加川芎、厚朴、神曲、半夏，服两三剂，而夜忽吐瘀血五六块大如鸡子形。胃痛遂愈，而饮食进，大肠润，两眼黑轮复旧色矣。复进以温血和胃三四剂。而十余年痼疾不留一点，真快事也。方附后：当归二钱，炒芍二钱，桂枝钱半，细辛一钱，木通钱半，川芎一钱，神曲钱半，厚朴钱半，半夏钱半，炙草一钱。水二碗煎九分。

孝廉陈锡朋之母，忽患胃痛，面青，牙关紧闭，昏迷不省，家中急欲用普通胃散灌之，适余至，止之。盖普通胃散多辛香燥热，伤耗胃液。查病者几日前有咯血数次，其胃寒转燥，血凝成瘀有断然者，若再燥液，危险至矣。乃用高丽、独、归、甘草以养阴，桂枝、黑姜以宣阳，厚朴、半夏以除痞，泉神曲、楂灰以消积，桃仁以行瘀血，麝香以通络。一服而醒，后竟除病根矣。可见胃寒致痛当宣阳兼和阴，行气兼破血。万不可徒用辛热燥烈之品耗伤津液，乃有备而无害矣，医者慎之。

3. 治胃痛不能食，唇赤舌红，二便短涩神方

高丽参钱半，厚朴钱半，只夏钱二，泉神曲钱半，黑楂肉钱半，人中白三钱，砂仁八分，粉草八分，黑姜六分，大枣三个，牡水牛涎（壮年方可用）一茶杯。水一碗八煎八分，入水牛涎一杯和砂糖服。

按：水牛足踏水田，或食甘蔗尾皆能涎出，以碗承之。

又方：用蚶煮熟取蚶血，频频服之，亦得取效。

友人蔡平甫妻，年六十，素恃其身体健壮，少时产后屡服寒凉物品，至五十余，发生大便下血，嗣暂医愈。五十七岁夏天患疟疾，庸医以西瓜肉冷汁和白糖服之，疟疾愈，唯服七八粒（西瓜）积寒于胸。又患吐血之病，且大便屡用泻药下之，约六七个月下十余次，果然胃受克伐太甚，于六十岁时大患胃病，吐不食者两三月，且唇舌赤、大便燥不能便者月余。余用养胃和阴药治之，虽吐获愈而不能食饭，延至两月余，其又恐酿成隔食症至于重病，要求尽力医治。余乃想，水牛涎能反刍，最易消食，且系津涎能滋胃液，乃每服药入一茶杯，果尔十余天即能进饭，胃润便爽，真神方也，余因是志之。

4. 胃痛治法（此系胃阳不足之症）

石尾西门有一洋客，患胃痛二十余年，饮食不消化，即发酸吐水，医辄罔效。辛未八月自南洋归来，就余诊，亦罔效。越年，相遇于东街友人处，彼云服雄番鸭入姜汁法，服三四只而病根悉除。大概此症系胃阳不足，以全番鸭盛阳之禽，蘸姜汁宣（温）阳之品，阳化则病根除矣。

法附后：全番雄鸭一只（未经交合者），去五尖、腹内肠肝，又以生姜捣汁约四两重，遍抹鸭腹内，炖三点钟久。鸭肉鸭汤均吃，如一次服不完，分两次服之，但须温服。

龙溪官园蔡永福，年廿二岁，素患胃逆呕吐。忽壬申年五月间，匪徒掳人勒赎，漳人惊恐异常。永福布商生意颇裕，亦时受惊恐，后九月间，永福忽患呕吐，所吐涎水青如芥汁色，两天吐两盆盈满。余诊之，两手脉弦滞无力，手足肉里肿块如石硬十余块，且皮肤处处有紫青色，如被打一般，身上起红点，疏密相间如发疹。然此症受惊，胆气虚，胃素弱，被其克之，观其吐出芥汁色涎可知也，胃主肌腠，故肉里积块，身出红点，亦可见伤尅胃阴也。余起初

治以温胆汤加石斛、神曲、人中白，连服两剂，吐青涎止，转微吐水，又服人参厚朴半夏生姜甘草汤，加泉神、查（山楂）肉、瓜蒌仁、金石斛，两剂痊愈矣，方附后。

第一方：治胆伤胃弱。茯苓三钱，竹茹二钱，橘红钱半，枳实钱半，金石斛钱半，神曲钱半，人中白二钱，粉草一钱，只夏一钱。水一碗八煎七分。

第二方：石柱参二钱，厚朴钱半，只夏钱半，山楂炭一钱，泉神曲钱半，人中白二钱，瓜蒌仁（去壳）钱半，金石斛钱半，生姜八分，炙草一钱。水一碗八煎八分。

5. 吐青汁病症之再证

南门林冠玉，素胃痛。壬申十二月，年关已届，奔去云霄、石尾等处，日坐车六七十里。时值大寒，四五日归家，忽发寒热，吐青汁两三盆，几至昏迷，邀余诊。余诊其脉浮，弦大而无力，唇红，口干燥，更甚者一身疼痛，手足不能转动，动则呼痛欲绝。而素患小肠气（即寒疝也）症又发，肾囊胀大如斗，喉有寒白之饮而胶黏不得唾出。余乃思此胃寒实变燥，伤其胃阴，且寒邪暴发也。胃为宗筋之所，寒饮积滞胃口，气血为饮所阻碍，故不得输灌于筋，致经络坚燥束缚，故一身手足俱疼痛也。胃之下口为大肠之上口，胃积寒饮，胆汁为其所阻，不能下而输灌大肠，故逆上而吐出皆青汁也。近医新发明，胆汁本输灌大肠，令其润滑而通大便，今逆上而吐，大便更枯燥不一，又一证也。治以温胆汤加润阴散寒消食之品，一剂而吐青汁止，再一剂而手足身痛稍安，但筋枯燥束缚不能伸缩。再用消食行饮润液舒筋之品治之，服三四方，渐渐手足活动，颇能举行，而疝气未愈，又服独归四逆汤加润阴和胃之品，而病渐安宁矣。但起病至十余天，唇赤口燥，虽不多饮，而时时想滋润之品而食之。余乃用甘蔗捣汁和开水对半时时润之，此症与前案蔡永福症大略相似，但彼燥郁肌腠肉里，坚而积块，并发斑疹，此则燥在筋，故手足一身俱痛，为稍异耳。素时医者遇吐青汁症甚为惊骇，皆注重肝胆，治之失当，致多死焉。余遇此两症而注重于胃，治之应手取效。亦一特别见解也，并录之以为证治，方附后。

第一方：甘蔗捣汁和开水对半入盐少许时时频饮。

第二方：白茯苓三钱，橘红钱半，只夏三钱，姜竹茹三钱，枳实钱半，苏叶钱半，杏仁钱半，泉神曲钱半，金石斛二钱，佛桃仁二钱，瓜蒌仁钱半，风葱白二支，白芥子八分，人中白三钱，粉草一钱。水一碗八煎九分。

第三方：佛桃仁二钱，白茯苓三钱，风葱白二支，金石斛钱半，生桑枝三钱，橘红钱半，人中白三钱，白芥子八分，厚朴钱半，泉神曲钱半，木瓜钱半，粉草八分，生姜三分，大枣三枚。水一碗八煎八分，此方服三剂。

第四方：归尾钱半，赤芍二钱，生桑枝三钱，木瓜钱半，桂枝八分，茯苓三钱，橘红钱半，泉神曲钱半，瓜蒌仁（去壳）钱半，葱白二支，金石斛钱半，粉草八分。水一碗八煎八分，此方服三四剂。

第五方：治寒疝兼舒筋润燥和胃。独归钱半，炒芍二钱，桂枝八分，细辛六分，木通钱半，冬虫夏草钱半，生桑枝三钱，木瓜二钱，金石斛二钱，佛桃仁二钱，泉神曲钱半，石柱参二钱，粉草八分。水一碗八煎八分，此方服两三剂。

（三）"痢疾病"医案

痢疾总论：按痢疾之病系由胃寒肠热而然，胃寒则气下坠，故里急欲下；肠热则气紧束，故后重不安。

治法：先行其胃之寒滞，用厚朴、枳实、陈皮行之，次退其紧束之热气，用黄芩、黄连以除之，而又以轻微大黄，宽其肛门，以粉草缓其急切，则一切里急后重，得其治矣。而后无论湿热、秽积、寒滞、饮食不化、气血不调，皆可用之而无疑，然后随症加减。如食积、胸胀满、欲呕，加神曲、楂肉；脉弦、肝气盛而侮土，加炒芍、秦皮；脉迟积寒，加黑姜、槟榔、肉蔻；脉数有热，加知母、莱菔子；下赤脓或带血者，加归尾、丹皮；下血多加乌梅；腹痛加木香。如此而治，无不应手奏效，唯舌红、唇红、脱苔、失阴另用惜（养）阴之药，则又另一治法，与此不同矣。

治方列后：厚朴钱半，枳实钱半，陈皮一钱，黄芩钱半，黄连一钱，大黄八分，粉草八分。水一碗八煎八分。

附加法：食积加神曲、楂肉；肝气盛而侮土，炒芍、秦皮洗肝秽积，归尾行血积滞，丹皮退血分阳热；腹痛加木香散气，若舌唇红赤，恐木香辛温，须加乌药行之；积寒加黑姜、肉蔻、槟榔；有热加知母、莱菔子；下血多加乌梅。

1. 饮冷湿痢方

夏月饮寒冷物，患痢，皆由湿醖酿致胃寒肠热而成，然自古医书言之凿凿，唯现在劣俗染西洋习气，夏月食洋人所造汽水及唛酒并人造冰块，沿街市镇罗列满前一种。青年人以多饮为快，而儿童食冰尤易致病。市医不知其致病之源，辄以退热套方服之，缠绵不已，日甚一日，至不可救药者比比。余遇夏月湿热及小儿食积发热，或呕或利（痢），必究其有食汽水、唛酒、制冰等，注意治之，辄应手取效。故志之，以为医病者知所注意焉。

漳南门文川里郑浴溪之母，年六十余，患痢疾，日数十次，服痢门诸方不效，甚且愈服愈重，几至性命之忧。浴溪与余素交，来邀余诊治，余诊其病危重，两手脉浮大而数，舌苔黄厚滑腻，胸痞满，呕吐黄黏涎沫，身热头眩。因想痢疾加以呕吐，症系危重，然其精神尚未颓废，与医书所载下后胸痞者不同，乃穷诘其近日饮食起居如何，彼曰自蒲节（端午节）后，日往河边观竞渡，每日自午至暮，恒受暑热，口渴则饮冰水约有十杯以上，如此月余无间。余忽悟此饮冰致病，与寻常痢疾不同，就其胸痞、呕吐、苔黄、痰黏，知其胃积湿成热，下移为痢。拟栀子豆豉汤，发越其湿热，竟一剂痢止病除矣。后凡遇服洋汽水、洋唛酒及冰水等致病者，以此方治之，无不应手取效。此亦救时尚饮食之特效方，故详记之。

淡豆豉四钱，山枝子三钱。水一碗半煎七分。

夏月吸洋汽水、洋唛酒、人造冰，往往致病，此系近时染洋习气，医书所未及载。医者治病，不知此病源，即知之，亦无方可救，是以因此而死者甚多。治得此方，遍告同人，获益颇众，不自揣度，自形得意，不知同人以为然乎否耶？

2. 有孕及生产月内痢疾

马坪街柯番之妻，素血亏，每遇怀孕五六月后，即发生痢疾，日夜十余次。医者治以痢门等方，愈觉增剧，常听其缠绵，至产后而渐愈焉。已孕六月矣，痢疾复发，比前倍剧，延医调治，服芩、连、枳、朴等药，更觉加剧。余诊其脉沉滞而数，此为血燥气滞所致，故芩、连苦坚，血愈燥而腹愈痛，痢愈甚，乃拟百合、乌药、阿胶合方治之，服三剂而痢俱除。复以平胃散入猪肚内炖服，两次而病除体健。以后凡有孕而痢，执上两方治之辄愈，其痼疾由是断绝矣。方列后：百合八分，乌药三分（以北京出者为良），另入真阿胶三钱，水一碗六煎八分，乃入阿胶烊化服。

又方：生苍术三钱，厚朴二钱，陈皮钱半，炙草钱半。共剉粗末入猪大肚内，炖三点钟久，去渣、去肚，专服药汤，此除湿润津，取猪肚以入胃，故其效如神。

3. 孕痢腹痛

约孕七八月及产后月内皆可用也。

锦蛇胆二分，磨童便或开水，日夜两服。

施贡生茇甘之媳妇，孕七八月，忽患痢疾，腹痛不堪，日行数十次。诸医治以止痢、止痛之药，约如芩、连、枳、朴、木香、乌药之类药，下咽后愈痛欲绝。邀余诊，亦束手无策，余不开方退回，彻夜思想。悟其孕七八月血满而为湿燥所滞，故腹痛不堪，芩、连苦坚，枳、朴辛燥，与此病大不相宜。乃想胆乃苦甘化阴之品，至蛇一身是湿，以胆抵制而后能活。粤人以蛇胆酒治疯（风）湿甚为有理。此症湿滞伤阴，致气不能行而痢腹痛。蛇胆乃治湿伤于阴者。越早，急告以此方，茇甘觅而令服，三次而病全愈矣。其令孙积湿下血，亦以蛇胆治之，应手而愈。噫！此方余得心之方。后遇此症，治辄愈，余窃自喜。

（四）"妇科病"医案

1. 热入血室治方

此温病热入血室也，若伤寒热入血室又当别论。

生地三钱，赤芍三钱，连召钱半，犀角二分，银花钱半，丹皮二钱半。

友人徐飞仙内人，初病一二日，经水适来，唇舌俱赤，谵语，夜不能寐，身潮热。延医治之，以小柴胡汤令服，不多时竟病增剧，发热如狂，彻夜谵语。邀余诊，适余病卧床不能往诊。飞仙挚友也，不能却之，即问其病，初微寒，顷刻发热面赤，越一二日，经水忽来，些少而止，乃发见谵语，不寐。余想其微寒即发热、口渴不多饮、夜不寐、唇舌赤，此温病热入血室也，拟犀角地黄汤加银连，服用两剂而愈。后，飞仙问以服柴胡何为增病一至于此，即向医者道及并斥其误人，彼医者不服，并言："热入血室，《伤寒论》用小柴胡汤，经书可证，非有误也。"余闻是言，即告以"伤寒热入血室由经络入，治以小柴胡汤固宜；若温病由口鼻入，热入血海，非血经也"。彼即佩服，后果见用小柴胡汤误死多人，且用犀角地黄汤治愈多人。乃向余言曰："同一热入血室，而伤寒与温病之分，生死所系甚矣，学医之难也。"

王星华妻黄氏，未嫁而病热入血室，中西医治者多人，迁延月余，濒于死矣。后邀余诊，症见昏迷，不省人事，谵语，唇赤舌焦红，脉沉细数而无力，手足冷，身微热。余想此纯热在血分，脉沉数，虽实症而弱无力，系实中之虚也。乃拟用犀角炖高丽参进数剂而愈，后遇多人患此，辄医辄效。乃悟气分热，用白虎加人参以治气分实中之虚；血分热，即可以犀角炖高丽参治血分实中之虚。触类旁通，唯在理之能中的耳。兹将治诸人列后：一，王星华妻；二，陈振川女婢；三，王冠英之孙；四，黄有信妻产后热疟，其余愈者难以枚举。方列后：生高丽参二钱，乌犀角汁三分，入水一碗炖二点钟久服，轻重之数视其症之虚实酌用之，勿执一也。

2. 血漏

天后宫吴长庚之内人，患血崩漏之症，医者治以参附汤，服五六日不效，而血时下，几至昏迷。余诊其脉弦紧，而左右两边少腹时作疼痛，而血即来，悟其此系血漏，非血崩也。夫血崩者，血寒积于血海，积满而不行乃如土崩下。此寒在血海，痛必在脐下小腹，若此症痛在左右两旁少腹，系厥阴经寒，以肝藏血，厥阴属肝故如是也。且血海寒积满，一齐俱下，故为血崩。若两旁时痛，痛则血来，此血经寒而为血漏。治以参附汤温暖血海，必不中的，乃拟独归四逆汤加参以温血经，则经暖而血行矣，服两剂而愈。方附后：当归二钱，炒白芍二钱，木通钱半，细辛八分，桂枝钱半，高丽参（微炒）三钱，炙甘草钱半，生姜五分，大枣三枚。水二碗煎九分。

3. 产后血虚月余血又崩漏神方

独归二钱，炒芍钱半，桂枝一钱，细辛六分，木通钱半，高丽参钱半，炙蓍三钱，香附三钱，神曲钱半，苏梗钱半，炙草一钱，生姜五分，大枣散枚。水二碗煎九分。

媳妇边氏，孕后常恶寒，手足麻木，头眩欲迷，口滑欲呕，腹痛难堪。经水月余即来，来即暴涌。此为血虚莫敛之故。余初不知，辄以临时标病服方，虽愈复来。后细研其故，皆由产内多浴身，且不服温燥物品致如出耳。乃拟此方治之，一服不上五小时，诸病悉除，饮食遽进，媳妇以为神方，藏之秘笈。

4. 妇人血逆上行

胶艾四物汤：旧熟地钱半（寒者伴砂仁），独归二钱，川芎钱半，炒芍钱半，生艾心三钱（捣碎），真阿胶三钱，炙草钱半。水一碗八煎八分，入胶烊化服。

溪邑教育局长曾郭桐妻吴氏患呕血症，月余不止。余治以此方加高丽参，两三剂愈。

长媳郭氏孕而呕血或鼻衄血，十日余不止。余治以此方亦两三剂愈。大约阿胶以北京为佳，余每用北京琉璃厂西雷万春所出辄效，盖彼以正西藏红花入熬，且色如琥珀，纯而不杂，每两约三元，而物适用，不嫌贵也。

（五）"杂病"医案

1. 治老人水肿

有洋货行经理名镒，漳城东门大岸顶人也，年七十二，冬月，忽手足、头面、胸腹俱浮肿，日甚一日。复至寒饮多作嗽，步履维艰，喘难制止。就医友人，服五皮饮及胃苓散、苓桂术甘汤，一切温气利水药，罔效。转就余予诊，余治以苓桂术甘汤加细辛、人中白、当归、川芎，服三四剂，迭见效验，乃频服十余剂，竟喘定肿消，获痊愈矣。唯尚有寒饮未尽，再进以六君子汤加当归、川芎。服三四剂而收功矣。

七十余老人患水肿皆由肾阳不足，非容易愈也，余临症六七年，治少有愈者，后历见患肿症之人，最终临死俱见下血之症，始见水初滞气，久必及血。故用此宣阳行气之药加以归、芎行血，愈者甚多，此亦行阳必和阴，古人常言之秘也。方附后，治老人水肿方：天生茯苓、桂枝、白术、细辛、人中白、独归、川芎、炙草。

又忆，接官亭张姓一女，年十余，患水肿症月余。诸医见其脉浮大，皆以五皮饮加减治之，服十多剂罔效。邀余诊，查其症系皮水，以五皮饮非错也，但久必及血，诸医不知，故拖延至此。余仍以五皮饮治之，加川芎，服三四剂而愈。方附后：桑白皮二钱，五加皮钱半，大腹皮钱半，茯苓皮二钱，陈皮一钱，甘草皮六分，生姜皮四分，川芎二钱。水一碗六煎八分。

漳城东门四穿井廖目之母，年七十余，患水肿病，一身皆肿，哮喘不得卧，友人往医，用理中汤、五苓散、真武汤、苓桂术甘汤等药治罔效，两月余几至于死矣。余后以黑锡丹，每日服一钱五分，研末，泡开水分三次送下，服十余日竟获痊愈，此亦一治法也。

查黑锡丹此药制作甚难，唯北京正阳门同仁堂所制甚佳，辄用辄效，别家可用者甚少。余临症十余年，重用药品，每向同仁堂购用，收效甚多。余实验非妄言也，盖中药伪者甚多，余对于同仁堂购用多种，无一不灵，盖同仁堂系满清时包办宫内用药，故不敢用伪者，亦不敢以假地道冒用，乃如此灵效者，附志之，以告医者用药须审慎实验，方不负古方也。

2. 膈噎

友人郑某患膈噎之症，诸药罔效。夫膈噎系膈枯燥，食物汤水不能下咽，有时忽得下咽，胃即消化，非若胃寒，阳失气弱，失运化者所可比也。盖因膈坚硬，伸缩不能自如，故汤水食物一概不能下咽。倘非软润其膈，徒服温胃之药，不但不愈，而且愈助温燥，病更增剧矣。郑某患此病不能食者月余，几至于死，后忽得一方，其效如神。方列后：大红柑一颗，或芦柑，或美国柑（俗名曰橙），在火上烧蒸，令其皮微黑，乃去其皮食此柑温热之肉。

盖柑汁酸能软坚，又得温暖之性，除其膈之寒凝，两得其用，故膈随时伸缩自如，食物得下咽而无阻碍，病根永除矣。唯服烧柑肉之后，膈上发热非常不堪，一时发渴，无药可治，须先用盐水灌下，又以清凉柑汁解之，热渴自止矣。此方神效异常，谨录以救后世。

3. 面瘫

名妓云仙，染花柳毒，就西医注射六零六之效药。才三日，嫖客强其饮洋荷兰酒数杯，是夜即发微热，口眼忽㖞斜，两眉中间酸痛异常，头眩不喜见光。邀医诊，一治以四物汤，一治以地骨皮饮及龙胆泻肝芦荟丸等不效，后复进以中风诸药更不效。友人陈位东邀余往诊，见其脉弦涩，身无甚热，口无甚渴，但唇舌微红枯燥而已。余想西药注射必用热药，且注射血络已虚，而饮洋酒必有湿热以燥其血络，且饮食所入，胃先受之，而胃为宗筋之所，此症必洋酒湿热入胃络以伤胃阴，故血络燥而不润致拘急，至于㖞斜也。乃拟用甘露饮以润胃阴去湿热，更加葛根除酒热，僵蚕、穿山甲、土鳖等蠕动之物以入络。服两剂而口眼悉复原状，头眩略有，复进以甘露饮原剂，阴复尽愈矣。方附后：生地三钱，二冬各二钱，生枇杷三钱，黄芩钱半，枳壳钱半，西茵陈钱半，本葛根三钱，金石斛钱半，穿山甲钱半，土鳖虫六只，僵蚕钱半，粉草一钱。水二碗煎九分。

4. 便血

（1）下远血良方（**此脾寒下血久年之方也**）

石柱参二钱，炒白术钱半，黑干姜一钱，炙草一钱，正大黄五分。

友人陈彬侯素患痔疮症，凡大便辄血如灌瓶，无药施治，至下血年余，面黄瘦，手足软，饮食锐减，几于危矣。邀余诊治，余察其脾寒，非理中汤不可，然肠有滞热，非少许大黄清之不可，乃用下方服之，一剂减半病，二剂痊愈，后有脾寒下血，用此治之，皆愈，真神方也。

（2）下近血治法

凡大便下血，先血后便，名曰近血，大概大肠积湿热所致，非理中汤等药所能愈。余凡遇是症，常研究其为大肠湿热，用连梅丸加减治之，无有不效者。但须禁食鱼腥油腻寒冷及不易消化诸物，方能断根。方附下：炒芍二钱，峨嵋黄连钱半，乌梅五粒，赤小豆三钱，黑楂灰二钱，稆豆三钱，黑荆芥钱半，黑蒲黄钱半，苦参子六分，粉草一钱。水一碗八煎八分。

5. 遗溺

友人陈某，初患虚热病，庸医误以石膏投之，病转剧。邀余诊治，以温胆汤加黄连，愈而病后寒发，每夜遗溺。余治以五苓散愈。嗣因误于饮食复发，用前方不效，乃易以大苁蓉汤，乃愈。方附后：肉苁蓉三钱，肉桂五分，茯苓三钱，炒白术钱半，西洋参钱半，独归钱半，细辛六分。水一碗煎八分。

三

验方集锦

民间验方，得之于民间医生几代人临床经验总结，师徒相授，被视为绝技而秘不外传的处方，又称秘方。其组方常不循常理，制剂也简单粗糙，地方性极为明显。蔡潮初对民间验方既非一味推崇，也非简单否定，而是深入考证后的兼容并蓄。他广泛收集民间有效之验方，在中医理论指导下，探究其愈病之理、组方之法。择其临床疗效佳、重复性好者，录之为用。民间验方整理，是蔡潮初临床笔记的重要组成部分。"山不辞土，故能成其高；海不辞水，故能成其深"。秉承岐黄之术，融合地方特色，格物致知，推陈出新，成就了蔡潮初匠心独运的中医学术思想。时代的变迁、生存环境的改善、生活习性的改变，也许导致"古方今病不相能"，但蔡潮初严谨科学的治学态度、不耻下问的学习精神正是今日习中医者的榜样；他收集的民间验方是旧时代漳州中医临床经验的总结，时至今日，仍有现实的指导意义。

（一）内科验方

1. 治哮喘方（又名暇龟）

细辛二钱三分，甘遂一钱三分，白芥子二钱三分，延胡一钱三分。共研细末，将此末和姜汁为饼形，再一（加）麝香一分，贴在身上右畔（旁）第三节背上。此方于三伏日先夜十二点贴在背上，至翌夜十二点弃之，连贴三年，即能断根痊愈。

2. 治肺燥痰黏气喘

生壁梅叶八叶，水一碗四煎七分。

3. 治胃痛灵方（可常备研末以救急）

（北港）蚶，粒圆而肥，用粗纸包密，蘸水入火炉中，烧煅至可研末者，六十粒，麝香两分，高丽参五钱，泡茱萸三钱，苏小梗四钱，肉桂二钱，厚朴四钱，半夏四钱，黑姜三钱，独归四钱，川芎三钱，桃仁三钱，砂仁三钱，冬虫夏草四钱，泉神曲四钱，北京好白术三钱，黑楂灰四钱，丹参四钱，鹿茸三钱，川膝三钱，粉甘草二钱，鸡内金四钱，人中白半两，朱砂三钱，陈皮三钱。共研末用瓷瓶贮藏，每服三钱，和童便送下，如痛未息，再三钱，定能见效。

4. 治胃痛灵散

牡马睾丸一对（向阉马者购取，煅研末），麝香五分，鹿茸三钱，高丽参二钱，厚朴三钱，半夏二钱，黑姜二钱，泉神曲三钱，黑楂炭三钱，桃仁二钱，独归三钱，川芎二钱，人中白四钱，冬虫夏草三钱。共研末，每服一钱和陈酒（无灰者）送下。

余见一妇人，患胃痛几至于死，忽遇一牧马者某，见之从其身取出药末和酒灌之，遂愈。问其何药神效乃尔，牧马者曰：此牡马睾丸煅末也。余凡阉马即煅末收贮，遇胃痛者服之无不神效。余思马性善走，其走之性发于肝，肝主筋，睾丸乃诸筋会聚之所，至阉之时，全身气血更皆贯注之。胃痛者，其气血凝滞相搏，用此气血最急者推动之，则凝滞行而痛焉有不愈乎，加入诸药更觉完全无害。

5. 治胃痛

寒热痛皆可用之（孕妇忌服）。杨梅树皮，俗称粗梅，曝干研末，每用一钱。若胃寒痛者，冲酒化服，热痛者，冲开水化服。

6. 治五淋七浊

无论久暂，海金沙（即海底金）三钱，琥珀三钱。共研细末，用绿豆汤冲服。

7. 治赤白痢疾药散

枳实两半，厚朴（北京）两半，广陈皮一两，黄连一两，黄芩两半，正大黄一两，赤芍二两，白芍二两，泉神曲两半，云楂肉两半，广木香一两，粉草一两。共研末，每服三钱，用生（鲜）红竹叶三叶，入水二碗煎一碗服，一日二服，轻者一服。

8. 治湿热下痢后重症方

怀山一钱，木通一钱，牛膝一钱，葛根钱半，绵茵陈七分，泉神曲一钱，小金英一钱。水一碗半煎七分。

9. 治痢疾良方

厚朴二钱，枳实钱半，陈皮钱半，黄芩二钱，黄连钱半，生芍三钱，粉草一钱。水一碗八煎八分。

按：痢疾之发多由于胃积湿而肠积热，此方平淡无奇，若初起服之，一天两服，随所兼症而酌加之，两三天未有不效者。余临症多年，验之已久，爰以历效告诸同人，复将加法列后：初起肠闭加大黄一钱，服两剂则去之；食积加神曲、楂肉；热甚加莱菔子；舌赤唇红加丹皮、金石斛；若久而沉重又当随症施治，非此方所能为力也。

10. 治脚气水肿方

山葡萄三钱，毛将军（白头翁）二钱，川茯苓二钱，赤小豆三钱，川萆薢钱半，汉防己一钱，桑寄生钱半，酒木瓜三钱，怀牛膝三钱，建泽泻钱半，独活一钱，炒苡仁三钱。水二碗半煎一碗二分，去渣收汤炖鳖一只约十两，精肉二两，生姜三钱，生葱三支，炖二点钟久。

11. 治水肿又方

曝干水黄麻三钱，曝干丁伽呋二钱，曝干马蹄金二钱，遍地锦三钱，炒鸡内金一钱，肉桂六分。共研细末，滚水冲，每服三钱至四钱，小儿每服二钱，初起连服三四次，积久连服七八次。日一服，其效如神。

此方乃苍园社苏江秘方，虽然死板治法，但是功效颇大。凡妇人有孕者马蹄金忌入，此草辛香发散，性温甚，误服即胎随尔下，慎之慎之。水肿虽消完，以后须多以红筒方以补其血尤为更妙。

12. 通大便简捷神方

友人患寒实，大肠滞结如坚冰，然用黄硝泻盐，及胆汁蜜导煎，及温下等法俱无效，后得一法异常简捷，效如桴鼓，其神方也。

细辛研末三钱，用冬蜜搅化如饴，抽长一条约三四寸纳入谷道中，顷刻间大便下矣，神效。

13. 治足痹痛筋拘急不能行方

南靖县城柯乙患足痛痹，拘急不能行，五六年医药罔效，后遇一名医，见其痹痛拘急在掌后之直筋，乃曰"此湿伤筋之阴也"，附以后方服数剂愈：冬虫夏草三钱，西洋参三钱，何首乌三钱，蒺藜三钱，炒苡米三两，赤肉三两，水三碗，炖三点钟久，去肉服汤。

14. 治脚手风湿疼痛酸方

生土荆芥六钱，生蛭三斤。酒水各半碗，煎二点钟久，服。

此方乃从西门外横山宅内林玉兄传授。

（二）外科验方

1. 治目赤红良方

生土轻菜二钱，捣碎。凡目内赤红者先取一铜钱，放在寸口脉，钱空须对脉线，然后将此药放在钱上，令其药性从钱空入。若左目赤者须敷在左手；若右目赤者，须敷在右手；若两目俱赤者，须两手俱涂。涂时间以一日为限，隔日即赤目自退矣。

2. 眼胞生狗针*治法

由背后两片骨（俗名饭匙骨，即肩胛骨），提高三角骨尖处寻有红点，用针挑破出其血，狗针即愈，左眼生针挑右背骨红点，右眼生针挑左背骨红点。

3. 治衄血神方

生枇杷叶十二叶，取心叶，白毛未脱者佳。炖精肉四两，一次全愈。

4. 治烂头蜂巢痈

穿根藤钱半，五倍子钱半。共研末撒在患处，后再用水芋叶制桐油罩在药上。

5. 治喉痛方

山桂花一两，捣破，和水一碗六煎八分，加盐少许，服两三次可愈。

又方：山烟叶和盐捣碎含在口内。

6. 治缠身蛇

龙眼蛀土成条，放在瓦上煅灰，和麻油涂之。

7. 制疔膏方

治一切疔毒及阳症初起及小儿软疬，丁香、乳香、没药、五倍子、黄柏、黄连、大黄、楠香各三钱，水仙子二钱，共研细末，入姜母汁一大碗，猪胆汁一百个。

8. 治跣水癣以及生癣

蜂蜡一钱，红丹六钱，冰片二钱，松香一钱，猪脚壳（火烧研末）4个。煮麻油涂之。

又方：雄猪尾筒骨一条（烧研末），和茶油涂在患处。

9. 擦红脚癣方

斑蝥五分，生半夏一分，皂刺五分。共研细末调醋擦之，或鸡蛋油亦可。

又方：炒青盐末一两，猪胆汁共拌。

---

*闽南语"生狗针"即睑腺炎。

10. 擦外科阴症初起未成脓方

活蜈蚣（全身无伤）。方法：酒醋浸满一个月，若阴症无名肿毒初起之时，急用此药擦在患处，二三次即愈。

11. 治手足生蛇头疔

雄黄一分，山甲一分，乳香八分，三黄各八分，南香八分，冰片一分，冰砂五分，蜈蚣一条。共研粗末和芦荟汁涂在患处。

12. 治手指面生蛇头疔方

雄黄、公丁香、母丁香、生牡蛎、冰片、生大黄，共研末和酸醋涂之。

此方乃能束毒归集小部分，若涂下二十分钟内痛能止者，隔日再加儿茶末、五倍子再涂之，二三日内即能溃脓。但是溃脓时，药末一定不可涂着破空处，倘涂着破空处，毒无出路，乃反攻入内，彼指即难免无断之虞，慎之慎之。附注：酸醋须用好。

（三）儿科验方

1. 治小儿急惊风方

朱砂一分，粉甘草二分，生大黄三分，白砂糖六分，滚水（开水）冲服。

友人陈伯良之儿女，先受惊数日后，反变急惊风，施诸惊风之药无效。后一乡人有祖传急惊风药方，伯良与此乡人系知交至亲，犹是告之，先用活蚯蚓一条用刀剥分二节，取那一节善动者，捣碎和麝香三厘重，涂在腹脐中间，痛止哭停，后再服上方一剂而病减半，翌日如法再一服，即病全愈矣。

2. 治小儿盗汗自汗便方，大人亦可

五倍子一分，研末和茶油涂在肚脐上。涂时须在夜间卧时行之，涂二日可愈。

服方：福员粒（去壳）七粒，红枣六粒，浮小麦二钱，不拘水煎服，每日一服（注：福员粒即龙眼粒）。

3. 小儿胸腹痛

小儿胸腹胀痛，夜啼不能寐，及呕吐泻不止者，以此方擦之立见奇效，而后随症服药事半功倍。

泡茱萸钱半，青陈皮各钱半，公丁香钱半，荆芥钱半，桂枝钱半，香附二钱，广木香钱半，枳壳钱半，菜豆壳钱半，川芎一钱，樟脑六分，蟾酥三分，共研末，分为两包，一包和麦铺与药末平均，又生姜汁一盏，并入汽酒，在锅上炒温，疏洋布包固，持擦胸腹，冷，再入锅炒温再擦，五六回。又一包分为两份，每份用鸡蛋一粒搅药末入锅，煎熟成饼，疏布包安贴

痛处，冷再易温，两饼轮流。

（四）妇科验方

1. 治奶痛剧痛

土葡萄头三钱，煎浓服之三字久（即15分钟），可痛止神效。

本城菜市街银纸店陈三哭之妻王氏，每遇产后月余，即乳旁边发生肿包疼痛不已，寒热往来，痛处红肿，口渴闷烦，余急用土葡萄头三钱，浓煎服之，下咽后三分钟内即忽然不知疼痛，余后再用小槟榔头炖猪精肉三两服之，将水槟榔头捣碎涂之，而是二次即病愈矣。

附注：凡乳痛在左者，猪肉亦用左边掩胸肉，在右者猪肉亦用右边掩肉。治方：水槟榔头，大者二粒，猪赤肉（胸部者佳）三两。酒水各半碗炖二点钟久，服之。

2. 治乳痛内已成脓涂方

生蒲公英五钱，捣碎和如意金黄散涂之，两三次即脓出，脓出后再涂之，令过皮（痊愈）为限。

3. 治外科乳漏食方

生鲜犬咬癀草一两，捣汁和酒一小盏暖烧冲服。

本城东郭街陈顺记陈大头妻吴氏患乳痛，初肿起一小粒如铜片大，在乳头黑晕外，因治之不当，至十余日，疮破流脓，少微痛，不大痛苦，涂数种生草及药散均不见效，后一乡人报与此草，令其服法，果然一次痛解。但疮口不敛，再涂药涂之与愈。

附注：若初起未破口流脓者勿用之。

外科又方：生母猪乳，乌糖，饭，如意金黄散。

东外岳顶王某患乳漏，发热，乳头黑晕外下部一小空如黄豆大小，时流脓或稀水，五六月诸药罔效，陈伯良用此方敷之，再将涂药涂之，二三日果愈。

4. 治月内风神方

防风二钱，白芷二钱，东埔（注：柬埔寨豆蔻）二钱，川七一钱，海螵蛸六分，川连一钱，羌独活各一钱，朱砂三分，鸦片烟膏三分，用犁壁藤叶三钱，姜母草四钱，煎浓汤冲服，或用薄荷三钱，艾心二钱，浓煎冲服。

5. 治妇人月内腹痛（又名血母痛）

六月粟一碗，酒一碗。

制法：粟先放在鼎内热炒，使粟开花为度，注意粟开花不过十外粒可以。再把酒倾入鼎内滚三四次即起，然后把粟滤起，将酒食下，痛可立止。

6. 产后血母痛方

独归六钱，肉桂一钱。水煎服，一碗半煎七分。

7. 治妇人血崩神药

生艾心草放在瓦上煅成灰粉，冲酒服之，重者三次，轻者一次，三十分钟内可见神效。

生鸭舌草一把，生壳鸭蛋一粒。将鸭蛋打散，煎麻油少许，煎好再入酒小杯。凡月经来隔日者服之，连服三次，若一二次能对经期者可免再服。

8. 治妇人白带

方一：白鸽一只，肉豆花四钱，水二三碗，炖二点钟久。

方二：白肉豆根五钱，苏花四钱。水一碗公（即一海碗），小肚（即猪膀胱）一个，炖二点钟久。服三四剂可愈。

四

著 作

《漳州名医蔡潮初医案》（清）蔡潮初著，吕慎从整理，内部刊行（漳）新出（2011）内书第 077 号。

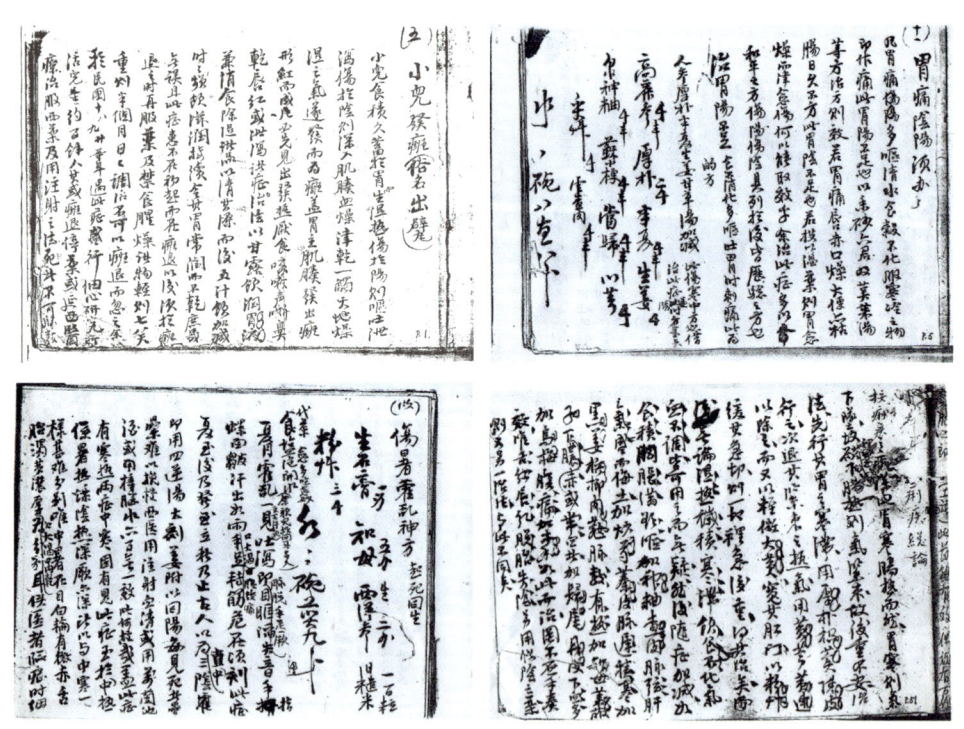

（整理者：蔡少杭　吕慎从）

陈溪南

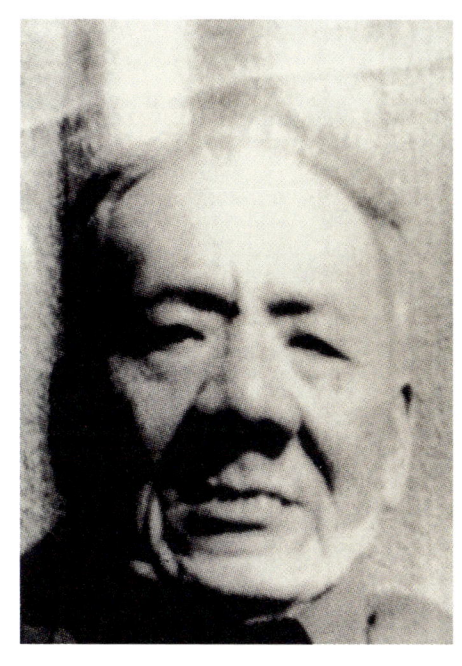

一

医家简介

陈溪南（1904—1979），男，字斗星，漳州芗城人。出生于中医眼科世家，自幼文静好学，12岁即随父陈龙井学医，18岁开办中医眼科诊所，独立行医。1953年，他与徐梦龄、章宝春、郑幼年、巫百康等中医世家传承人组建漳州第五联合诊所。1959年联合诊所被政府接收，改制升格为龙溪专区中医院，陈溪南任眼科主任。1964年荣获"福建省名老中医"称号，被福建省中医研究所特聘为该所特约研究员。

经60多年临床实践，积累了丰富的眼科治疗经验，自配外用药如清凉眼药散、四精膏等，疗效极佳。对眼科常见病，如麦粒肿、流行性结膜炎、疱疹性结膜炎等，自拟单方验方治疗，有立竿见影的效果。对角膜溃疡、中心性视网膜炎、急性视神经炎等，采用辨证分型、立方施治，疗效显著。对现代眼科学之疑难重症，如眼外伤、青光眼、交感性眼炎、白内障、单纯性视神经萎缩、视网膜色素变性、视网膜中央静脉栓塞等疾患，经陈溪南精心施治，常获奇效，故蜚声闽南，被誉为"眼科仙"，在漳州乃至福建学界享有很高声誉。陈溪南晚年，毫无保留地献出治疗各种眼科疑难病症有显著疗效的治疗方法，整理成《陈溪南眼科经验》一书，1980年出版发行。

学术特点

运用五轮理论，重视五轮辨证，并与八纲、病因、脏腑等辨证合参，将眼科疾病以歌诀形式阐明其病机病理、辨证分型、施治方药，颇易颂记，便于应用。

（一）肉轮疾病（眼睑疾病）的辨证纲要

眼睑组织有五层，中医学说肉轮称。睑胞又分上与下，上脾下胃来观察。
常见疾患十一种，多数易治勿惶恐。常规治疗不放松，调理脾胃是其宗。

（二）血轮疾病（两眦疾病）的辨证纲要

大小两眦属血轮，内与心经相应藏。心经火热导致病，是虚是实当辨明。
实火多眵黏干结，肿痛呈现深红色。外邪辛凉清热宜，内火苦寒泻心痞。
虚火多痒涩不舒，微痛淡红肿却无。心阴暗耗当养心，肾水亏损补肾阴。
两种疾患共四类，辨证施治细领会。

（三）气轮疾病（结膜、巩膜疾病）的辨证纲要

结膜巩膜叫白睛，五轮学说气轮称。保护眼珠为职能，它与肺经相对应。
肺与大肠相表里，二者有病白睛起。肺若失调气血滞，白睛马上有红迹。
气血滞重肿胀来，宣通肺气免祸害。白睛属眼之外层，易受时邪风热侵。
导致白睛病流行，疏解外邪要抓紧。气轮病变会传经，迁延失治伤黑睛。
及时治疗病易平，视力无碍免忧心。

（四）风轮疾病（角膜疾病）的辨证纲要

风轮部位在黑睛，前部角膜质透明。其后虹膜名黄仁，护卫涵养眼瞳神。
分属肝而肝主风，故有风轮名相称。本部神经极丰富，罹病善变又苦楚。
肝经风热膜翳生，脾虚肝热夜盲症。肝郁睛珠胀肿痛，肝血不足昏沉沉。
临症审源辨病程，是虚是实当辨清。预防早治病可乎，贻误失治累终生。

（五）水轮疾病（虹膜、视网膜等疾病）的辨证纲要

水轮部位在瞳神，感光视觉在此生。随光强弱能展缩，平时净澈而清莹。
属肾相应膀胱经，主水故有水轮称。瞳神伸缩形色变，内障之病可分辨。
视瞻有色或失明，外观无异眼底病。肾水不足是主因，热毒痰湿亦可能。

四诊仔细很要紧，眼底检查可助诊。一般疗程比较长，治本为主抓住纲。

三

临床经验

陈溪南传承家学，并在临床实践中加以推陈出新，积累丰富的经验。视神经萎缩，中医名为"青盲症"。陈溪南根据《审视瑶函》云："须讯其为病之始，若伤于七情，则伤于神，若伤于精血，则损于胆，皆不易治，而年老尤难。"善用石斛夜光丸加味治疗，收到明显的效果。天行赤眼（急性流行性结膜炎）传染性颇强，如不及时诊治或治疗不当，可能并发疱疹性角膜炎、结膜炎，浅层点状角膜炎或转为慢性结膜炎，病程长而顽固。陈溪南认为本病为外感风热邪毒，毒侵犯肺经，上攻于目，当疏风清热解毒为治，拟天行赤眼验方（羌活3g，防风3g，薄荷3g，连翘10g，黄芩10g，生栀子10g，桑叶10g，菊花10g，生地黄12g，当归尾3g，金银花12g，蒲公英10g，生甘草3g，水煎服），应用于临床，愈人无数。麻痹性斜视，陈溪南总结前人的临床经验，指出本病的病因是眼系经络受到侵害，其受侵害的眼系及经络可能是由于风热之邪外侵不解，风痰阻闭，脉络不通造成筋络挛缩、牵引，致使眼球偏吊一侧，或者由于脾虚气弱，气血不足，精气散败，导致视歧，目系弛缓，约束失利，眼球肌肉松紧失去平衡而成。因风热攻脑，兼有头痛头晕目涩，可采用《张氏医通》的通肝散；因风痰郁闭于经络的，其脉多弦滑或紧涩者，可运用《审视瑶函》的正容汤；因脾气虚弱的可用补中益气汤治疗。

（一）针眼、眼丹（麦粒肿）的治疗经验

眼睑局部红肿疼，形如麦粒名偷针。三五天后脓水成，溃后脓出病自平。
此乃过食燥热品，热毒来自阳明经。初起热敷能消散，蒲公英汤最可赞。
继之可用退赤散，以防复发较妥善。脓成针破病即轻，清痰饮服解毒灵。
针眼毒盛外扩传，波及颜面成眼丹。灼热疼痛红肿显，寒热头痛亦常见。
风盛胞肿软下垂，荆防败毒可解危。口渴便秘热毒盛，内疏黄连汤要紧。
漫肿痛彻恶化开，托里消毒散安排。偷针外用何药物？如意金黄散外敷。
也可敷用消炎膏，加速疗效减痛苦。

附方

（1）蒲公英汤（验方）

蒲公英15g，生地黄12g，龙胆9g，甘草3g，黄芩6g，天花粉9g，金银花9g，连翘

6g，水煎服。

（2）退赤散（《银海精微》）加减

黄芩 9g，黄连 6g，栀子 6g，金银花 9g，白芷 6g，桔梗 9g，赤芍 6g，桑白皮 9g，木通 5g，甘草 3g，水煎服。

（3）清痰饮（《眼科纂要》）

浙贝母 6g，天花粉 9g，玄参 12g，桑白皮 9g，赤芍 6g，桔梗 5g，甘草 3g，水煎服。

（4）荆防败毒散（《证治准绳》）

荆芥 3g，防风 3g，独活 3g，前胡 5g，柴胡 6g，枳壳 5g，桔梗 10g，川芎 5g，党参 10g，茯苓 10g，甘草 3g，水煎服。

（5）内疏黄连汤（《医宗金鉴》）

槟榔 4g，连翘 10g，薄荷 3g，甘草 3g，栀子 10g，黄芩 10g，黄连 5g，大黄 5g，桔梗 10g，白芍 10g，木香 2g，当归 3g，水煎服。

（6）托里消毒散（《医宗金鉴》）

党参 6g，黄芪 6g，金银花 10g，连翘 10g，甘草 3g，白芷 6g，当归 4g，陈皮 5g，白芍 10g，白术 5g，茯苓 10g，皂角刺 4g，川芎 4g，桔梗 6g，水煎服。

（7）如意金黄散（《外科正宗》）

天南星、陈皮、苍术、厚朴、甘草各 1000g，黄柏、姜黄、白芷、大黄各 2500g，天花粉 500g，共研极细末，取适量，用蜜或茶水调敷患处。

（8）消炎膏（验方）

大黄 240g，黄芩 240g，黄柏 240g，紫荆皮 240g，白芷 180g，甘草 180g，楠香 120g，共研极细末，适量，用蜜或茶水调敷。

（二）胬肉攀睛（翼状胬肉）的治疗经验

眦部赤脉生胬肉，色橙如脂似翼膜。痒微涩痛渐成恙，横贯气轮攀睛长。
外因刺激发展成，内因心肺风热盛。或因饮酒嗜五辛，脾胃炽热发攀睛。
或是恣欲操劳过，肾阴暗耗心火生。胬肉尖头厚又长，迅速将掩瞳仁上。
急需手术来切除，减少复发蝉花辅。红筋集布进展中，多眵羞明兼刺痛。
心肺风热金花丸，脾胃热盛泻脾安。胬肉齐头薄且白，伸展迟缓莫愁哀。
炉硝散日点二次，保守治疗有好处。时起时退现红筋，涩痒间作颇费心。
若伴心烦口燥干，降火清心辅心丹。如兼小便黄赤痛，导赤散服可轻松。

附方

（1）蝉花散（《银海精微》）加减

蝉蜕 3g，菊花 10g，黄芩 10g，防风 6g，蒺藜 6g，栀子 9g，木贼 6g，蔓荆子 5g，荆芥 6g，密蒙花 9g，黄连 6g，生地黄 10g，水煎服。

（2）金花丸（《银海精微》）加减

黄柏 6g，黄连 3g，黄芩 5g，桔梗 6g，玄参 12g，知母 6g，连翘 6g，桑白皮 9g，水煎服。

（3）泻脾清热汤（《银海精微》）加减

大黄 5g，桔梗 6g，防风 3g，茺蔚子 6g，车前子 9g，玄参 12g，水煎服。

（4）炉硝散（经验方）

羌活 9g，防风 9g，黄芩 9g，菊花 9g，蔓荆子 9g，川芎 6g，白芷 6g。将以上 7 味药成浓汁，去渣，再浓缩成糊，加入研细的炉甘石 15g，火硝 24g，冰片 0.3g，调匀研细备用。用时取药少许，涂于胬肉表面上，每日 2～3 次。

（5）天王补心丹（《世医得效方》）加减

太子参 9g，生地黄 12g，玄参 12g，丹参 6g，茯苓 9g，远志 5g，天冬 9g，麦冬 9g，杭菊 10g，五味子 1.5g，酸枣仁 5g，桔梗 3g，赤芍 6g，水煎服。

（三）白涩症（干燥性结膜炎）的治疗经验

外观没有红肿迹，白睛略细血脉起。自觉涩痛眼不舒，白天更比晚间苦。
多因湿邪伤脾肺，又兼长夏伏火炽。所以病常秋天发，白睛涩痛不为奇。
泻肺清热是其本，利湿为佐去病根。重者可用芦根汤，轻者桑白服之康。
另有血少生躁急，多属妇女更年期。治宜养血而润燥，十珍加减效果好。

附方

（1）芦根汤（《圣济总录》）

芦根 15g，木通 5g，栀子 9g，桔梗 9g，黄芩 6g，生地黄 12g，芒硝 3g，甘草 3g，水煎服。

（2）桑白皮汤（《审视瑶函》）

桑白皮 9g，地骨皮 12g，玄参 12g，黄芩 6g，泽泻 9g，麦冬 9g，桔梗 9g，茯苓 9g，菊花 9g，旋覆花 5g，甘草 3g，水煎服。

（3）十珍汤（《审视瑶函》）加减

生地黄 12g，玄参 12g，白芍 9g，麦冬 9g，地骨皮 12g，桑白皮 9g，桔梗 9g，知母 6g，黄芩 6g，菊花 6g，石斛 9g，水煎服。

（四）混睛障（角膜实质炎）的治疗经验

细菌病毒生毒素，经由血液角膜入。实质层中起发炎，白睛抱轮红相联。
刺痛流泪又羞明，白天较甚夜晚轻。浸润白点如雾影，枝状白条掺杂紧。
日渐扩大视朦胧，继而赤膜漫睛瞳。红色混浊翳障成，混睛障症来相称。
视力骤降甚失明，病程数周翳渐平。两月之后高潮过，留下翳痕厚或薄。
视力多少有改变，也有并发虹膜炎。瞳神缩小或缺圆，对症治疗防不良。
本病临症有两型，是红是白当辨明。红属肝胆热毒盛，平肝祛邪翳可平。
先用龙胆泻肝汤，次服涤霞散较良。白属阴虚内热型，养阴清热退翳宁。
海藏地黄汤可饮，驱梅需加土茯苓。

附方

（1）龙胆泻肝汤（《医宗金鉴》）加减

龙胆 9g，栀子 6g，黄芩 6g，泽泻 6g，车前子 9g，当归 6g，柴胡 6g，生地黄 12g，甘草 3g，桑白皮 9g，牡丹皮 6g，石决明 12g，水煎服。

（2）涤霞散（《眼科纂要》）

蒺藜 5g，防风 3g，黄芩 6g，赤芍 6g，生地黄 12g，薄荷 3g，连翘 6g，藁本 3g，桔梗 9g，甘草 3g，密蒙花 9g，菊花 9g，栀子 6g，水煎服。

（3）海藏地黄汤（《审视瑶函》）加减

大黄 3g，生地黄 9g，熟地黄 9g，沙苑子 6g，蒺藜 6g，玄参 12g，羌活 3g，防风 3g，谷精草 6g，木贼 6g，黄连 5g，水牛角 1g，蝉蜕 3g，当归 5g，水煎服。

（五）高风雀目（视网膜色素变性）的治疗经验

高风雀目中医称，入夜即盲是主症。视野缩小呈管状，视力下降终失明。
本病具有遗传性，男比女多双目生。病在网膜赤道部，周边部位有色素。
高风雀目为何生？三种原因皆可能。肾阳不足致鸡盲，腰膝酸痛又便溏。
肢冷脉细夜多尿，桂附八味治有效。肾阴亏损第二种，眩晕咽干夜朦胧。
腰酸失眠常耳鸣，滋阴补肾左归饮。脾胃虚弱鸡盲生，多见眼涩羞明症。
纳谷不化脉濡细，补中益气可调理。

1. 附方

（1）桂附八味丸（《金匮要略》）

附子 6g，肉桂 3g，熟地黄 15g，山药 15g，山茱萸 10g，泽泻 10g，茯苓 15g，牡丹皮 10g。

（2）左归饮（《景岳全书》）加减

熟地黄 12g，山茱萸 6g，山药 12g，枸杞子 12g，茯苓 9g，甘草 3g，水煎服。阴虚火旺加知母 9g，黄柏 9g。

（3）补中益气汤（《脾胃论》）加减

党参 9g，黄芪 9g，当归 5g，白术 6g，陈皮 3g，柴胡 5g，甘草 3g，升麻 3g，生姜 3 片（后下），大枣 3 粒，枸杞子 12g，谷精子 6g，水煎服。

2. 外用方药

（1）清凉眼药散（验方）

主治：一切外障症。

药性：清凉。

组成：炉甘石 6g，硼砂 6g，元明粉 6g，冰片 4g，精荸荠粉 12g，琥珀 3g。

制作：上药共研极细末，密贮瓶内备用。

用法：①每用少许，和蒸馏水 10ml，装入滴眼瓶内，用时摇匀，日点次数不限。②每用少许，置洁净白瓷杯内，和人乳点抹，日次数不限。12h 内要更换人乳，以防腐败变质。

（2）光明眼药粉（验方）

主治：翳膜初发，风火红眼。

药性：清凉。

组成：炉甘石 6g，海螵蛸 5g，硼砂 5g，珍珠 1g，煅石蟹 5g，煅石燕 5g，琥珀 3g，朱砂 3g，冰片 3g。

制作：共研极细末，密贮瓶内备用。

用法：①每用少许，和蒸馏水 10ml，置点眼瓶内，日点 4～6 次。②先用过滤的菊花茶水或生理盐水冲洗患眼，再点此药，效果更佳。

（3）祛翳眼药散（验方）

主治：角膜溃疡。

药性：清凉。

组成：炉甘石 6g，煅硼砂 6g，冰片 1g，海螵蛸 3g，麝香 1g，熊胆 1g（可用蛇胆取代），蕤仁 2g。

制作：共研极细末，密贮瓶内备用。

用法：每用少许，和人乳，日点次数不限。12h 内要更换新鲜人乳 1 次，防止腐败变质。

（4）四精膏（验方）

主治：云翳、冰瑕翳。

药性：清凉解毒（略有刺激）。

组成：鲭鱼胆汁、羊胆汁、人乳、纯蜂蜜4味药等量。

制作：将上药置净瓷杯内和匀，隔水炖2h，冷却，贮藏阴凉处备用。

用法：日点3～4次。1周后，依上法再将药炖后方可使用。

（5）沙眼药水（验方）

主治：粟疮，椒疮。

组成：川黄连9g，朴硝9g，硼砂6g，冰片3g。

制作：将上药装入药罐，加水500ml，用文火煎至250ml，过滤，贮瓶中备用。

用法：装入眼滴瓶内，每日滴3～6次。

（6）指鼻碧玉散（《原机启微》）

主治：风火眼肿胀，赤痛，流泪，头痛等。

药性：辛散（短时间内有较强的刺激感）。

组成：鹅不食草6g，青黛3g，川芎3g。

制作：将鹅不食草洗净，晒干，按配方量与其他2药共研极细末，密贮瓶内备用。

用法：令患者口含满水，每用取药如米粒大，指入鼻内，以泪出为度。日用3～4次。

禁忌：严重的角膜溃疡者忌用。

四 附　录

（一）主要学术著作

《陈溪南眼科经验》，马德祥、张国良、陈旺根整理，1980年由福建科学技术出版社出版。

（二）继承人

(1) 马德祥，男，漳州市中医院原眼科主任，主任医师。

(2) 陈金川，男，漳州市中医院眼科主任，副主任医师。

(3) 马健，男，漳州市中医院眼科，副主任医师。

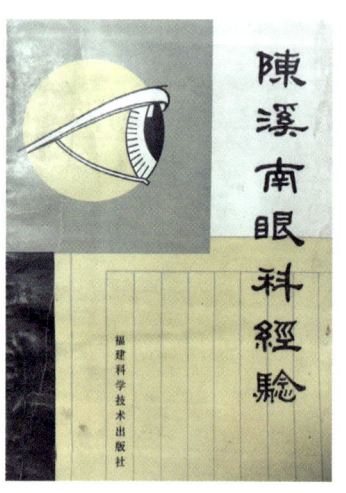

（整理者：陈金川）

林惠珍

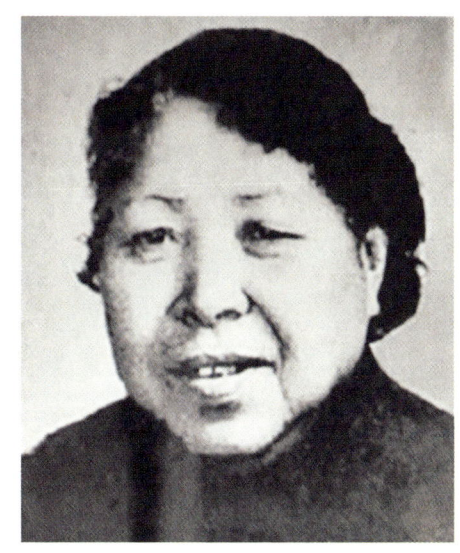

一

医家简介

林惠珍（1925—1985），女，字梅姑，莆田城厢人。原龙溪地区中医院针灸、按摩科副主任。1953年入厦门中医进修班深造，1956年调往漳州市中医联合医院工作，并入福建中医进修学校再次深造，至福建医学院学习生理解剖，1980年晋升为中医针灸科主治医师。曾任福建省按摩学会副主任，福建省针灸学会理事，龙溪地区中医学会理事。

其父亲林宝山是厦门骨伤科名医，武林出身。受家庭熏陶，林惠珍酷爱武功与祖国医学，年少随父侍诊，兼学少林拳法，15岁即已具针灸、按摩、抓痧诸种医技。1940年与骨伤科名医章宝春联姻，又得骨伤科真传及各种拳法，共同创造了望、闻、问、切、摸、比之骨伤科诊断法，使其针灸、按摩、抓痧的治法更加灵妙。林惠珍诊务之余还不断总结临床经验，撰写学术论文多篇，主编《普及针灸小册》《按摩与抓痧》《正骨手法临床应用治验》等书籍。

二

学术特点

按摩与抓痧，是我国古老的民间传统疗法。林惠珍在长达数十年的医疗实践中，继承家学，推陈出新，创立了一整套富有中医特色、确有临床疗效又方便经济的按摩、刮痧疗法。

（一）源自经典，秉承家学，按摩疗法独具特色

林惠珍从小就跟随其父林宝山学习中医经典，练功学艺，深得家传，积累丰富的实践经验。按摩（推拿），是中医学的重要组成部分。早在《黄帝内经》中就有"中央者，其地平以湿……故其病多痿厥寒热，其治宜导引按跷"的记载。"导引，谓摇筋骨，动支节；按，谓抑按皮肉；跷，谓捷举手足"。林惠珍在系统学习中医经典著作中相关按摩疗法的基础上，融入家学特色，并吸取民间一些口授心传的按摩手法，在实践中加以应用，形成独具特色的按摩疗法。

1. 按摩疗法的治疗作用

林惠珍认为按摩治病与中医内、外科一样，是建立在整体观念的基础上。经络是人体气血运行的通路，分布于全身，内连脏腑，外达肌表，网络四肢九窍，使人体的五脏六腑、四体百骸、皮肉筋脉连成协调的整体，使气血上下流通，内外相贯，如环无端，周流不息，阴阳得以平衡，气血得以畅通，内外得以协调，使皮、肉、筋、骨都获得营养和补给，以维持人体的正常生理功能。如果经络失常，营卫不和，气血运行发生障碍，就可能发生各种疾病。所谓"通则不痛，不通则痛"。气血不调，经络循行不畅，卫气不足，外邪就容易乘虚而入，即所谓"邪之所凑，其气必虚"。

按摩疗法是医者通过轻重程度不同的手法，柔和、持久和深透地施术于病人体表。在机体内部产生发散、补泻、平衡、宣通等作用，使机体经络疏通，营卫调和。林惠珍认为按摩疗法是针对疾病发生的不同原因，运用各种不同的补泻手法，按经络循行线路和气血循行方向，以柔和之劲推擦穴道，走其经络，起着调和脏腑、濡润筋骨、抗御病邪的作用。使正气得到扶助，邪气得以外泄，机体产生自然的抗病能力，不论是循经按摩还是局部按摩，尽管方法各异、手法不同，但总的目的都是疏通经络、宣导气血、调和阴阳、扶正祛邪，使气血周流如常，阴阳相对平衡，从而达到治疗或预防疾病的目的。林惠珍认为按摩治疗范围广泛、疗效显著，往往用一般药物治疗不易奏效，但经按摩治疗常可收到显著疗效。

林惠珍强调按摩疗法的临床运用也要贯彻辨证施治的原则。人有老少，体有强弱，证有虚实，病有轻重，治疗部位的肌肉有丰厚或瘦薄，经络循行有顺逆，故手法亦应有所不同，施术时力量的运用要有轻、重之分，太过或不及都会影响治疗效果，要正确地辨证，通过"四诊"和"八纲"辨证，断定属何经何脏、在表在里、是寒是热、属虚属实等，以决定按摩手法究竟宜补、宜泻、宜轻、宜重，只有这样才能做到对症治疗。"八纲"即阴阳、表里、寒热、虚实，阴阳是八纲的总纲，又是八纲的两个重要组成部分。此外，八纲证候是互相联系着的，在一定条件下又可互相转化，如阴中有阳、阳中有阴、由表入里、由里出表、寒热错杂、虚

实并见等。因此，必须随时注意病情的发展变化，具体情况具体分析，及时抓住主要矛盾，掌握疾病的发展规律而灵活运用。

2. 按摩疗法的常用手法

按摩治病主要是依靠医者指、掌、拳、腕、肘的力量，施术动作应灵活协调。林惠珍要求施术者必须掌握"按摩基本功的练习方法"和常用的22种按摩基本操作手法，做到重而不板、轻而不浮、刚中有柔、柔中有刚。

（1）按压法

有拇指按压法（即指端螺纹劲）和掌根按压法（大、小鱼际按压）两种。医者用指或掌着力，由轻而重，逐渐增加，在病人适当部位或穴位上进行按压。在操作过程中，必须以得气为目的，即病人有酸胀感，并向患部上下或周围放射。施术时，须随患者呼吸起伏进行，按压时间可以持续较长。在结束时不宜突然放松，而应缓慢地减轻按压力量。

*治疗作用：*舒筋活络，开通闭塞。

*主治病症：*拇指按压法一般用于病灶较小的部位，如头痛、牙痛及四肢穴位的治疗；掌根按压法适用于腰背痛、臀腿酸痛的治疗。

（2）摩擦法

是通过摩擦皮肤产生热感的手法，分旋摩法和摩擦法两种。术者可用手指或手掌贴于病人患处做从左至右不间断地半环形摩擦移动。旋摩法是医者以两手掌着力，从病人右下腹部开始，徐徐向上，自左向右下腹部作不间断而有节律的转研摩擦。摩擦法是医者以右手掌在病人脐部或腰部来往摩擦，手法宜轻软柔和。

*治疗作用：*理气活血，祛邪止痛。

*主治病症：*胸腹、腰背疼痛，肠胃胀满，消化不良等。

（3）笃曲法

是用四指端笃曲部位进行按摩的手法。四指并拢，指端着力，腕部放松，作一笃一曲的动作，指曲拳平，动作要轻巧有力，富有弹性。操作宜敏捷，时时发出"噼、噼"的响声。笃曲法的力量可深达骨部。

*治疗作用：*散寒祛风，消瘀止痛，通畅脉络。

*主治病症：*适用于肌、筋比较丰富的部位。多用于治疗腰、背、臀肌筋拘急，四肢疼痛等。

（4）推法

即在患者身上的特定部位往来推动，并稍加压力，使推动部位的皮肤发生红晕或郁血斑的一种手法。可分指推、掌推、拳推三种。肩、肘关节放松，屈腕内收握空拳，大拇指伸直盖住拳眼，用拇指螺纹、指峰或偏峰附着于治疗部位或穴位上，腕部和指关节作来回而有节律的摆动。此外，尚有单手掌侧推（大、小鱼际）、双手刨推、平推等手法。

治疗作用：祛瘀消肿，调和气血。

主治病症：适用于头痛，胃脘痛，胁胸痛，腰痛，全身关节痛等。

（5）拿法

拇指和食、中二指（或其他四指）的指端对称地用劲拿住病人患处的皮肤、肌肉或筋脉。用劲须先轻后重，缓慢增加，逐步深透，紧拿松开，拿起放下。

治疗作用：舒筋活络，消肿止痛。

主治病症：适用于高热，昏厥，风湿痛。多用于治疗四肢关节、颈项部、背部等病症。

（6）拧法

拧法和拿法基本相同，但作用部位不同，拿法是沿着经络直线上下游移，拧法则是固定在特定部位或穴位上。以食指和中指屈曲成钳状，或拇指和食指抓拿钳住施术部位的皮肤，向外拉提到一定的程度，然后再把指头松开，皮肤可因弹性关系而恢复原状。如此反复地拧起放下，直至皮肤发生瘀血和红晕为止（操作时皮肤要保持润湿）。

治疗作用：祛暑泻热，活血消瘀。

主治病症：适用于中暑，头痛，胃痛，腹痛等。

（7）㨰法

手掌呈半握拳状，用掌背第四、五掌骨着力于治疗部位，以腕关节做连续而有节奏的撩动。肘关节微曲，以掌背小鱼际附着于病人患处或治疗部位上，以腕关节之灵活转动带动掌背第三、四、五掌骨和前臂，用一定压力，进行不间断地撩动，两手可轮流进行操作。

治疗作用：祛风散寒，活血止痛。

主治病症：适用于颈项、腰背疼痛，四肢关节痛等。

（8）揉法

以大拇指和手掌着力于患者一定部位做轻微的环形揉动。因常与按压法、捏法并用，故又有揉压法、揉捏法之称。动作须轻缓柔和，有节律。常用的有指揉法、掌揉法和捏揉法三种。指揉法是以拇、食、中三指掌面着力（指螺纹），在患者一定部位作半环形揉动，并以大拇指作向导随揉随向前推动。掌揉法应将手掌紧贴于病人皮肤，以大、小鱼际着力，在病变部位软组织上施环形揉动。捏揉法以两手将病人患处软组织肌肉提起，一手向外推，一手向里拉，使被揉捏的肌肉软组织在两手中呈"S"形。

治疗作用：疏通经络，消肿止痛。

主治病症：多用于腹部、肩部、小腿等部位疼痛病症的治疗。

（9）振荡法

用指、掌、拳在身体、头部、肘、膝弯部做振颤运动的一种按摩法。施术者的上肢，特别是前臂和手部的肌肉，须强有力地内收，使力量集中于指端或手掌、拳上，从而使被按摩的部位发生振动，要求振动的频率要快，着力要逐渐增大。一般常用单手操作，也可以采用左右手轮换操作。振法又分指振、掌振、拳振三种。指振法以拇指、食指或食、中两指并振，此法适用于头面部等穴位，振颤的时间持续 1～2min。掌振法以手掌平面紧贴皮肤后进行振颤。本法适用于腹部及肘、膝弯曲部。拳振法是林惠珍先父林宝山独创的手法之一，医者以手握拳，臂力内收，将全臂之劲集中于施术之拳，在病人前额部作高速而有节律的振荡，轻度移动，反复操作 2～3 遍，病人可有舒适感。

治疗作用：镇静安神，疏通脉络。

主治病症：适用于头痛，失眠，眼疾，腹胀，痹证。

（10）肘压法

医者将上臂肘关节尖着力于患处，一般应用于肌肉丰满的部位。与拇指揉法相同。因此法接触面积较大，且力量来源于全身，故在深部的穴位用指揉法力量达不到或用指揉法感到很疲劳时，可用此法来代替。

治疗作用：疏通经络，活血止痛。

主治病症：适用于脊背、腰髋、下肢后侧及外侧肌肉丰厚处，压经点穴，适用于腰腿痛，坐骨神经痛等。凡胸部及头部禁用。

（11）点穴法（指针疗法）

是按摩中比较强的攻泻手法之一，深透有劲，取穴一般与针灸相同。以食指、中指顶端点压在患者一定的穴位上。

治疗作用：开导闭塞，祛寒止痛。

主治病症：适用于各种酸、麻、痛。

（12）掐法

以拇指或指甲掐住患者某部位或穴位的一种按摩方法，是在抢救时经常使用的手法之一。用拇指指甲掐住穴位，或者有节律地沿经络循行线路掐压。施术时指力要内收，操作时动作要敏捷并掐紧部位（可代替梅花针作用）。一般可掐 2～3 遍。

治疗作用：开窍提神，疏畅气血。

主治病症：适用于昏厥，小儿急惊风，头痛，腕、踝关节痛等。

（13）捻法

是用两手指作上下对称捻动的一种按摩方法。拇指与食指螺纹，或食指偏峰对拇指螺纹做对称性左右捻动，状如捻线，均匀地用力捻转，必须着力。

治疗作用：疏通关节，畅通气血。

主治病症：适用于四肢各小关节伤肿痛，小儿麻痹症，半身不遂，手足指（趾）麻木不仁。

（14）搓法

如搓绳之状，古称狮子盘球。多用于四肢。施术者两臂伸开，双腿站稳，掌心空虚，做对称性托抱患肢或胸廓，然后前后移动，上下搓着，用力需柔和均匀、不间歇地连续搓动，直至局部皮肤产生热感为度。

治疗作用：舒松经络，调和气血。

主治病症：适用于四肢关节、腰背、胁肋等部位疼痛。

（15）摇法（运法）

是以两手托握住应摇关节的前后、左右，做旋转摇动的一种按摩手法。两手托住或握住患部关节或头部，在生理许可范围内进行缓缓旋转摇动。摇则动之，运则行之。动力要逐渐增大，不宜使用暴力，以防脱臼或骨折。

治疗作用：疏筋行气，调理关节。

主治病症：适用于落枕，肩周炎，腰、腿、腕、踝关节痛等。

（16）抖法

以医者之手牵住患者肢端做波浪式颤动。患者取坐位，两肩松开，手臂放松，医者微屈膝成弯腰状，用两手对称握住患者一臂的腕部，微用力向上牵抖，使患者整个臂部抖动。此法也适用于下肢，即医者双手牵握住患者双下肢端抖动。

治疗作用：舒松肌肉，滑利关节。

主治病症：适用于上肢肩、肘、腕关节疼痛，椎间盘突出症等。

（17）拍法

以掌心虚拍患部，由轻而重。可单手拍或双手拍，掌心呈空虚状依靠手腕的力量拍击患部；亦有搂拍合用。用力要轻巧而有弹性。

治疗作用：行气通络，疏松筋肉。

主治病症：适用于腰背、肩腿、四肢关节酸痛等。

（18）打法

分指打法、拳打法、棒打法和掌打法几种。指打法是以指背叩击，虚打不实；拳打法是单拳或双手握空拳有节律地叩打，使患者无痛感而觉舒适；棒打法又可细分，如桑枝扎紧外包布打、竹片带柄打、海绵球叩打、藤器环长柄打；掌打法是手臂内收带拖力虚打。

治疗作用：宣通周身气血，祛风散寒。

主治病症：适用于头痛，腰背、四肢疼痛等。

（19）抹法

以两手拇指螺纹紧贴皮肤，上下或左右分抹。医者以两手拇指螺纹着力，从病人印堂穴开始沿眉弓上缘分别向外分抹到太阳穴。起手时患部着力应稍重，分抹中力量逐渐减轻，并稍行揉压。分抹胸腹部操作法亦类似。

治疗作用：清醒头目，行气散血。

主治病症：适用于头痛，胸、腹、胁部胀痛，小儿消化不良，小儿食积（取中脘穴向腰胁分抹）等。

（20）拔法

拔法常与伸法并用，简称拔伸法。医者以拇、食、中三指捏住病人患指末节，用力向外拉，使其两关节面突然离开，当听到"咔嚓"一声响时，即可换另一手指。若患者过分疲劳，则拔指关节无响声。

治疗作用：消肿止痛，活利关节。

主治病症：适用于落枕，颈椎脱位，腰腿痛或关节错位，腕、踝、指关节肿痛，感冒，中暑等。

（21）拨法

用指峰或手掌拨动肌肉经筋。用拇指或食指拨动肌肉和肌腱，适当用力，滑动肌肉。一般指拨肌肉丰富部位，掌拨颈项部。当患者不备时做被动掌拨，轻巧着力，可听到关节声响。

治疗作用：疏解肌腱，调和气血。

主治病症：适用于落枕，肩关节粘连，肩胛骨内缘肌筋痛，小腿痛等。

（22）捏脊法

在患者脊柱两侧捏拿，方向多从骶部至项部。此法多用于小儿及神经衰弱患者。令患者俯卧，伸直两腿，暴露脊背，医者双手呈半握拳状，拳心向上，以两手食指横抵患者尾骶骨处，然后以食、中、环三指与拇指把皮肤提起，沿着脊柱两侧向上边推、边捏、边提、边放（即从骶部沿脊柱上捏至大椎穴为止）。另一种是掌心朝下，四指与拇指做对称性移动捏脊。

治疗作用：通经活络，调理脾胃。

主治病症：适用于腰、背部疼痛，失眠，小儿麻痹症，消化不良等。

以上简要地介绍了常用的22种按摩方法及基本操作手法。治疗时常常是各种手法综合运用，或以一二种手法为主，其他为辅，灵活掌握，手法要求"刚中有柔，柔中有刚，刚柔相济"。要避免生搬硬套。按摩法总的作用为疏通经络，畅通气血，消瘀止痛，活利关节，祛邪扶正，调整脏腑功能，增强机体自然抗病能力，从而达到防病治病的目的。

3. 按摩疗法的适应证

初次做按摩治疗的病人，被按摩的局部一般都会出现皮肤发红和皮下充血，或出现轻微的酸痛等不适感。有的病人会感到全身轻松愉快，病痛大减。这种不同的反应与施术时手法的轻重、操作时间的长短、病人体质的强弱和疾病的性质等有密切的关系，这属于正常的生理保护性反应，亦称良性反应，一般持续4～5天以后，随着人体抵抗能力的增强，其反应也会逐渐消失。医者在施术前应向病人说明清楚，以免病人因术后反应而产生思想顾虑，以致影响治疗效果。

按摩疗法是一种预防和治疗各种急慢性疾病的方法，临床应用比较广泛。凡内科、外伤科、妇科、小儿科等各科疾病（除急性炎症和传染病外），如消化不良、腹痛、腹泻、便秘、肠粘连、胃下垂、中暑、失眠、头痛、牙痛、呃逆、落枕、风寒湿所致的腰背和四肢关节酸胀麻痛、腰痛（包括腰椎间盘突出症）、坐骨神经痛、肩关节周围炎以及扭挫伤所致的瘀肿和疼痛等，均可采用按摩法进行治疗。只要手法运用得当，一般都会收到预期的效果，特别是小儿消化不良，采用按摩疗法效果显著。

（二）旁征博引，面向临床，抓、刮、挑三法治"痧症"

何为"痧症"？答案不一。林宝山老中医对"痧症"有独到的研究，曾提出治法有72种之多。林惠珍从小耳濡目染，尽得其学，结合中医经典著作学习，旁征博引，注重民间经验总结，面向临床，形成对"痧症"的诊疗特色。她认为痧症所包括的范围很广，涉及内、外、妇、儿等各种疾患。痧症一年四季都有发生的可能，但以夏、秋季为多见。天有八风之邪，地有湿热之气，人有饥饱劳逸。夏、秋之际，风、湿、火三气相搏，人若劳逸失度，则容易感邪，而常发痧症。

痧症临床表现复杂而多变。痧毒冲心则昏迷；冲脐则气喘痰壅；入肝则胸胁疼痛不能转侧，甚则吐血；流于大肠则便血；流于小肠则溺血。疼痛剧烈，气机阻塞，重症患者可导致气血阻滞（末梢循环迟缓），以致肘部、腘窝静脉瘀滞，出现所谓"痧筋"。针刺而血不流，欲刮痧而斑不现，此为痧症危兆，须加注意。

痧症发病急暴、变症迅速，治疗当先手法急救，次以药物内服。若痧浅在肌肤者，则用刮痧、撮痧以开散之，使卫气流行，气分之邪得以外泄，痧症自然减轻。若痧深在血脉者，急宜用刺法、挑法放出毒血，使邪从外泄，则痧症自可消失。倘痧深入络中经者，则宜配合药物内服。

1. 撮痧疗法

撮痧亦称"扯痧""拧痧""挟痧""抓痧"，民间较多使用。预备清水1碗，在每次撮痧之前，先用清水润湿手指，然后开始操作。

撮痧的主要部位：颈部两侧及中间3个痧痕点，项部第五颈椎旁开2个痧痕点，第一胸椎旁开2个痧痕点。胸部华盖穴左右旁开各5～7个痧痕点（位于第三肋间隙），腋前皱纹上2寸左右各一痧痕点。腹部肚脐旁开1寸左右各1个痧痕点，下丹田及左右旁开各1个痧痕点。腰背部第三胸椎旁开各 1 个痧痕点，第十二胸椎旁开各 1 个痧痕点，第三腰椎旁开各 1 个痧痕点。

撮痧的基本手法：施术者先用清水润湿手指，然后开始操作。五指屈曲，用食、中指的第二指节对准撮痧的部位，把皮肤与肌肉挟起，然后松开，这样一挟一放，反复进行，在同一部位连续操作 6～7 遍，这时被挟起的部位就会出现痧痕。此外，也可用拇指与食指相对抓拿部位的皮肤（如钳状），向外拉提到一定的程度后再把指松开，皮肤因弹性伸缩的关系而恢复原状，这样连续地拧起放下，直至皮肤发生瘀血和红晕为止。

2. 刮痧疗法

刮痧是治疗流行性感冒发热、骨节疼痛的一种良好的方法，具有退热镇痛的作用。

刮痧操作方法：用 5 分的硬币或瓷汤匙，蘸一点食油，然后在病人体表的一定部位从上而下沿左右两侧向外刮动，直至皮下呈现出 1 条长形的紫红色痧痕为止，背两侧横道 5～7 条。刮动时手力要均匀，一般采用腕力，并不断询问病人有无疼痛感，根据病人的反映来调节刮力的轻重。

刮痧的部位与要点：背部，病人取侧卧或俯卧位，医者侧立，先从第七颈椎起沿督脉从上向下刮至第五腰椎为止；然后从第一胸椎旁开，沿肋间向外侧斜刮，左刮 1 道痕、右刮 1 道痕，一般左右侧各刮出 5～7 道痧痕即可（但要根据患者身体高矮区分）。颈部两侧刮 2 道痧痕，项部两侧刮 2 道痧痕，双肩板筋部各刮 1 道痧痕。胸部，患者取正坐位，沿第二、三、四肋间各刮 1 道痧痕（从胸骨旁向外侧刮），乳房禁刮。臂弯（肘部）、膝弯（腘窝），四肢双侧各刮出 1 道痧痕。

3. 挑痧疗法

通过针刺病人体表的一定部位，于皮下挤出点滴瘀血来治疗痧症的一种方法，也称挑放痧疗法或刺络疗法。常用此法治疗暗痧、宿痧、郁痧、闷痧等症。

挑痧的基本手法：取三棱针或缝衣针 1 支，75% 乙醇棉球及干棉球备用。患者取仰卧位，医者立于一旁，在挑刺的部位上，用左手提起皮肉，右手持针，轻快地刺入并向外挑，每个部位挑刺 3 下，同时用双手挤出紫暗色的瘀血，反复 5～6 次，最后用消毒乙醇棉球擦净。

挑痧的部位：头颈项部，从头上丹田部位起，头痛加挑双侧太阳穴，呕吐挑颈部两侧各 1 个痧痕点，后头痛挑项部两侧各 1 个痧痕点；胸部，从华盖穴开始沿肋间左右各挑 5～7 个痧痕点，胃脘痛加挑中脘穴，腹痛加挑肚脐两侧各 1 个痧痕点，小腹痛可挑下丹田穴左右各 1 个痧痕点；腰背部，气喘挑肺俞穴与肩板筋双侧，胃、腹、腰痛均可加挑腰背部俞穴，下肢抽筋加挑委中穴痧痕点。

挑痧的注意事项：挑痧疗法的主要作用是通络祛邪，刺激皮肤，使之呈现充血痧痕瘀斑点。达到调整身体功能，流通气血和抗暑邪的作用。如挑刺无血，痧痕点不显现，患者欲呕不得，烦躁不安，可用食盐或明矾 6g 溶化于开水里，待冷却后灌服取吐。

（三）"烧山火""透天凉"手法创新

临床针刺手法的操作是针灸学中极其重要的部分。有了正确诊断，如果没有正确的针刺手法操作，也就不能发挥更好的治疗作用，手法合适与否直接影响疗效。"烧山火""透天凉"两种手法，以进针后，通过补泻，使病人感到针下有热或凉的感觉而达到治疗疾病的目的。在临症治疗时使用较多，而且疗效也很好。此种手法的操作各家说法不同，有时使人不易理解和使用。林惠珍认为使用"烧山火""透天凉"两种手法时仅凭"三进一退""三退一进""慢提紧按""紧提慢按"，不一定完全得到或热或凉的感觉，应同时运用"提插""进退""捻转""刮针柄"，并配合呼吸等综合手法，方能达到满意的效果。"烧山火"适用于虚寒证，治疗顽麻冷痹、瘫、受寒吐泻，尿频，遗尿，阳痿等。"透天凉"适用于实热证，治疗肌肉骨蒸，风痰壅盛，中风，热痫等一切热证。

1. "烧山火"手法

左手拇指紧按穴位，右手拇指、食指、中指持针，呼气时将针迅速刺入穴内，先浅后深，使针下沉紧得气，患者有酸沉胀麻感觉，证明取穴准确。在此基础上，将针提出至皮部，再把针刺入肌肉，然后再将针插入深部，右手拇指、食指、中指使针一退三进，退针时要慢些，进针时要快些，连续做数次，经 1～2min，这时有的患者会觉得针下有温热的感觉。如感觉迟钝的可再继续施用以下手法：右手拇指压住针柄上端，食指中指由上向下刮针柄数次，或拇指不停地向前轻微捻动针柄；或配合"提插"手法，提插要在小范围内进行，针上下多在一二分之间，应以多插为原则，这样再经 3～5min，一般患者都可以达到有热的感觉，如果无反应还可以继续反复施用以上各种方法，吸气出针，立即用左手拇指闭其穴位。

2. "透天凉"手法

左手拇指紧按穴位，右手拇指、食指、中指持针，吸气时将针迅速刺入穴内，先深后浅，使针下沉紧得气，患者有酸沉胀麻感觉，证明取穴准确。在此基础上将针直插深部，然后再到肌肉部，再提到皮部，左手拇指紧按穴位，右手拇指、食指、中指使针三退一进，退针时要快些，进针时要慢些，连续做数次，经 1～2min，这时有的患者会觉得针下有凉的感觉或像出冷风似的。如果感觉迟钝的可再继续施用以下手法：右手拇指压住针柄下端，食指中指由下向上刮柄数次，或拇指不停后退做强度较大的捻动针柄；或者配合"提插"手法，提插要在小范围内进行，针上下多在一二分，应以多提为原则。这样再经 3～5min，一般患者都可以达到有凉的感觉，如果没有反应，还可以继续反复施用以上各种手法，呼气慢慢出针，不闭针孔。

3. 操作注意事项

"烧山火""透天凉"手法是围绕得气进行的，如在未得气的情况下，就进行手法，一般不容易收到效果。施用以上两种手法，要注意病人的敏感程度和耐受力。如果已经反复施用各种手法，尚无热或凉的感觉，切勿强求。

三

临床经验

按摩与抓痧，是适应证广泛的物理疗法，临床病症虽然错综复杂，林惠珍总能循脏腑经络定其位，据寒热虚实定其性，选取经络部位，施以补泻手法，从而达到治疗目的。显然林惠珍在按摩与抓痧方面积累有丰富的临床经验，限于篇幅，不能全面加以整理，只选取代表性的病种，以期能管窥一斑。

（一）按摩疗法的临床应用

按摩是祖国医学宝库中最具特色的治疗方法，适应证涉及内、外、伤、妇、儿等各科疾病。林惠珍认为按摩治病与其他各科一样，重视辨证施治。首先要辨明病在何经，所属脏腑；是经病及腑，还是腑病及经；是脏病及经，还是经脏同病。再辨阴阳、表里、寒热、虚实，施以不同手法，取防病、治病之效。

1. 昏厥

昏厥是临床的一个症状，病因很多，本文是指猝然扑倒，短暂失去知觉和行动功能，但苏醒后并无偏瘫、失语、口眼㖞斜等后遗症，与中风有别。按摩对抢救昏厥、促其苏醒有一定疗效。

主施手法：掐水沟，按压眉棱骨，掐虎口，掐中指甲端。

具体操作：患者仰卧，医者侧立，解开病人衣襟，头稍垫高或平卧。首先掐水沟，后按压眉棱骨，掐虎口、中指甲端以治其急，继以辨证施治。

辨证施治：①一般昏厥。于发病前感头晕目眩，心悸欲呕，冷汗自出，脉虚弱。配合手法为拿大迎筋、腰筋，用平补平泻法，以醒脑开窍，补气固脱。②中暑昏迷。症见身热、汗出、口渴、舌苔黄腻、脉沉弦。配合手法为拿大迎筋、臂下筋，循十二经脉抓拿，用泻法，以清暑益气，泻热醒神。③中痰昏迷。喉中有痰，胸膈喘满，脉初弦滑而后弱滑，苔白腻。配合手法为拿股大板筋、千根筋，用泻法，以平肝息风，降痰开窍。

经上述治疗，患者苏醒后，可用胸腹部按摩常规配合柔和的轻推手法以调理三焦，采用补中益气法以培元固本。中暑昏厥的患者要搬到通风的地方进行抢救，待苏醒后再行抓痧等手法。

按语：拿大迎筋、臂下筋、腰筋等，均能调节十二经脉，疏通气血。拿股大板筋（位于股内侧，属肝经所过之处，肝经循行上巅顶入脑），有醒脑镇厥，舒肝解郁作用。拿千根筋（位于踝部内侧，是膀胱经与肾经所过之处）亦有苏醒作用。操作时手法应紧拿弹放，要有内收之劲，但用力切勿过猛，因以上部位均为淋巴、血管甚则大动脉所经过之处，故操作时要慎重。通过手法抢救无效或仍昏厥且尿自出者，应考虑深度昏迷，宜及时用通关散搐鼻，并配合针灸及其他抢救方法。

2. 眩晕

眩是眼花，晕是头晕。轻者平卧闭目片刻即安，重者如乘坐舟车，旋转起伏不定，以至站立不稳。临床上有多种表现，如头晕、耳鸣、目眩等，多因正气不足、痰饮上泛所致。采用按摩治疗，能使症状迅速得到改善。这里所指的眩晕相当于现代医学所说的周围性眩晕。

主施手法：按揉、点压、推、抹、捏拿。

具体操作：患者取坐位，背朝医者，先用拇指按揉督脉，循头部至腰，反复5遍，促使肌肉舒松，至患者有舒适感后再辨证进行操作。手法要求用力均匀，灵活柔和，按中有揉，揉中有按，点压互使，补泻分清，切勿过猛。每天按摩1次，10次为1个疗程，暂停3～5天后，可继续进行。

辨证施治：①气血不足。头晕旋转，两目昏黑，耳鸣乏力，舌淡苔薄，脉微细。配合手法为按揉任、督脉，沿按中下丹田，均用平补平泻法，能壮气运血，使气血充盛，眩晕渐止。此法亦适用于外伤性眩晕。②肝阳上亢。头晕欲扑，腰酸腿软，舌红脉弦，每恼怒而发作。配合手法为点压督脉，循上丹田、巅顶至后头，均用泻法，以疏泄浮阳，调补肝肾。③痰湿中阻。胸痞，恶心呕吐，食滞纳呆，寐差体倦，苔厚腻，脉沉滑。配合手法为胸腹部常规循足阳明经按揉，均用泻法，以温阳化湿，升清降浊。

按语：眩晕是临床常见的自觉症状之一。历代医家对致病原因各有论述，根据临床观察，虚者，多因肝肾阴虚、肝风内动；实者，多因痰火上扰、风痰阻络。按摩规则是自上而下，由内向外。揉按督脉，可使气血下行，头目清醒，点压可调其经气，推抹可行血顺气，捏拿可舒其络脉，协调阴阳，以疏通气血。诸法合用，眩晕可除。

3. 漏肩风

漏肩风又称冻结肩、五十肩。现代医学称之为"肩周炎"。多因年老体衰，气血虚损，营卫失调，风寒湿邪侵袭肩部所致。表现为肩部疼痛，日轻夜重，逐渐增剧，致肩部活动功能障碍，尤以外展、前屈受限为著，患者抬臂、穿衣等动作困难，久则肩部肌肉萎缩等。一般多见舌淡红，苔薄白，脉沉滑。

主施手法：揉、推拨、拿、摇抖、搓拍。

具体操作：患者取坐位，两肩放松，医者立于患侧，先揉按两侧肩背部3～5min，然后推拨患侧肩胛内缘，手法由轻而重，由浅到深，均用泻法，以活血止痛，通利关节。用轻缓的力量捏拿臂部，由上而下，反复3～5遍。然后做肩臂部被动前屈、外展、内收、后伸至最大幅度（以患者能忍受为度）的活动，最后摇、抖、搓、拍肩关节。

按语：按摩治疗漏肩风，手法是关键，操作要认真。对早期疼痛剧烈者，手法宜轻，切勿过猛；晚期以功能障碍为主者，手法宜深透。应注意加强功能锻炼，促进功能恢复。本病须与肩部其他疾病鉴别，如肩关节化脓性关节炎、肩关节结核、骨肿瘤、肩关节骨折和脱位等，应对症治疗。嘱病人朝夕坚持功能锻炼：伸臂，手指作爬墙运动；甩手，患肢伸直作大幅度旋转运动；体后拉手向上托运动；健臂内收跨肩牵耳运动。

4. 落枕

落枕多因睡眠姿势不当或项背部受风寒侵袭，经络气血失其通畅所致。症见颈项部一侧肌肉疼痛强硬（双侧同时发病者较少），头向一侧歪斜，活动受限，尤以患侧旋转障碍为明显，严重者疼痛可牵引至肩背部。

主施手法：摩、按、摇、拿。

具体操作：①摩擦法。患者取坐位，医者立于病人背后，先以拇指轻摩两侧板筋，再以掌根摩患侧。自上而下，反复3～5遍，以松解患侧肌筋痉挛。②按法。医者以右手着力，沿病人后项部督脉从发际往下揉按至上背部，以大拇指在患侧肌筋强硬处按揉3～5遍，用力宜由轻而重，再由重而轻，以舒筋活血，祛瘀止痛。③摇法。施行手法时嘱患者颈部肌肉放松、头微前倾，医者一手扶患者后头部，另一手扶下颌部，乘其不备，向患侧轻微摇动。施行手法时常可听到"咔嚓"响声，患者即感颈部轻松，活动灵活。最后在项背部以轻度揉拿结束手法。

按语：①按摩对落枕有显著的治疗效果。笔者曾用按摩疗法治疗落枕229例，一次治愈者168例，二次治愈39例，三次治愈16例，四次治愈6例，五次治愈2例（见《福建中医药》1983年第3期）。②摇法治落枕，操作时手法宜熟练、灵活、轻巧，摇转幅度宜小，切忌过猛，以防颈椎脱臼。③经手法治疗后尚有疼痛者，可配合针灸、中药内服、热敷等，可增强疗效。

5. 坐臀风

坐臀风多因肝肾不足、劳损和风寒湿侵袭所致。疼痛自患侧臀部沿下肢后外侧至足跟、趾，呈牵引痛或麻痹感，翻身、弯腰、蹲坐、行走均感困难，臀部、腘窝、小腿肚等处有明显压痛，咳嗽、喷嚏可使疼痛加剧，日久可致下肢肌肉萎缩。舌质淡红，脉弦滑。

主施手法：按压、揉点、摩擦、笃曲。

具体操作：①患者取俯卧位，医者立于患侧，先按揉腰、骶、臀部，再沿下肢后外侧自上而下反复操作3～5遍，以舒经活络。②摩擦法。医者以右手掌根着力，在病人患肢后侧和外侧行旋摩，反复操作3～5遍。此法有松弛肌筋，缓解疼痛的作用。③笃曲法。患者侧卧位，医者立于病人背侧靠臀部处，沿下肢后外侧行笃曲法，有通气血、镇痛作用，此法为治疗本病主要手法之一。④用点穴法点压腰部及患肢痛点。以上均用泻法。

按语：①本病相当于现代医学的"坐骨神经痛"，可分为继发性和原发性两类。绝大部分继发于腰椎间盘、腰椎关节和骶髂关节的病变之后。②按摩对本病疗效显著，特别对风湿所致者疗效较佳，一般治疗1～2个疗程，皆能改善或痊愈。但疼痛常因咳嗽或打喷嚏而加重，故应注意预防感冒。③腰椎间盘突出症伴有本病，且病程较久、恢复较慢，可采取综合疗法，如针灸、穴位注射、热敷等，有条件还可行骨盆牵引后按摩，以提高疗效。急性期宜卧床休息，如病情好转，宜结合适当运动。

《按摩治疗落枕124例》收录于《福建省龙溪地区老中医学术经验汇编》1981年第二集。

·摘要：落枕亦名失颈、失枕（又名痉挛性斜颈），为急性单纯性颈项部强硬酸痛，活动受限制的一种病症。临床所见，多日睡眠姿势不当或项背部被风寒侵袭，局部经络失于通畅所致。轻者须4～5天自愈；重者疼痛甚剧，向头部及上肢牵掣，患肢活动受限，可延至1～2周方愈。采用按摩疗法，对本症较为有效。1977～1978年，按摩治愈落枕患者124例，其中男性87例、女性37例，最大年龄61岁、最小8岁。患者多因疲劳受凉及枕头不适引起。本病症状均为早晨起床时患者觉颈项部一侧疼痛，转动不灵，有的疼痛可扩散到肩背，头项俯仰转侧活动受限，局部压痛明显。一次治愈者108例（占87%），二次治愈者14例（占11%），五次治愈者2例（占2%）。

（二）暑痧的辨证分型、诊断及鉴别诊断

痧症一年四季都有可能发生，但以夏、秋季为多见。林惠珍对痧症的研究，以暑痧最为系统。她认为暑痧种类颇多，根据病情的轻重和证候表现的不同，临床上有伤暑、暑厥、暑闭等几种类型，其中伤暑为轻症，暑厥、暑闭为重症。暑痧的发生，每因体质虚弱，暑热或暑湿秽浊之气乘虚侵袭而致。伤暑多见于避暑纳凉太过，或露卧当风，过食生冷，致阴寒之邪内侵、阳气不能宣通，这是伤暑阴。中暑则多见于气血素弱者，因汗出过多，气从外泄，中气已虚，又在烈日下行走甚至剧烈运动，暑热内侵，致转筋、抽搐、汗出肢冷、喘促、脉

微欲绝等虚脱危象。

1. 暑痧的辨证分型

暑痧包括现代医学的热射病、热痉挛和日射病等，有阴症、阳症之别。根据临床表现之不同，一般可分为伤暑、暑闭、暑厥3种类型。

（1）伤暑

多因避暑或纳凉太过，或露卧当风、过食生冷，致寒邪内侵、阳气不能宣通。本病属阴暑范畴，有表证与里证之分。表证为寒邪袭表，患者多见头痛恶寒、四肢微冷、发热、肢体拘急、脉浮紧。里证为暑湿困脾，患者多见腹痛泄泻、胸闷腹胀、欲吐、肢冷、舌苔白腻、脉濡数。

（2）暑闭（过热型）

多见于体质壮实的青壮年患者，由于在烈日下劳动或高温作业所致；也有因产后感染，或产房气温过高及月子里关窗闭门，空气不流通所致，俗称产后痧。发病急，起病前常有口渴、尿频、多汗、头晕、神疲、乏力、心慌等前驱症状，发病时突感高热、无汗、皮肤灼热干燥。部分病例全身皮肤满布痱子，重症患者出现昏迷、谵语，甚至转筋、抽搐、舌红苔黄、脉洪数。

（3）暑厥（衰竭型）

多见于体弱者或老年人，由于体温调节失常，肌肉和皮肤的血流量增大，超过了循环系统的维持能力，而发生周围循环衰竭。患者有高温接触史，起病急，头痛头晕、身体软弱、昏厥、面色苍白、大量出汗、皮肤湿冷、血压下降、舌质淡、脉细数。严重者瞳孔散大、表情淡漠。

2. 暑痧诊断和鉴别诊断

由于暑痧多发生于夏季，故须与夏季传染病，如流行性乙型脑炎、中毒性菌痢，以及脑血管意外等鉴别。这就要求医者要详细询问病史，根据临床症状、体征进行诊断。以下关于暑痧的诊断法可供参考。①患者四肢欠温，特别是双手指甲常显冰冷。②肋间划痕试验。医者将右手食指屈曲，第二指关节屈成棱形，在患者右侧第二至三胁肋之间由胸骨端向外侧划一道痕，长1寸许，如见皮下明显隆起，并呈紫红、暗红者，为阳性，是为痧郁之征。此时可用三棱针在该处挑刺，如流出暗红色血液，即可确定为痧症。另以右手拇指尖于肘部手三里穴处向外划痕，根据痧筋隆起的深浅，可判断痧郁时间的长短及病情的轻重。但健康人也可出现皮下痧痕，不过颜色比较鲜红，且容易消失。③揿压指甲试验。医者左手握住患者的左手或右手，用右手拇指揿压患者的指甲，揿压1次，立即松开，如见患者指甲下血液回流比正常人缓慢、且血色晦暗者，为阳性，提示暑痧。

由于暑痧与中恶、中风、中痰都有突然昏倒的症状，故应注意鉴别。中恶多表现为面色青黑，胸腹中大热，四肢厥冷，恶寒蜷卧，口鼻气冷，六脉沉伏；中风多有高血压等病史，常有预兆，多表现为口眼㖞斜，手足瘫痪，半身不遂；中痰为痰涎阻塞清道，亦致猝倒昏聩，口噤不语，多表现为喉间痰声漉漉，状若拽锯，口角痰涎涌出，不可不辨。

3. 暑痧的治疗

（1）伤暑

治疗可采用捏拿痧筋疗法。患者取坐位，医者偏前侧立，用右手拇、食指捏拿患者颈项部痧筋，头痛放项部痧筋，胸闷欲呕放肩板筋，后沿手臂捏拿三阴三阳经，均用泻法，以舒筋活络。接着，术者以拇、食二指抖动并拔伸患者双手的每一个指头，当指关节发出"咯嗒"声时，患者即感关节轻松，最后按头部常规施术，结束手法。伤暑里症治疗以挑痧为佳。

（2）暑闭（过热型）

暑闭重症患者急救时，可采用物理降温和冬眠疗法，严重病例因外周循环衰竭、心力衰竭、抽搐或脑水肿、酸中毒等症状，则应当立即对症治疗。在野外或公共场所偶见此症，当先救厥，待清醒后，再作其他处理。急救时，可用三棱针刺人中、中冲、曲泽、委中等穴或放血。因热闭使患者体温不能发散而致暑闭者，一般采用刮痧疗法。昏迷患者可用安宫牛黄丸或紫雪丹，内服甘寒清热解暑的中药，方用白虎汤加减（知母、石膏、寒水石、玄参、淡竹叶、羚羊角）。痧症昏迷不醒者，须严防因痧毒聚于心腹胸膈，致经络不转，气血不运，欲放血而血不流，欲刮痧而痧不显引起的猝死。必须及时救治，切勿延误。

（3）暑厥（衰竭型）

本症可采取对症治疗，如血压下降者，可用升压药；有脱水者，可予输液。在室外发生本症，可采取撮痧疗法，手法不宜过重，因指力的大小与疗效关系甚大，故当轻则轻，当重则重，用力均匀，快慢适中，均用泻法，以疏泄暑热、醒脑固脱，并内服温阳益气敛汗的参附汤合生脉散加减。

患者经治疗后，应适当休息。有出汗者，要及时擦干，切忌当风受凉，忌食酸辣油腻或难消化之食物，宜多饮一些清凉茶，如菊花、荷叶等清暑之品或六一散冲蜂蜜、淡盐开水，以助清热解暑。

4.暑痧防治经验方

（1）通关散（外用）

组成：细辛20g，薄荷12g，生石膏30g，闹羊花24g，雄黄20g，皂角15g。

制作：上药研细过筛，每3g配合梅片0.5g，灯心灰1g，麝香0.03g，调匀装于瓷瓶密贮备用。忌用塑料瓶子装药。

功用：通关开窍。

主治：暑痧及昏迷不醒，呼吸迟缓，神志不清等。

用法：以少许吹鼻取嚏。

（2）炒盐开水方

组成：食盐适量，锅内炒微焦，装瓷瓶内备用。

功用：解暑镇吐。

主治：暑痧引起的呕吐或头晕。

用法：以少许炒盐放温开水内搅匀溶化，待凉即可饮用。

（3）清暑汤

方一：积雪草（亦称蚶壳钱草、鼎盖草）30g。

功用：清热解暑，利水消肿。

主治：急性胃肠炎，中暑，外伤出血。

用法：炖猪瘦肉服（闽南地区民间常于立夏后，用此草煎服以预防痧症）。

方二：金钱薄荷30g。

功用：清暑解表，凉血解毒，利尿。

主治：中暑高热不退，感冒，尿路结石，胆结石。

用法：水煎服。

（4）民间预防中暑单方

积雪草30g，鳖1只，水适量，炖服。于立夏后3～5天服用为佳。

《手法治疗"痧症"（附病历360例临床分析）》收录于《福建省龙溪地区老中医学术经验汇编》1984年第四辑。

·摘要：夏季暑气当令，气候炎热，暑热伤气，致起病急，出现壮热，头痛，气粗，面赤，烦躁，口渴，胸闷腹胀，恶心欲呕，全身疲倦，四肢乏力，严重者出现高热，神志淡漠，或者面色苍白，流冷汗等。昏迷谵妄症状，如不及时抢救，会产生生命危险。自

1970～1983年，采用手法治疗"痧症"比较完整病历360例，其中男性250例、女性110例，年龄最小14岁、最大72岁。360例中，一次治愈的280例占78%，二次治愈的48例占13%，三次治愈的32例占9%。

四 附 录

（一）主要学术著作

《按摩与抓痧》，编著，1984年由福建科学技术出版社出版。

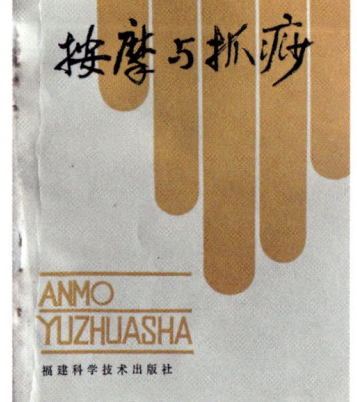

（二）代表性学术论文

（1）《按摩治疗落枕124例》收录于《福建省龙溪地区老中医学术经验汇编》1981年第二集第178～180页。

（2）《按摩治疗眩晕38例临床观察》收录于《福建省龙溪地区老中医学术经验汇编》1983年第三辑第168～171页。

（3）《手法治疗"痧症"（附病历360例临床分析）》收录于《福建省龙溪地区老中医学术经验汇编》1984年第四辑第264～267页。

（三）学术继承人

（1）杨晓蓓，女，福建省漳州市医院康复科，主任医师。

（2）张长虹，男，漳州市中医院康复科，医师。

（3）吴俊，男，漳州市前锋康复医院，助理医师。

（整理者：蔡少杭）

吕畏哉

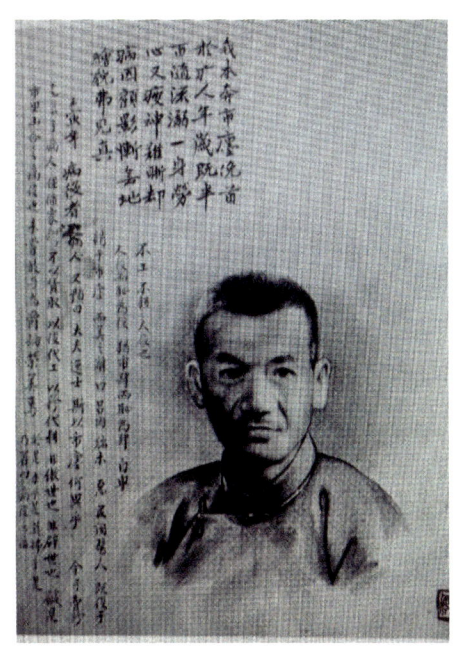

一

医家简介

吕畏哉（1914—1972），男，字光钺，号庆悦，人称悦仙，漳州芗城人。其父吕纪瑞，字玉书，号麒麟，清末秀才，从小研读医学，精通经典，涉猎百家，尤精温病，清末民初与蔡潮初、蔡咸甫并称漳州三大名医，三人关系甚密，吕玉书尤与蔡潮初亲如手足。吕畏哉既秉承家学又师从蔡潮初、蔡咸甫学医。蔡咸甫是漳城以研究《伤寒论》为著称的医家，吕畏哉秉承家学外，就此也与《伤寒论》结下不解之缘。1948年，在东门街开药店，为坐堂医生，店号"杏园"，取吕氏祖籍杏林社（后林）之意。就诊者络绎不绝。他学识渊博，对临床各科均有研究，而以小儿科、妇科盛其名。1960年，被评为福建省首批名老中医。

吕畏哉临床诊疗之余，潜心于中医经典著作的研究，熟读《伤寒论》各种版本，互为应证，深得六经辨证之精髓，临床上应用得心应手；对"温病"各家学说融会贯通，临床并非固执"伤寒"经方，而是在六经辨证的基础上，灵活结合温病学说卫气营血辨证和三焦辨证，每获佳效；潜心《易经》研究，从《易经》汲取医学哲学思维的养分，加深中医学理论的研究学习。著有《伤寒论白文重订本》《脉经论》《中医四诊讲稿》《中医证约简表》等手稿。改革吕氏祖传秘制铜青生产工艺，提高产量，远销海外。研制五胆癀、白带丸、健脾散、铜青痔疮膏等成药，应用于临床。

二

学术特点

（一）《伤寒论》白文研究

吕畏哉博览群书，认为对各家注《伤寒论》应该是择其善而从之，不过"择善"并非易事，他反复温习琢磨，并联系临床实际，才得以分辨"善"和"谬"。他说："从前尊经垂统，未敢有舛者改之，有缺者补之，始终顺旧，殊失仲景原来面目，抑若不推索寻源，焉得温故而知新，择善而从学。"他读书不是人云亦云，不是把古人的医学成果呆板收录、因循守旧，而是以长期临床经验追根究底，大胆对古版校勘，改错正文，补漏补缺，前人"尊经垂统"不敢触动的事，他做了，然能"知新""择善而学"。吕畏哉读《伤寒论》，"非于先温读白文不可"，白文即正文也，他认为"白文不解"而伤寒"全章暗昧"，必须先读熟理解正文，再读注解，否则对《伤寒论》就理解糊涂了。吕畏哉说："倒文不解，求之也佛。""倒文"，即《伤寒论》因古人抄刊、校勘而误写的文字述语，对这种"倒文"必须正确理解，否则死读也无用也。"真义不解，有何医学可言？"这些都是吕畏哉学习《伤寒论》心得之精华。

《伤寒论白文重订本》中吕畏哉自序云："《伤寒论》，张圣遗文，王叔重集，第一重要之处为六经，而第一难解之处亦为六经；六经不解，全书模糊，白文不解，全章暗昧，倒文不解，求之也佛，真义不解，有何医学可言。从前尊经垂统，未敢有舛者改之，有缺者补之，始终顺旧，殊失仲景原来面目，抑若不推索寻源，焉得温故而知新，择善而从学。夫温课非于先专温读白文不可，犹须择善而读之。余自病后，退居畏庐，藉休暇中，乃则搜集前哲改正文句而校订之。例如本论，通行本第一七六条曰：'伤寒脉浮数，此以表有热，里有寒，白虎汤主之。'长沙本作为'里无寒'，桂林本作为'里有热，表无寒'，玉函经作为'白通汤主之'。沈尧封以'寒'字为'喝'字之误，徐亚枝谓'寒'字应作'痰'字解，但经文是否，唯求容易明白，宜取桂林本，文义顺承，为善，特为缮联，归纳分类，余皆仿此，俾便温习，而就正轨，普及见垣，咸通三世。然，不学如余，以管窥天，轻擅删节，割裂全文，曷无愈屑愈塞，贻误后人而获罪先圣，亦何用欤？噫！知吾、罪吾、难尽欲白。"足见其治学之严谨，学识之广博。

吕畏哉在众多古版《伤寒论》中，认为桂林古本"文义顺承，为善"，所以，按桂林古本编注，而不"轻擅删节，割裂全文"，如轻易删割，定会"贻误后人而获罪先圣"。仿桂林古本注改白文，能便利读者温习，而步入正轨，这就是他注改《伤寒论》意义所在。

（二）《温病析理》注解

《温病析理》是吕畏哉之父吕玉书所著。清末民初，吕玉书被誉称"漳州三大名医"之一，博学多才而不入仕途，精研岐黄以医道济世。吕玉书对温热病有着丰富的经验，遇高热昏迷痉厥诸危症，经他治，立除沉疴。吕畏哉秉承家学，深得其要，熟读《温病析理》，多有点评。运用伤暑霍乱神方（生石膏30g，知母15g，洋参6g，旧糙米2g，粉甘草9g，水二碗煎九分）配合淡盐水口服，治疗夏月霍乱，多能应手取效。夏、秋之间，常见吐泄之疾，临床可见脉脱，手足厥，目眶陷，失音，手指螺面皱，汗出如雨，口大渴，腹绞痛，手足转筋，危在顷刻。如不加以辨证，常以为直中三阴，即用四逆汤加大剂量姜、附以回阳，每见死者累累，难以挽救。西医用注射血清，或用白兰地酒，或用樟脑水，亦百无一效。此何故哉？吕畏哉认为盖此症有寒热两证，中寒固有见此症，至于中热，系暑热灼阴，热深厥亦深，所以与中寒一样，甚难分别，唯中暑在目，白轮有微赤，舌苔浊黄浓厚，口大渴，口内干，为分别耳，使医者临证时细心分明，活人顷刻，功不可没矣。大抵此症中寒救回者十无一二，若中热则辨症分明，十救八九矣。白虎加人参汤适应证是邪热亢盛，伤气耗阴，症见表里俱热，干燥而烦；四逆汤适应证是下焦虚寒，浮阳上越，可见面色浮红、口燥齿浮。如不细查，两证常有混淆，遣方用药若误，后果不堪设想。吕畏哉临床有悟："医生一定要亲自用手指触摸舌，如干燥无液，方可用人参白虎；如舌触摸湿润者，方可用四逆汤。"实是临床经验之谈。

《温病析理》及吕畏哉注释，是吕畏哉数十年临床经验的体现，也是"温病学"入门及掌握纲要，便于临床运用的好书。目前，此书已由其子吕慎从整理完毕，待出版。

（三）传统古法工艺——杏园铜青

铜青又称铜绿，始载于《本草拾遗》，是红铜经过处理后长出来的绿色物，具有很强的解毒、祛腐、杀虫的功效。尽管国内制作铜青产家众多，但都不遵古法修制生产，其产品很难体现应有的临床效果。

吕氏独家依法修制铜青，迄今已有400多年历史。其产品质量为行内所称道而远销海内外。因祖传修制法时间长、产量低、成本高，产品供不应求。吕畏哉深入学习经典，开展临床研究。以《本草纲目》记载"近时人以醋制铜生绿，取收晒干货之"的铜青修制法为纲，对吕氏家族祖传密制铜青生产工艺进行改良，制定以"酿造米醋浸铜片，使铜与醋酸自然化合生翠绿色锈衣，刮取之"的铜青生产流程，创造"杏园铜青"品牌。既保证药品的质量，也提高药品的产量。其铜青成品性状为翠绿色，细粒状之粉末，质松脆，无臭味，味微涩，为铜青之上品，是为正统。在全国制造铜绿行业中，唯独"杏园铜青"因优质稳定而长期被作为供给外贸出口的铜绿品种，远销海外。吕畏哉将父亲吕玉书的遗像刻在铁制印章上，盖在每一包出口的铜青包装上，以达到防伪的目的。"杏园铜青"的品牌效应在漳州市《地方志》《科技志》《外贸志》《医药志》均有记载。吕家"杏园铜青"生产技术历代相传，至今仍保存传统古法工艺。

（四）开拓传统发酵曲剂的研究

我国发酵技术在中药炮制中的应用历史悠久，早在4000多年前，就开始利用微生物发酵来酿酒、酿醋、生产酱和豆豉等。并在酒曲的基础上，经发酵后制成半夏曲、六神曲、红曲、淡豆豉等各种药用曲剂。传统中药发酵技术，根据发酵微生物来源，分为曲类发酵和自然发酵中药。曲类发酵是加入特定的曲类进行发酵的过程；自然发酵是利用自然环境中的微生物与药物内真菌的生物转化来实现。通常是发酵基质净制、蒸煮或捣碎，浓缩处理后置于适宜发酵环境下，借助自然微生物活性，使药物"发泡、生衣"的过程。如馨苑片仔癀采用自然发酵，高峰药房在片仔癀中加红曲发酵，采用的是曲类发酵。

吕畏哉认为传统中药发酵炮制技术是根据中医药理理论，依照辨证施治用药的需要、制剂的不同要求，制定发酵炮制的工艺。经他改良、创新的"杏园铜青"修制工艺，其核心技术就与中药发酵技术密切相关。治疗热毒壅盛之剂"五胆癀"的制作过程，充分显示出吕畏哉对中药发酵炮制技术的渊博学识和熟练技能。此方特点是采用双向发酵工艺。双向发酵通过采用中药材作为药性基质来替代传统发酵菌微生物营养基质，微生物改变中药材的药性，中药材中的活性与营养成分为微生物提供碳源、氮源、微量元素等，在此过程中微生物的活性物质也会受中药材影响而改变，它们之间相互作用、相互影响，从而产生新的成分和新的药效，因此称为双向发酵。其子吕慎从采用中药发酵剂炮制工艺，制备治疗幽门螺杆菌的曲剂，经对幽门螺杆菌进行体外抑菌实验，显示其对幽门螺杆菌抑菌率较高。证明双向发酵的优势在于增效和解毒方面，为中药的二次开发、新药的研制等开辟了一条新途径。也是对吕氏家学的发扬光大。

临床经验

（一）温胃健脾方治疗脾胃病

吕畏哉师从蔡潮初，蔡潮初擅治胃肠疾病，主张先辨阴阳，审其有余不足，其理渊源于"脾胃为后天之本"之论。治疗主以"脾欲缓，急食甘以缓之"。吕畏哉秉承蔡潮初之学，对张仲景温中健脾之学、李东垣补中升阳之法、叶天士甘寒养阴之说，兼收并蓄，依据胃阳虚者居多，世人"胃痛十人九寒"临床观察所得，创立"宣阳兼理气"的治法，并组建了温胃健脾方，组成为人参（党参代）、白术、甘草、砂仁、豆蔻、半夏、鸡内金、甘草。方中以人参甘温大补元气，健脾养胃，白术苦温，健脾燥湿为君；干姜辛热，温中焦脾胃而祛里寒，砂仁辛温芳香醒脾，豆蔻辛温，化湿消痞，行气温中，开胃消食，辅助中焦运化，散寒祛湿为臣；半夏辛温燥湿，可降逆和胃，陈皮理气燥湿，厚朴行气化湿，消胀除满为佐；鸡内金消食除积，甘草甘缓和中，调和诸药为使。此方有温中补脾，健胃理气之功。临床治疗慢性胃炎、胃溃疡、十二指肠溃疡等消化系统疾病，随临床症状加减，如胃寒甚者，拘急作痛，得热痛减，或喜热饮，遇寒痛增，加吴茱萸温胃驱寒；瘀血停滞，胃痛如针刺刀割，痛有定处，按之痛甚，入夜尤甚，加三七、丹参、延胡索、五灵脂活血化瘀止痛；脾胃虚寒，胃痛隐隐、绵绵不绝，冷痛不适，神疲乏力，加黄芪、炒白芍、桂枝；若兼证肾阳虚者，形寒肢冷，腰酸膝软，加附子、肉桂补肾阳之类；胃脘胀，胃气不降加公丁香、乌药、佛手、沉香、木香理气降逆；饭食停滞，胀满不消，嗳腐吞酸或呕吐，痞满食积，加山楂、神曲、炒莱菔子、谷芽、麦芽；胀甚者，加枳实、槟榔行气消滞；肝气犯胃，加香附、枳壳、青皮、川楝子、乌药理气解郁；湿盛胀闷满，苔白腻厚者，加藿香、佩兰、茯苓、薏苡仁。

（二）白带丸治脾虚肝郁带下病

带下病，《女科摘要》云："带下多由脾胃亏损，阳气下陷，或痰湿下注，蕴积而成。"《傅青主女科》记载"妇人忧思伤脾，又加怒气伤肝，于是肝经郁火内炽，下克脾土，脾土不能运化，致湿热之气，蕴于带脉之间"。主要原因在于脾虚肝郁，湿浊下注，或肾气不足，下元亏损，伤及带脉，不能约束，治以健脾益气，舒肝解郁，升阳益气，温肾培元，固涩止带。白带丸以健脾舒肝，升阳止带。

处方：白鸡冠花100g，生龙骨180g，生牡蛎180g，白术（土炒）300g，苍术100g，人参60g，白芍（酒炒）150g，山药（炒）300g，陈皮15g，黑芥穗15g，柴胡15g，海螵蛸120g，车前子100g，甘草30g。

制法：取白术、苍术、人参、山药、白芍、柴胡、黑芥穗、陈皮粉碎成细粉，过筛，混匀。白鸡冠花、生龙骨、生牡蛎、海螵蛸、车前子、甘草加水煎煮2次，合并煎液，滤过，滤液浓缩至适（酌留部分包衣），用浓缩液与适量的水泛丸，用留下的浓缩液包衣，干燥，打光，即得。

性状：本品为棕黑色的水丸，味苦。

功能与主治：补中健脾，化湿止带。用于白带色白或淡黄，清稀量多，连绵不断，腰酸体乏。

用法与用量：口服，一次 6g，每日 2 次。

贮藏：密闭，防潮。

此方乃是《傅青主女科》完带汤加减而成，为治脾虚带下而兼肝郁，重在补气健脾，兼以舒肝止带。方中加龙骨、牡蛎平肝潜阳，收敛固涩，补肾止带。白鸡冠花止赤白带，诸药配合，使脾阳升，肾气旺，则带下自止。

（三）五胆癀治疗热毒壅盛之证

其父吕玉书采用《温热经纬》，选其要点，编著《温病析理》，将温病分为内伏、外感两大类。温热为内伏，风温、暑温、湿温为外感。补其要点，让读者更加明白，吕畏哉加以眉注，重点阐明伏邪温病是由内而外的，伏邪内蕴，化热外达，层出不穷；不比外感温邪，由卫及气，自营而血，强调伏气毒邪，治疗注重泄热解毒，凉血散血，自制五胆癀方治疗温热内伏，热毒壅盛，发热，咽喉疼痛、红肿，甚至吞咽困难，饮食难入，张口困难，烦渴，烦躁不安，或眼赤，舌红苔黄，脉实数。此为热毒炽盛，制五胆癀治疗热毒内伏壅盛之证。

处方：羊胆膏 60g，牛胆膏 60g，蛇胆膏 60g，熊胆膏 15g，猪胆膏 60g，生地膏 30g，三七 60g，黄芩 30g，黄连 15g，赤芍 30g，金银花 60g，羚羊角粉 15g，牛黄 15g，麝香 12g。

制法：取羊胆膏、牛胆膏、蛇胆膏、熊胆膏、猪胆膏、生地膏溶解混合均匀，另取三七、黄芩、黄连、赤芍、金银花粉碎成细粉，过筛，混匀，高压灭菌，将牛黄、麝香研细，与上述粉末及羚羊角粉配研，过筛，混匀，以上诸药配五胆地黄膏混匀作锭，后发酵。每锭各发菌丝后，烘干，即可。

规格：每粒 0.3g。

功能与主治：清热解毒。用于火热内盛，咽喉肿痛，牙龈肿痛，口舌生疮，目赤肿痛，痈肿疼痛。

用法与用量：大人 0.3g，每日 3 次；小儿 0.15g，每日 3 次。外用研粉，开水搅匀涂患处四周，勿擦伤口处，每日数次，常保持湿润。

注意：孕妇禁用。

贮藏：密闭。

本方主治热毒充斥之症。方中重用五胆皆具有清热解毒、清肝泄热之功，治疗内火积盛，咽喉疼痛、眼睛红肿、发热；配牛黄清热利胆，羚羊角清热解毒、平肝息风；金银花、黄连、黄芩共奏泻火清热解毒之功；三七、生地黄、赤芍相配，具有清热解毒、凉血散瘀之功；麝香活血通经，载药上行以消肿止痛，泻火解毒，凉血。全方相辅而成，共奏清热解毒之功。

此方特点为采用曲剂发酵炮制。传统发酵是利用自然界真菌、细菌、酵母菌、放线菌等微生物与中药材基质，自然发酵产生。五胆癀通过曲剂发酵，可增强疗效。

（四）健脾散治疗小儿脾虚胃弱积食

疳积乃因乳食不节，积滞伤脾；或喂养不当，脾胃受损，运化失宜，消化吸收功能长期障碍，而形成营养不良之症。临床表现为面黄肌瘦，神疲纳呆，脘腹胀满，食欲不振，大便溏泄等。治疗以健脾消积为法。健脾散以补为消，健脾胃，消食积。治疗小儿消化不良等疾病。

处方：人参 100g，山楂（炒焦）100g，麦芽（炒焦）100g，鸡内金（炒）100g，茯苓 150g，莲子 100g，芡实 100g，谷芽 100g，山药 100g，白曲 20g。

制法：以上前 9 味，粉碎成细粉，过筛，混匀。蒸熟后加入白曲混匀。放入发酵罐中，闻到有中药曲芳香味后取出，经炒香后，即得。

功能与主治：健脾消食。用于小儿消化不良，食欲不振，腹胀，大便溏、次数增多等。

用法与用量：口服，小儿一次 2～3g，每日 2～3 次；大人一次 6～9g，每日 2～3 次。

贮藏：密封，防潮。

本方主治脾虚胃弱，小儿积食之症。脾胃虚弱，运化无力，则食少纳呆；食滞难消，阻碍气机，则胃脘胀满；脾虚生湿，湿邪下注，则大便溏。方中以四神汤，即芡实、山药、莲子、茯苓健脾，配人参补气，加重茯苓用量，意在重补脾渗湿而止泻，使以山药、莲子助其健脾止泻之力，山楂、谷芽、麦芽、鸡内金消食化滞。通过白曲发酵生产大量消化酶，增强消化功能，再加炒熟，提高药物温胃健脾之效，诸药配伍，再发酵，炒炮制，使胃气得合，食欲增。

传统发酵中药质量评价没有严格标准，都是制造人靠自己经验而定，没有标准性，不要随便仿造。因为发酵掌握不好，会产生霉变毒素，对人体危害极大，应采用现代先进的科技监控手段，建立相应的发酵质量标准以规范工艺生产，才能保证发酵中药的质量趋于稳定。

（五）铜青痔疮膏治痔疮

痔疮是常见病、多发病，因饮食辛辣、大便秘结、久坐久立，影响气血运行，湿热下注，结于肛门。铜青痔疮膏，具有清热解毒、活血化痔、祛腐生肌作用。

处方：铜青 15g，冰片 15g，白矾 15g，珍珠 15g，麝香 1.5g，牛黄 15g，木鳖子（去壳去油）75g，羊胆 30g，大枣数枚。

制法：大枣去核，将铜青填满枣内，将枣合紧线扎，煅存性，研为末，其他药分别粉碎成细粉，混匀，取凡士林 775g 及羊毛脂 50g，加热，滤过，放冷至 50℃，加入麝香等细粉，搅匀至半凝固状，制成 1000g，即得。

功能与主治：清热解毒，活血化瘀，祛腐生肌。用于各类痔疮、肛裂，肛周湿疹等。

用法与用量：外用，涂擦患处。

注意：孕妇禁用。

铜青早在东晋葛洪《抱朴子》就有记载，具有解毒祛腐功效。《玉楸药解》记载疗痔瘘杨梅，《卫生简易》记载治肠风痔漏。铜青、密陀僧各一钱，麝香少许，调搽之。此方取之铜青解毒祛腐；木鳖子散血热，消肿，止痛；白矾治痔疮疼痛；牛黄、羊胆清热解毒；冰片配珍珠清热解毒敛疮；麝香消肿止痛。诸药共奏消肿止痛功效。

四 附 录

（一）主要学术著作

《伤寒论白文重订本》，吕畏哉重订，吕慎从整理，漳州地方文献丛刊，内部刊行（漳）新出（2013）内书103号。

（二）继承人

吕慎从，男，芗城区中医院脾胃科主任，副主任医师。

（整理者：吕慎从）

沈国良

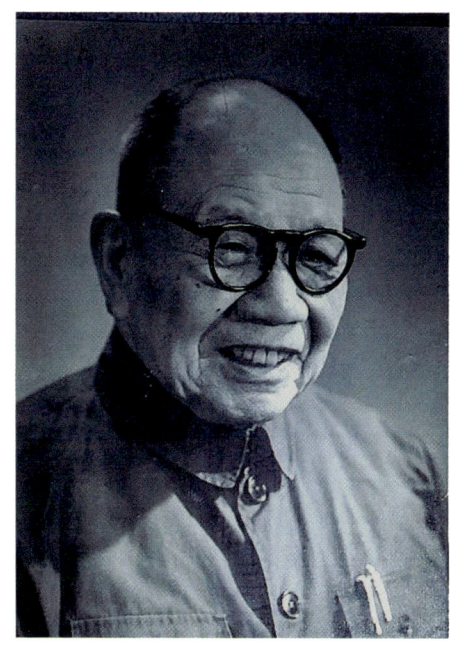

一

医家简介

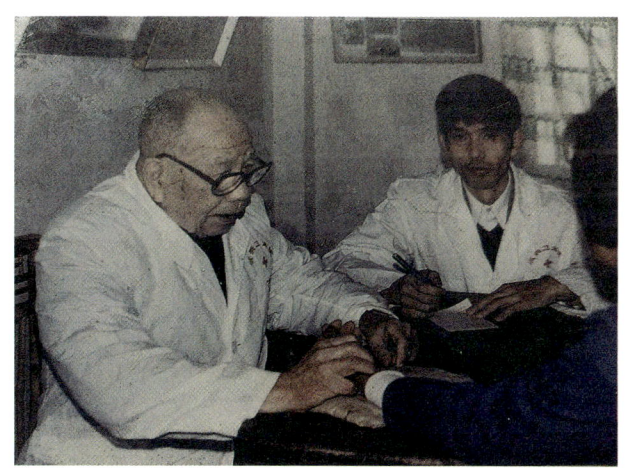

沈国良(1894—1987),男,字高袍,龙岩永定人。15岁前往漳州保生堂拜名师胡伯良学医。民国五年(1916年),在平和县秀峰村创办保生堂诊所;民国十五年(1926年)始,先后在漳州竹林参药行、平和县山格沈李济等药行坐诊;民国二十三年(1934年),远渡南洋至马来西亚吉兰丹开业行医;民国三十年(1941年),毅然回国,悬壶于平和县太和药房。1951年,当选为平和县首届医协会主任;1962年,当选为第二届卫协会副主任;1963年,受聘为福建省医药研究所特约研究员,福建省中医学会会员,平和县医学顾问,平和县城关卫生院副院长,中医内科主治医师;1984年,福建省卫生厅授予他"福建近代名医"称号。

沈国良多方拜师,熟读经典,积累丰富的实践经验,以善治疑难重症而著称。学术上自成一家,把中医气血津液的理论灵活应用到对内、外、妇、儿科杂病的认识,创立从"气、血、水"对杂病进行辨治的思维模式。沈国良重视学术经验传承,著述颇丰,在省、市、县各级期刊上发表学术论文、医案医话32篇。撰写《沈国良医案医话》3集,毫无保留地把自己毕生临床经验、研究所得,留于笔端,以示后人。

二

学术特点

(一)倡导"气、血、水"的生理、病理观

沈国良对中医气血津液学说有独到的体会和认识,运用"气、血、水"理论维护健康、认识疾病、指导诊疗;根据"气、血、水"生理特性,提出"宜顺不宜逆、以通为用",调达"气、血、水"通道为要的治疗理念;洞察"气、血、水"与脏腑的密切联系,提出"气以通为补,血以和为补,水以行为补"的"通补"观点。

1. "气、血、水"之生理

(1)"气、血、水"的本质

"人之所有者,血与气耳","血气已和,营卫已通,五藏已成,神气舍心,魂魄毕具,乃成为人"。沈国良认为"气、血、水"三者乃人身之本,是人体产生功能和维持生命活动的资源。"一阴一阳之谓道","气"者无形,属阳,其运动产生的变化是脏腑生理功能的具体体现,包括"升、降、出、入"等运动形式,体现在生命活动的各个环节,贯穿于生命周期的始终;"血、水"二者有形,属阴,是脏腑生理功能活动的物质基础。

(2)"气、血、水"的特性

"气、血、水"三者皆涵蓄于脏腑之中,运行于经、脉、皮、肉、筋、骨、络、膜之间,昼夜不息,周而复始,衡而不偏,顺而不逆,生生不息,化源无穷。"气"是主导生命活动的动力,"血、水"随"气"而行周身,正如《血证论》所言"运血者即是气","气行则水行,水行则血行",三者缺一不可,各司其职,互相为用。保证机体物质代谢和能量转化的同时,实现组织器官各自功能的正常发挥。

(3)"气、血、水"与脏腑功能

"凡入口者,不出乎饮食之二,化为三物(气、血、水)","饮入于胃,游溢精气,上输于脾,脾气散精,上归于肺,通调水道,下输膀胱,水精四布,五经并行"。"气、血、水"三者同源共生,皆赖脾胃的生化、肺的通调、心的推动、肝的疏泄、肾的温煦。脏腑功

能的正常活动是"气、血、水"生成、输布的前提基础。反之，脏腑功能活动又皆以"气、血、水"循行为养，而以"气"为主导，是为动力之源泉。

2."气、血、水"之病理

沈国良认为疾病的发生无不与"气、血、水"的盛衰畅滞密切相关，外感六淫，情志不遂，饮食失宜，导致阴阳失衡均以"气、血、水"反常积聚为先。三者蕴积体内，日久成毒，待引而发，在内外交攻之下而形成各种病变。正如《医范》所云"三物之精，循环则为养，停滞则为病，失其常度，则或急或逆，或虚或实，诸患萌起，各异其状"。人体以"气、血、水"正常为本，生命活动以"气、血、水"通调为用。沈国良认为三者不通，包括"气滞""血瘀""水毒"，是疾病发生发展的常见病机。根据"气、血、水"之间与脏腑的密切联系，他认为气机失调是疾病发生的关键，正如《黄帝内经》所言"百病生于气也"。

"气"与诸脏腑密切相关，气滞多以肝失疏泄为先，因肝主调节人体气机，诚如《读医随笔》所言"凡脏腑十二经之气化，皆必藉肝胆之气化以鼓舞之，始能调畅而不病。凡病之气结、血凝、痰饮、肿……皆肝气之不能舒畅所致也"。"气、血、水"反常者，通过纠正失调的脏腑功能，可恢复其正常状态，则痰浊、瘀血、水毒等病理产物无所由生，风、寒、湿、热等内外邪气无所依附。

"血、水"有赖"气"之推动，得以生化、输布、发挥滋润濡养全身的功能，"血瘀""水毒"的发生多以气机失调为先。心主血脉，其属君火，气机不调则肾水无法上济心火，心火亢盛则扰乱神明。"水"即津液，是人体精微物质、冗余浊物代谢的主要载体，全身气机失调则津液输布不利，内停之水常化湿生浊。精微物质代谢与冗余浊物排泄与胃、大肠、小肠密切相关，加之胃为多气多血之海，胃肠壅滞者多蕴热化火，故临证见湿热内蕴，肠腑积滞，热结成毒。临证重症者多因"气、血、水"三者逆反为病，急变多端，迁延病久者致"气、血、水"脱者难疗，气逆冲肺发为肺厥，血逆冲脑则脑裂，水逆冲心发为心厥，皆属危候。

妇科之病，沈国良认为其病机与诸病同，其所异者，因其经、带、孕、产、乳等特殊功能而症状表现有所不同。"气、血、水"通过冲、任、督、带、胞络、胞脉运达胞宫，为完成胞宫的特殊生理功能提供基本物质，三者之间互相依存、互相协调、互相为用，故三者不通之"气滞""血瘀""水湿"亦是女科病常见的病因病机。

（二）"气、血、水"三因证治

沈国良根据60余年的治疗经验，总结出因"气、血、水"反常为病的三因证治观点。明察主次多寡，按"气、血、水"与五脏六腑的关系，将疾病归属于呼吸、血脉、消化，并立3条治法，分别为升清降浊法、化瘀生新法、涤陈纳新法。

1. 内科病之"气、血、水"三因证治

沈国良对杂病的诊断，大体分为气滞、血瘀、水毒，再根据"气、血、水"三者与五脏六腑功能的关系将杂病大致归属于三大系统，相应确立三大治则以指导临证应用。

（1）气滞痰阻，主以升清降浊

肺主一身之气，司呼吸，主行水，肺气宣发与肃降运动协调维持着呼吸和行水功能，若肺气升降失调，则出现呼吸失常和水液输布代谢障碍，痰饮积聚其间为病，当用升清降浊法。略举方药如下。①麻杏石甘汤：用治春温痰滞咳喘，鼻翼煽动，口渴引饮等。处方为麻黄6g，苦杏仁18g，石膏48g，甘草6g，水煎服，儿童量酌减。②生姜竹沥白矾汤：用治浊痰上壅喘急，抽搐，晕倒，不省人事等。处方为生姜汁9g，竹沥汁6g，白矾1g，调温开水半碗灌服，儿童量酌减。③二陈汤：用治痰饮胸痛，喘不得卧等。处方为茯苓9g，半夏9g，陈皮3g，甘草3g，竹茹15g，枳壳3g，刀豆壳9g，瓜蒌9g，水煎服，儿童量酌减。

（2）血脉瘀滞，主以化瘀生新

心藏神，主血脉，心气推动血液循环于周身，濡养各脏腑、经络、形体、官窍；肝主藏血，疏泄有度，调畅情志，二者共同维持血液的正常运行，保证正常的精神活动。总之，血脉常因邪气搏结，或寒或热，致瘀血凝结，壅滞脉道为病，皆宜用化瘀生新法。略举方药如下。①三黄泻心汤加味：用治血热攻心，精神错乱，狂叫怒骂，烦躁不得眠等。处方为大黄9g，黄连9g，黄芩9g，桃仁9g，水煎服。②地黄芍药丹皮三七汤：用治肝火郁怒，血不归经，败血流窜，肤起黑斑，鼻血、龈血逆流不止等。处方为生地黄24g，白芍12g，牡丹皮9g，三七9g，水煎服。③三七玉桂桃仁牛膝归芎汤：用治死胎，葡萄胎，产后瘀血不止等。处方为三七9g，肉桂4g，怀牛膝12g，桃仁9g，当归9g，川芎9g，水煎服。

（3）水湿积热，主以涤陈纳新

胃主受纳，腐熟水谷；小肠受盛化物，分清（尿液）泌浊（粪便），主水道；大肠传导糟粕，主津。三者属六腑，其性均以通降为顺，常因饮食不节，积聚陈腐酵浆，滞结日久，蕴湿化热为病，当用涤陈纳新法。略举方药如下。①调胃承气汤加味：用治胃肠积热，幽门积塞，胃气上逆，呕恶不止等。处方为大黄9g，芒硝9g，炙甘草9g，豆蔻3g，薄荷3g，水煎服。②王不留行合桃仁承气汤：用治阑门积塞，发热肿痛，大小便闭等。处方为王不留行18g，白芍9g，大黄6g，芒硝9g，桃仁9g，桂枝9g，甘草3g，水煎服。③生四物汤加味：用治魄门热结红肿，便秘痔血，头晕目眩等。处方为生地黄18g，川芎3g，当归3g，赤芍9g，金银花9g，菊花9g，牡丹皮9g，桃仁9g，大黄9g，水煎服。

2. 妇科病之"气、血、水"三因证治

沈国良认为妇人病与诸病同，其有所异者，经、带、胎、产及其杂病是也。经有迟、早、

闭、崩之分，带有赤、白、黄、青、黑之别，杂病多端，医者必先细察其病因，慎详其病理，明达其症状，运用相应的方法以治。

（1）月经病多因肝脾二脏失调，宜疏肝行气兼健脾养血

基于"气、血、水"的认识及其与脏腑的关系，"气血冲和，则百病不生；一有怫郁，则诸病生焉"。沈国良认为经血需随气而行，下行为顺，月经病属实者多以肝失疏泄、郁而化热、气滞血瘀为主；虚者多以中土不足致气血两亏为主要病机。其中，月经不通及月经不调者主因肝郁气滞，可致血瘀、郁火或肝木克犯脾土等证，最终导致胞宫之血当藏不藏，当泻不泻，故而出现经行不畅、经期失常等症。经血上逆者主因肝经郁热或化火致肺肾阴虚火旺，导致冲脉气盛、血热循冲脉经络上行，损伤上部血络则见衄血、吐血等症。临证虽多方多变，但总以逍遥散、归脾汤为基本方。因女子多郁，常以逍遥散为疏肝解郁之主方，处方为当归3g，白芍9g，柴胡9g，茯苓9g，白术6g，甘草3g，生姜3片，薄荷2g。血热逆行者则以疏肝凉血为主，投生四物汤合丹栀逍遥散以治，处方为生地黄18g，川芎3g，当归3g，生白芍9g，牡丹皮6g，黑栀子9g。

妇人又多因经、产等致气血不足，因脾胃乃气血生化之源，故以归脾汤补气生血，处方为当归5g，白术6g，黄芪9g，茯神9g，炒酸枣仁5g，党参12g，木香3g，远志5g，炙甘草5g，龙眼肉8粒，生姜3片，大枣2粒。

（2）带下病多为湿热偏胜所伤，宜清热渗湿或和中化湿

沈国良认为带下病多因"水"为湿热偏胜所伤，下注胞宫而为病。带有五色之别，热胜湿者，伤血分多属赤带；湿胜热者，伤气分多属白带；湿热交蒸，黄白带盛；惊动过急伤胆气者见青带；气血凝滞则为黑带。妇人带下为常见病，青、中、老年均有患之，五带的症状也与年龄有关。如青年者气血旺盛，热胜伤血，多赤带；壮年者气血与淫欲混合，湿胜伤气，多赤带或黄白带，或纯黄带兼阴道虫痒；中年者因生育过多，气血较虚，湿郁不化，多白带或稀清白带；老年者气血衰弱，运化失宜，间有白带稀清或带下量多者。健康妇女阴道流少量透明黏滑色白液体，其排出量与体内雌激素水平的高低有关，故在排卵期、妊娠期及月经前后分泌较多，临床上应结合症状加以区别。

沈国良认为黄带湿热居多，湿热带下的治法宜清利不宜止涩，但可以选用既能清利湿热又能收涩之药，如椿根皮、白冠花等配合应用，疗效较佳。又湿热带下已久，亦可选用止带之药如莲须、芡实等，取通中兼收之意，常可提高疗效。兹略举方药如下。①若症见面赤，口苦口渴，不欲饮食，四肢疲倦，经量少，经后赤带流连至今已十余天，舌苔黄厚，边红赤，脉弦数。此属湿热伤血分之赤带病，以平肝、凉血、清热，方用生四物汤合丹栀逍遥散加黄连黄柏汤治之。处方为生地黄15g，川芎3g，当归3g，白芍9g，柴胡9g，苍术6g，茯苓

12g，甘草 3g，牡丹皮 6g，黑栀子 6g，黄连 6g，黄柏 6g，薄荷 3g。②若症见面目俱黄，口唇干，纳呆，下腹痛，黄白带盛，浊滞腥臭，舌苔黄白厚，脉沉数。此属湿热交蒸黄白带，宜清热燥湿、定痛止带，以三黄四苓香砂茵陈合剂治之。处方为山栀子 6g，黄芩 6g，黄柏 6g，苍术 6g，茯苓 9g，猪苓 9g，泽泻 9g，香附 6g，砂仁 6g，茵陈 6g。③若症见面色淡黄，体瘦疲倦，口不渴，月经先后不定，白带量多，胶滞腥臭，舌苔薄白，脉沉弦数。此属湿热白带，宜清热渗湿，以四苓散合四神汤加味治之。处方为茯苓 12g，猪苓 9g，泽泻 9g，山药 9g，莲子 9g，芡实 9g，白果 12g，薏苡仁 9g，鸡冠花 4g，萆薢 9g，茵陈 4g。④若症见面色淡黄黧黑，口不渴，唇白，下腹痛，白带稀清量多，连绵不止，四肢冷，舌淡红，脉虚沉。此属寒湿下注白带，宜温中化湿、回阳复脉，用桂附理中汤加香砂急治之。处方为党参 12g，白术 9g，黑干姜 6g，炙甘草 5g，肉桂 5g，淡附子 5g，木香 3g，砂仁 3g。服两剂见效后用归脾汤善后。

（3）胎有真假之辨，假胎者多因气血凝聚湿邪为患

妇人既孕而能注意摄生，则阴阳平衡，气血调和，病无由生。反之，则气旺而热，热则耗血而胎不安，或气虚血衰，濡养不足，胎元不固，或营卫不和，腠理开疏，外邪盛之而为病。沈国良言妇人怀胎有真假之辨，真胎是由于男健女康、阴精阳壮，会合互施混结而成，按日成长，期达 280 天，应时安全出产者。假胎是因男子阳气不壮、女子阴血不充，精血虽凝而终不成形，其在会合互施之际，湿浊混结而成的水疤胎，症见经停数月，有恶阻状，腹部异常增大，按之软而不实，隐隐作痛，阴道反复流血或下水疤如虾蟆子。治疗以下胎祛瘀为主。如张景岳云："此不过由本妇之气质，或以邪思蓄注，血随气结而不散；或以冲任滞逆，脉道壅瘀而不行。是皆内因之病，必非外来之邪，即血癥、气瘕之类耳。当以癥瘕之法治也。"投以三七玉桂桃仁牛膝汤加味，处方为三七 6g，肉桂 3g，怀牛膝 12g，桃仁 9g，雄黄 0.5g，朴硝 9g，水煎服。若服后 6h 胎动转移未下，原方再进 1 剂，约 24h 即见水疤胎及胎盘完整齐下而获效。

（三）饮食摄生强调"以通为补""以防为主"

传统医学养生保健意识源远流长。基于中医学"治未病"的思想认识（包括未病先防、既病防变、瘥后防复），沈国良强调恢复身体机能、维持健康长寿的目的绝非依靠药物，必须依靠一定的养生保健方法才能实现，并自拟《健身四字经》以示后人："健身之道，诵四字经。注重体育，结合卫生。天明即起，跑步操行。打拳运动，强骨壮筋。刷牙擦脸，漱口涤涎。洗澡清洁，衣服常更。饮食营养，三餐如然。淡饭稀粥，蔬菜荤腥。配合五味，适宜调烹。不喝酗酒，少吸香烟。居住其所，空气新鲜。七情抑郁，丝竹管弦。诗词歌赋，咏韵无停。耐劳耐苦，克俭克勤。自谨自慎，自励自勉。有决有节，有信有恒。坚持到底，益寿延年。健身之道，诵四字经。"其常年持之以恒，越耄耋之年仍精神抖擞、耳聪目明。其临床特色的另一个方面是重视饮食宜忌，如《黄帝内经》所云："病热稍愈，食肉则复，多食则遗，此其禁也。"平时倡导应遵"五谷为养，五果为充，五味为调"的养生之道，重视饮食对疗效的影响。

基于"气、血、水"的生理病理观，沈国良认为实现健康长寿的目的亦非世俗单纯进补所能及。他对补法的见解独到，主张"气以通为补，血以和为补，水以行为补"，反对盲目进补的世俗偏见，如《金匮要略》首篇强调："若五脏元真通畅，人即安和。"此处不谓虚衰，尤言"通畅"，可见其在维持人体正常生命活动中的重要性。

三

临床经验

（一）"四消饮"方治疗中医外科疑难杂症

基于"气、血、水"的生理病理观及对民间验方、道地药材的研究，沈国良善于以"象思维"理解中草药不同部位的作用，提出"以核散核，根瘤散结，以藤穿径，中空通络"的用药规律，独创"四消饮"等方用于多种疑难杂症，包括瘰疬、痈、疽、瘤、疝核等。

药物组成为佛掌榕18g，忍冬藤12g，山甘草12g，王不留行18g。

佛掌榕别名毛桃根，形如手掌，故名，因其分叶而有三叶毛桃、五叶毛桃、七叶毛桃之分。临床以五叶毛桃多见，民间以七叶毛桃为优，多以根入药，性温，味甘、微苦，功擅行气活血，祛风除湿；王不留行别名野牡丹，性温、平，味辛、甘、淡，主入气血经络，根瘤入药，解毒散结；忍冬藤别名金银花藤，性寒，味甘、苦、微涩，主穿经入络，功专散结，解毒祛湿；山甘草别名玉叶金花，性微寒，味甘、淡，主入经络，通关达窍，具散结、解毒、利水之功。沈国良认为瘰疬、痈、疽、瘤、疝核等症与反常的"气、血、水"积聚壅滞其间密切相关，故以此四药相伍，功专解毒散结，症证同治。

（二）儿科急症主张运用散剂

儿科有"哑科"之称，因之于不懂事理，不善表达。沈国良认为临证务必明察，小儿生理特点为脏腑娇嫩，形气未充，生机蓬勃，发育迅速；小儿病理特点是发病容易，传变迅速；脏气清灵，易于康复。细问乳母病情，并根据望食指脉络辨别三关五色、深浅浮沉合参诊断，分属阴阳、表里、寒热、虚实而论治。鉴于小儿发病急速，而其所用剂量偏少，煎煮不易把控，汤剂多苦涩难以喂服，沈国良基于小儿的生理、病理特点，结合乳食积滞，多痰浊湿热为患的临床所见，总结出"青珠散""降痰丹""白六散"等多种制剂用于治疗小儿常见的惊风、热证、痰厥、咳喘、吐泻等急危重症，用之便捷，显效迅速。

1. 沈氏青珠散

药物组成为滑石18g，甘草粉30g，青黛10g，朱砂10g，冰片1g。方中加人中白1.5g即为沈氏白六散。共研细末。功效为清热息风，凉血解毒，化痰开窍。用于小儿常见的风、热、咳、痰、泻五症。白六散有增强清热降火、消瘀止血的作用，用于兼见血热引起的鼻衄、血痢诸症。1～2岁每服5g，分10次冲开水服，3小时1次；3～5岁每服9g，分6次冲开水服，3小时1次。

2. 沈氏青黄散

药物组成为青珠散加大黄末20g。共研细末。功效为清热祛湿，凉血止痢。用于小儿湿热痢疾。常发于夏、秋之间，因湿热偏胜，交相蒸迫肠道，伤及气血。症见腹痛，里急后重，便下不爽，胶滞赤白，其症重者，兼见高热神昏，口干烦渴。1～2岁每服5g，分10次冲开水服，3小时1次；3～5岁每服9g，分6次冲开水服，3小时1次。

3. 沈氏降痰丹

药物组成为沉姜粉30g，明矾9g。共研细末。功效为豁痰开窍，息风止痉。用于顽痰上壅，通关闭塞以致猝然发作之中痰惊风症。症见突然作惊，四肢抽搐，双目上视，牙关紧闭，项强刚直，脸青唇白等。每次0.5～1g，分5次冲开水服。

（三）善用单味青草药解儿疾忧

由于青草药熬煮的汤液具有鲜爽、微甘等口感特点，小儿容易接受，沈国良常取单味道地青草药治疗儿科常见病症，药简力专，兹略举如下。

1. 初生儿黄疸

多因蓄瘀在腹，出生后母乳未通，饲以赤糖水，更因母食鸡酒或猪肝酒等燥热之品，乳汁给婴儿食后3～5天发生黄疸。药物为葫芦茶。味苦、涩，性凉。药用全草部位。功效为清热解毒，利湿退黄。6g煎水，加蜂蜜少许内服。

2. 小儿眼赤肿

多为外感疫疠之气所致，或兼肺胃积热，内外合邪交攻于目而发。发病迅速，患眼白睛红赤，或见白睛溢血成点成片，涩痒交作，怕热羞明，眵多胶结，多双眼或先后发病。药物为一枝黄花。味辛、苦，性凉。取全草或带根全草。功效为疏风泄热，解毒消肿。1岁以内婴儿5g煎水，加蜂蜜少许内服，外用洗眼；1岁以上小儿用10g炖清水加蜂蜜或白糖服，其效甚速。

3. 小儿湿热疔毒

主因肝胆湿热蕴结成毒，多发生在胸连颈脸或串缠颈缠胸、缠腰等处（又名飞蛇），不知治法，也有致命者。药物为海金沙藤（罗网藤）。功效为清利湿热，散痛消肿。用海金沙藤一撮，新瓦煅透，擂动搅茶油涂患处，3日即痊愈。

4. 小儿咽喉红肿

多因风热犯肺所致，兼见高热，乳汤难下状。药物为白花旱莲草。味甘、微苦，性寒，无毒。功效为清热解毒，凉血消肿。白花旱莲草适量捣汁，调蜜频频灌服。

5. 小儿水泻不止

多因湿邪蕴结肠道所致。药物为毛将军叶。味苦、涩，性平。功效为清热，利湿，止泻。用经霜厚毛将军叶12片，水炖服。

6. 小儿脾虚水肿

药物为地胆草（丁伽夫根）。味苦、微辛，性平。功效为利水消肿。地胆草12g加糙米1匙，煎水常服甚效。

7. 小儿小便闭

膀胱蓄结湿邪瘀血所致，兼见腹痛。药物为白花地棉根。功效为散瘀逐水。白花地棉根30g，水煎频服甚效。

8. 小儿血痢

血热搏结肠道所致，兼见高热口渴。药物组成为白花旱莲草、酢浆草（鹁鸠酸草）。功效为清热解毒，凉血利湿。鲜白花旱莲草150～200g，四叶鹁鸠酸草75g，捣汁过滤，加2次泔水半碗，调蜜少许和匀，频服。

（四）崩漏多从"虚""瘀"论治

崩漏是常见的妇科病之一，沈国良认为其发病多虚多瘀，证属虚实夹杂。《黄帝内经》有言："人年四十而阴气自半。"妇女年近更年期者，天癸将绝，肾精亏虚，阴不足而阳相对有余，故多有心烦郁怒，生热化火，扰乱冲任，阴伤血损，血少质黏，滞而为瘀，血不得归经或火迫血妄行，崩漏而下。育龄期妇女若由于人流刮宫，或自然流产，或产后奇经内损，冲任气虚，血行难畅；或气虚寒客，瘀血内阻；更有流产后自服呆补之剂或止血之药，瘀血不去，难免淋漓不止。"虚"与"瘀"有着内在联系，相互为病，而"瘀"是导致崩漏的直接因素。

对于崩漏的治疗，方约之有"塞流、澄源、复旧"三法，指出"治崩次第，初用止血以塞复流，中用清热凉血，以澄其源，末用补血，以还其旧"。然而，沈国良每于临证时常言不能一味固守遵循如此规矩，一见崩漏之血便塞流。中医学有"瘀血不去，新血不生""宜行血不宜止血"之论，"气不足则血不行，血不行便留瘀"。故当遵"血实宜决之，气虚宜掣引之"的治疗原则，立益气活血法，佐以温宫散寒或清热消瘀。

具体方药为益气活血汤，党参 30g，川三七粉 6g，肉桂 6g，人中白 5g。党参益气且具鼓舞消瘀药之力，川三七散瘀止血，肉桂补虚散寒，人中白清热祛瘀止血。消补兼施，寒热并用。若有寒盛者，加温经辛散之干姜，不用炮姜；虚烦有热者，加牡丹皮、金银花；瘀痛较重者，加丹参；血热互结、痛甚加金银花、大黄、桃仁祛瘀解毒，荡涤胞宫。临证运用时，灵活进退、功效显著。本病瘀去血止后，可用十全大补汤、封髓丹以及龙骨牡蛎、龟甲、鹿角霜之类，以善其后。

（五）产后诸症治验

产有正常与不正常之异，正常产者，即怀胎足月，应期顺产，无所阻碍，如瓜熟蒂落之义；不正常者，临期不产，腹痛不止，交骨不开，不能忍痛，用力太过，迫使胎儿产出不顺，或横阻宫中，或手先露，或脚先出，难产异状，叠见其来，在此急需助产士结合手术助产，或剖腹取胎。

1. 产期感冒

头痛体痛、腹痛腰酸、微寒微咳、胎动延期未产者，每以"保生无忧散"，连服 2 剂，确有疗效，此方近代医家有采用，民间普遍信靠。处方为当归 5g，川芎 5g，白芍 5g，菟丝子 5g，川贝母 3g，生黄芪 3g，荆芥 2g，川厚朴 2g，艾叶 2g，羌活 2g，甘草 2g，生姜 3 片。

2. 临产交骨不开以致难产者

常用归芎汤加龟甲、枳壳以宽骨开交法，多有取效。处方为当归 18g，川芎 12g，炙龟甲 12g，炒枳壳 9g，先服 1 剂并渣，服后 2h 未见下胎，可用原方速煎再服，屡屡见效。

3. 产后血症

流血过多引起血崩血脱症，沈国良常用如下急救二法。①速采生艾叶约 240g，半数捣汁，半数炒热加盐少许，煮水一大碗过滤合生艾汁调匀与服。②用红参 9g，正川三七 9g，两味切碎泡开水半碗，速炖出味灌救，取效甚多，方中红参色赤入血分，味甘、微苦，补益心脾气血，川三七色黑带青，质实性平，味甘、微辛，通脉荣筋骨，二药合用为益心脾、固肝肾、救血脱、复元气之功效。

4. 产后瘀血停滞

凝结成团成块作痛者，俗名血母痛，产后患此者甚多，有 80% 以上，常拟祛瘀生新法，用生化汤。处方为当归 18g，川芎 12g，桃仁 3g，黑姜炭 3g，炙甘草 2g。轻者服此方 1～2 剂，重者用川玉特效散。处方为正川三七 6g，上玉桂 3g，共打细末，分 3 包，按 3 次冲酒水各半服，2 小时 1 次。

四 附 录

（一）主要学术著作

（1）《沈国良医案医话（第一集）》，沈国良著，朱元杖、赖文昌、陈建舜等整理，1978 年由平和县医学科学研究所、平和县城关公社卫生院编印。

（2）《沈国良医案医话（第二集）》，沈国良著，朱元杖整理，1979 年由平和县卫生局、平和县医学科学研究所编印。

（3）《沈国良医案医话（第三集）》，沈国良著，朱元杖整理，1983 年由平和县卫生局、平和县医学会、平和县医学科学研究所编印。

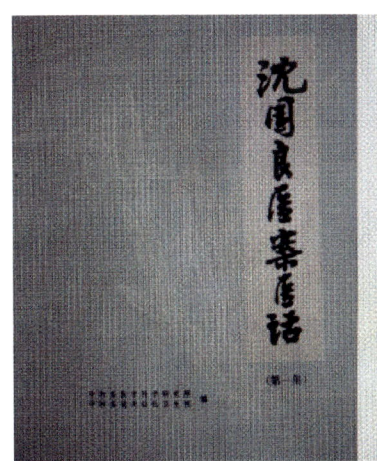
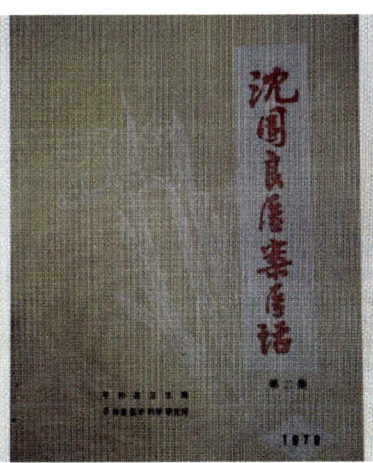
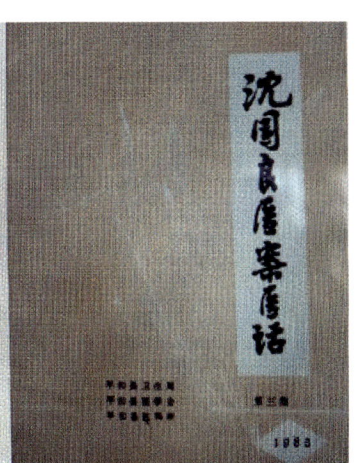

（二）代表性学术论文

（1）朱元杖. 沈国良老师的学术观点与临床经验 [J]. 福建中医药，1987（4）：4.

（2）朱文真. 沈国良老中医治疗崩漏经验录 [J]. 福建中医药，1986（4）：37.

（3）朱元杖. 老中医沈国良医话三则 [J]. 福建中医药，1984（6）：44.

（4）《论中医"气、血、水"》收录于《福建省龙溪地区老中医学术经验汇编》1984年第四辑第13～17页。

（三）继承人

沈姗怡，女，2021级福建中医药大学中医学博士在读。

（整理者：沈姗怡）

徐梦龄

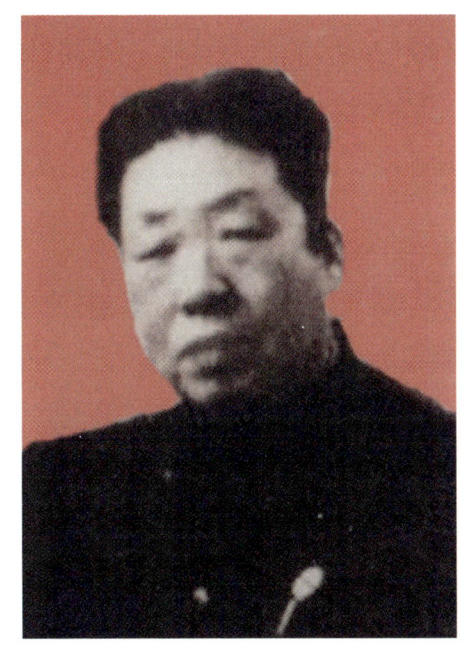

一

医家简介

徐梦龄（1899—1959），男，字子寿，漳州芗城人。民国五年（1916年），徐梦龄拜儿科名医黄鸿初为师，两年后到厦门拜名师学医；民国十年（1921年），回漳，在龙溪埔下村开设"延龄寿"诊所；民国二十二年（1933年），诊所迁址巷口街，改称"神州药房"。1950年，与刘远年创办"中医义诊所"，任医务主任；1953年，徐梦龄发起组建漳州市中医第五联合诊所，后改名为漳州市中医联合医院；1959年，漳州市中医联合医院被龙溪专署接管，成立龙溪专区中医院，徐梦龄任第一任院长。

徐梦龄曾任龙溪县中医师公会常务理事和国医研究社副社长，漳州市卫协副主任，福建省中医研究委员会委员。

徐梦龄医疗知识广博，临床各科均有研究，抗战时期，鼠疫流行，他对症施治，并编写《鼠疫验方》，流传四方。在龙溪专区中医院工作期间，著书立说，先后编写《麻疹治疗手册》《妇科病学》《儿科病学》等多篇医著。他以妇科著名，是龙溪专区中医院中医妇科创始人。徐氏妇科，自成系统，特色突出，疗效显著，尤其对妇科血症、胎病的治疗有独到之处，对小儿麻疹、急惊风、疳积等也颇有经验，《闽南中医》刊物常刊载他的医学论文。他还自制药方，如肥儿散、定痛丸、胃愈散等，临床疗效显著。

学术特点

(一)"安胎"法为补肾以固胎之本,培脾以益血之源

徐梦龄认为"安胎"首先要断定有无妊娠和可安之胎。脉象仅可作为妊娠的诊断参考依据之一。一般在停经40天左右,两手出现滑脉,这是妇女有孕的标志,如《黄帝内经·素问·阴阳别论》说"阴搏阳别谓之有子"(阴指尺脉,阳指寸脉,尺脉搏动显著滑于寸脉),就是这个意思。但滑脉不是早妊妇女特有的脉象,故诊断也不可能是绝对的,结合临床症状和体征进行判断则更加准确。胎病的治疗原则,大多是治病与安胎并举,但亦有因葡萄胎、胎死腹中,或胎坠难留等胎元不正的情况,安之无益,反而有损于母体者,则宜下胎以养母。安胎之法,以补肾培脾为主,补肾为固胎之本,培脾为益血之源,本固血充,则胎自安。

安胎宜健脾运。妇人妊娠之后,气血流通胞宫以养胎,脾健则生化有源,气血充足。脾为一身之津梁,主内外诸气,而胎息运化之机,全赖脾土。故古人立健脾安胎之理论,举白术为健脾安胎之要药,有其卓见。白术能运脾气,尚能利水燥湿以退肿满,具旺盛新陈代谢之功能。新陈代谢功能旺盛,身体自然健旺,胎儿也安如磐石,且妊娠代谢产物,特别是有余之水湿不致停聚,从而也可以预防妊娠子肿、子痫等疾病的发生。

安胎宜固肾气。肾为水火之脏、肾之水火为五脏阴阳之源泉动力。五脏之阴非此不能滋,五脏之阳气非此不能发。肾气又为冲任胞脉之根蒂,故赵养葵有"两肾俱水火之源,为胎元所系"之说。胎气系于肾,肾固胎自安,也是中医妇科长期实践的总结。故诸如桑寄生、杜仲、续断等补肾之品,也为临床安胎常用之药。

妊娠宜清营养血。先天精血相合,始而成胎。固妇人月事不行,血注胞宫以养胎。妊娠贵其气血平和则胎安。若气旺血热,血海不宁,则胎气易动而多坠,是以朱丹溪力倡胎前最宜清热,令血静循经而不致妄动,提出胎前以清热养血为主,并以黄芩为清热安胎之要药,后世医家也多赞赏。黄芩清热降火,又配白术健脾渗湿,既能促使妊娠代谢产物得以排泄,也能防止妊娠毒血症的出现。

妊娠宜开郁顺气。气之与血,相互为用,气为血帅,血为气母,气行则血行,气滞则血瘀。妊娠血聚养胎,血聚则气也易结,所以胎前不宜动血但须舒郁顺气。汪石山说:"盖胎既成,由母之气血蓄养之,气血积聚则易郁。是以先贤每以黄芩以清郁热,香附以开郁行气使胎安。黄芩乃清营安胎固好,但用香附开郁行气,有嫌香燥之虞。"临床上,徐梦龄善用紫苏梗取其和缓,开郁气而不伤胎元,似更恰当。

徐梦龄强调治疗妊娠病处方用药宜有选择。凡峻下滑利、行血破血、耗气散气等药都要

忌用和慎用以防耗津液、伤气血、损胎元。针灸尽量避免，尤其是对下腹部取穴更宜慎重。外敷膏药恐直接伤胎，亦应谨慎使用。

（二）冲任二脉从属于肝脾肾的理论研究和临床实践

中医对妇科的生理病理认识均以冲任为纲，《妇人良方》曰："妇人病有三十六种，皆由冲任劳损而致。"清代徐灵胎也言："冲任脉皆起于胞中，上循背里，为经脉之海，此皆血之所从生，而胎之所有系，明于冲任之故，则本源洞悉，而后所生之病，千条万绪可以知其所从起。"徐梦龄认为冲任二脉的生理病理突出表现于妇女的经、带、胎、产。冲为血海，任主胞胎，因此，冲任充盛，则体健经调，胎产正常，如果受各种因素而产生病变，则血海不能按时满溢，胞胎亦无所系，就会引起月经不调、经闭不孕、产后恶露不行等疾病。然而冲任二脉又必须接受来自脏腑气血的滋养始能发挥正常的作用。冲任二脉的始末与循行，与足少阴、足厥阴、足太阴经脉相通，故冲任二脉是和肝、脾、肾三脏关系密切。因此，冲任二脉的生理功能可以说是肝、脾、肾三脏功能的体现，其所表现的证候也是肝、脾、肾的证候。盖肾为先天之本，主藏精；肝藏血，主疏泄；脾为后天之本，主统血。倘若肝、脾、肾任何一脏发生病变，都会直接影响冲任二脉的病理变化。妇女月经、胎孕、产育、哺乳等就是脏腑、经络、气血所化的功能作用于冲任二脉的具体表现，与肝、脾、肾三脏关系更为密切，构成了与妇女的生理、病理有直接关系的一个系统。

冲任二脉与肾的关系。冲任出会阴至气街即与足少阴肾经相并而上行。任脉为阴脉之海，在腹部与足少阴肾经相会，所以冲任二脉均与肾间接相通。肾主二阴，肾气盛则任脉通，太冲脉盛，月事才能按时而下，且能孕育子女。故《黄帝内经·素问·上古天真论》云："女子七岁肾气盛，齿更发长；二七而天癸至，任脉通，太冲脉盛，月事以时下。"若因先天不足或受病邪侵袭，伤及肾气，致肾气衰，冲任不固，系胞无力，可致胎动不安、坠胎、不孕、子宫脱垂等症。肾阴亏损则精血少，冲任血虚，胞脉失养而引起经行后期、月经过少、闭经、经断前后诸症。肾阳不足，气化失常，冲任失却温煦，胞宫虚寒而出现带下、子肿、不孕等症。故临床治疗上用补肾旨在益先天之精水，以填精补血为主，使之肾气充沛，则开阖自如。

冲任二脉与肝的关系。冲任二脉与肝，从经络上就有连带关系，足厥阴肝经络阴器，与冲任二脉相通。肝主血液的贮藏与调节，血液化生之后，除营养周身外均藏于肝，肝血有余，下注血海，变化而为月经。肝喜条达，肝气郁滞，冲任功能紊乱，血海蓄积失常，则经先后无定期。肝气上逆，则经血随气而上溢，以致倒经、吐衄。肝郁化火内灼津液则阴血耗竭，冲任空虚，而引起血枯或闭经等病，故临床有"调经肝为先，疏肝经自调"的说法。

冲任二脉与脾（胃）的关系。足太阴脾经、足阳明胃经在少腹内的气街以三脘穴与冲任二脉相通。叶天士认为"凡经水之至，必由冲脉而始下，此脉胃经所管"。故有"太冲脉隶属于阳明"之说。所以冲任二脉间接与脾胃相通。脾胃为气血生化之源、月经之本，如薛立斋所说"血者水谷之精气也，和调于五脏，洒陈于六腑，妇人则上为乳汁，下为月经"。故脾胃精气充盛则冲脉盛，血游盈，月红以时而下，若脾胃虚弱，气血化生无源，血海不满或冲任受阻，则经血淋漓或崩中下血，脾阳不运，湿浊下注，伤及任脉可为带下等病，故临床有"治血先治脾"之说。

徐梦龄认为冲脉为血海，而血的来源与生成依赖脾胃之生化与肝之调节，血的贮存与排泄依赖肾的闭藏和脾的统摄。如脾胃不能运化，则精血无源。肝不藏血则血海盈亏无度，脾不统血，肾失闭藏而失控，则经血外溢。任脉虽主胞胎，但是气血津液阴精均源于脾胃之生化，故脾为孕育之源。其所以能孕育和系胎，又依赖于肾气之充盛，故肾为孕育之根。故凡冲任之为病均责之于肝、脾、肾三脏，月经产生的机制上虽各有不同作用，但彼此之间是互相联系不可分割的整体。

（三）辨开阖、重气血，塞流、澄源、复旧三法治崩漏

《医学入门》云："凡非时下血，淋漓不断，谓之漏下；突然暴下，如山崩然，谓之崩中。"症状虽有不同，而病因一样，只有轻重缓急和程度上的区别。历代妇科书籍里均合并论述，总称为崩漏，指不在行经期间，阴道大量出血，或持续下血淋漓不断者，亦称"崩中漏下"。

徐梦龄认为论治崩漏，从病机认识上，应注意分清是开泄太过，或是固摄无权；是血病及气，抑或气病及血。

辨清开与阖。"开"是开泄太过，"阖"是关闭不紧，亦所谓固摄无权。因此，开泄太过与固摄无权是崩漏重要的发病机制。月经是妇女的生理现象，常人阴阳调和，开阖得宜，冲任充调，按时行经，故无月经病之患。崩漏为血病，因热致溢，亦称热迫血妄行，这是开泄太过。冲任受损，脾气虚弱，中气下陷，血分虚寒等不能统血摄血，则属固摄无权。临床上也有因气郁化火，木失条达，肝气横逆，疏泄太过而致崩漏。

辨清气病或血病。"气"为"血"帅，"血"为"气"母，"血"与"气"互相依存，互相影响，不可分离。崩漏虽属血病，但与"气"也有密切关系。诊治崩漏时，在"气"与"血"的关系上，应注意辨别血病及气或气病及血。血病及气，是血病在先、气伤在后，重在治血而兼顾气。气病及血，是气虚不摄，气虚是本，出血是标，当以补气为主，而兼顾血。临症时，如果把二者的主次、因果倒置，就不能达到预期的治疗效果。

崩漏的治疗，以止血为首要。应按发病缓急不同、出血新久各异，依照"急则治其标，缓则治其本"的原则，掌握塞流、澄源、复旧三法，根据不同情况辨证施治。

塞流就是止血。止血为治崩漏的重要一环，大出血之时，不迅速止血，就会造成虚脱，甚至危及患者的生命。叶天士说："留得一分自家之血，即减一分上升之火。"凡是血证，能使血少流一分，则增加一分抵抗力，减少一分虚火上升的症状，所以止血是相当重要的。至于用什么方法止血，要按证型的寒、热、虚、实而定，虚者补之，实者泻之，寒者温之，热者清之，并非专事止涩所能收效。

澄源就是清本求源。治病求因，是治疗崩漏的主要法则。因为止血，旨在救急，血止之后，就必须澄源，以清其本。采取相应的治法，才能巩固疗效，切忌不问原因，概投寒凉或温补之剂，以犯虚虚实实之戒。

复旧即是固本。固本的含义有两方面，一为先天，一为后天。因经病之由其本在肾。若出血既久，气血两虚，治宜重在调理脾胃以固后天之本，取其治后天以补先天之义。若失血伤精，肾元大亏，不能温运脾阳者，则治宜补充先天以助后天，使本固血充，则经自调。至于调补先天（肾）或后天（脾）何者为先、何者为主或相辅并用，应视具体病情而行。此外，注意饮食，增强营养，保持心情舒畅，防止情绪波动，以及节制房事等，对早日复原，亦属必须注意的。

临床治崩漏三大治则不能截然分开，必须灵活掌握。如气不摄血引起的崩漏，除以止血为主外，应配合益气健脾，血止之后，则以益气健脾为主，以复其元；如血热妄行引起的崩漏，初应以止血为主，配合清热凉血，血止之后，依据血热程度，继续清其热，待余热清除，再以补养为主。使用清热寒凉药物须中病则可，不宜过剂，因血遇寒则凝，一旦过度，每有屈突之弊。且过用寒凉，易于损伤阳气。

（四）柴胡在妇科病的应用研究

柴胡具有和解退热、舒肝解郁、升举阳气之功，因其"气味俱薄，具有升散之弊，故不可过用"之说，致使后人用时过慎，甚而弃之用也。徐梦龄对《本草从新》用柴胡"宣畅气血，散结调经"深有体会，他认为柴胡虽有升散之弊，但其有升发阳气、条达气机的特点和作用，入气能疏肝解郁，通过调气而治血分病，在妇科临床使用上机会很多。若能掌握柴胡的功用特点，对其配伍、剂量和适应证辨析准确，用之得当，则可化弊为利，左右旁宜，投之称心。徐梦龄强调妇科柴胡的用量，一般是3～4.5g。旨在取其药性引药入经，若量过大，亦非适当。

1. 疏肝解郁，调经理气

月经病多因肝、脾、肾功能失调或气血、冲任失调所致，或由情志抑郁，疲劳过度，房事不节而诱发。柴胡具有舒肝调气的作用，既是气分药，又能入血分行血中之气。在气分能调血，在血分又能调气。因此，可以疏气而治血病，在调理月经时多以柴胡配伍而组方。常用方剂如下。①柴胡六合汤。组成为当归、川芎、杭芍、生地黄、柴胡、黄芩，治妊娠伤寒而有寒热往来，心烦喜呕吐，胸胁满痛，脉弦的少阳经证。方中以四物汤养血和血，黄芩清热安神，柴胡舒肝解郁、和解少阳而调经。本方可加减用于治疗子宫肌瘤属于血热者。②得生丹。组成为当归、白芍、川芎、枳壳、柴胡、木香、羌活、益母草。养血理气，舒郁调经。柴胡在此以舒肝解郁、条达气机为主，枳壳、木香协助柴胡开脾气行郁结，羌活能治血，尚能解郁，当归、杭芍、益母草养血活血，以气治血而调经。③逍遥散。组成为柴胡、当归、杭芍、白术、云苓、甘草、薄荷、生姜，为疏肝解郁的常用方。本方加牡丹皮、栀子又名丹栀逍遥散，治肝脾血虚，日晡潮热，月经不调，少腹重坠等。又本方加生地黄或熟地黄，名为黑逍遥散，治肝郁脾虚证所致之临经腹痛，脉弦虚。

2. 升阳益气，补中举陷

人体的气血、阴阳相互依存，阳虚者必见气虚，气虚者多见阳虚。气虚、阳虚都是机体气化功能不足，所以在补气时须配合升阳药物，以促进其气化作用，而柴胡具有升阳益气的作用，但以补气为主，升阳为辅，所以，补中益气汤在妇科治疗上也是常用方。补中益气汤，组成为黄芪、甘草、党参、当归、陈皮、白术、升麻、柴胡，所谓"补中益气"，"中"即中焦脾胃，即主治中州脾胃衰弱，因为脾胃为营卫气血化生之源，若因饮食、劳倦伤及脾胃，则气血化生无源，脾气不升则清阳下陷。由于柴胡具有升发阳气的作用，与升麻配伍以升益阳气，协助党参、白术、黄芪、甘草升阳补中益气，陈皮理气、当归补血，应用于妇科的子宫脱垂加枳壳效果更著。崩漏、习惯性流产、产后尿潴留、产后恶露不净等均可随症选用化裁，疗效尤佳。

3. 升散除湿，健脾止带

湿为阴邪，重浊黏腻。外湿多侵犯肌表经络而为病，内湿则以脏腑功能失调为主。在妇科病中由于脾虚生湿而产生带下病，因柴胡具有升散除湿的作用，能升腾脾胃之阳气，使之运化正常，将湿邪化于阳气，转为津液，阻拦湿邪不下注而生带下，所以在治疗带下病时常以柴胡为配伍而组方，如完带汤，组成为白术、山药、茯苓、党参、白芍、车前子、苍术、甘草、陈皮、柴胡、荆芥穗。该方乃脾、胃、肝三经同治之法，方中党参、白术、甘草补脾益气，二术健脾胜湿，柴胡、白芍、陈皮舒肝解郁，理气升阳，车前子利水祛湿，荆芥穗入血分祛风散湿，全方是治疗带下病的主要方剂。为增强收涩止带之功效，在方中加入白果、莲子以加强固涩止带、益气健脾之力，效果更好；如果腰酸痛，可加杜仲、菟丝子、枸杞子；腹痛，加香附、艾叶、益母草；病久带下如崩，加黄芪、鹿角霜、海螵蛸、巴戟天；尿浊，加川萆薢。随证加减，经多年临床应用，颇可采取。

三 临床经验

徐梦龄认为妇科之疾病，不外乎经、带、胎、产、杂病等，妇科疾病之诊治，着重整体。然疾病无不错综复杂，邪正斗争变化万千，治疗上应本着辨证施治精神，运用四诊八纲，辨其脏腑气血，分清主次，灵活运用，强调冲、任两脉的生理病理与妇女经、带、胎、产的关系。冲为血海，任主胞胎，冲任充盛，则体健经调，胎产正常。如果受了各种不良因素的刺激，则血海不能按时满盈，胞胎亦无所系，就会引起妇科疾病。

（一）胎病的治疗

胎病是指妊娠期间，发生一些妊娠期不应有的症状。徐梦龄在恶阻、坠胎、滑胎、胎水等胎病方面，有深入的研究，并积累了丰富的临床经验。

1. 恶阻

妊娠后，因其恶心而阻碍饮食，称恶阻，又名子病、病食，是妇人受孕后最常见的疾病。临床表现为恶心呕吐、头眩体倦、恶食择食、喜食酸咸果实、恶闻食气、多卧少起、四肢沉重等症状。妊妇短时间择食、厌食、恶心、呕吐，多为生理现象而不需治疗，只要注意饮食调节，忌辛酸刺激之品，不过食生冷，吃些清淡食物，便可自行消失。

徐梦龄认为恶阻的病因不一，有因胃气虚弱的，有因停痰积饮的，有因胎气上逆的。从临床上看，一般恶阻可归纳为胃虚、痰滞和胎气上逆三种。但症状的表现多为恶心呕吐，总的原因上仍属胃气虚弱，无论痰饮或胎气，都是上逆犯胃，才能发生呕吐。因此，治疗本病，除针对病因辨证施治外，特别要照顾胃气，才能收到良好的效果。

健胃降逆汤为徐家治疗恶阻的传统处方，由党参 12g、云苓 12g、白术 9g、化橘红 6g、制半夏 6g、竹茹 10g、甘草 3g 等药组成。方中化橘红有健胃止呕作用，姜竹茹既清热利痰，又镇呕健胃，配合半夏以降逆；党参、云苓、白术、甘草补气和中健胃，证药相扣，补气降逆、健胃和中。胃气不虚去党参；肝热加杭芍、焦栀子；呕逆日久，胃阴耗损者去半夏、白术，加麦冬、石斛；若痰滞挟热，呕吐黄水，去党参、白术，加枇杷叶以降逆祛痰，姜竹茹改生竹茹，合芦根以清热降逆止呕。

2. 妊娠肿胀

妊娠期中发生水肿，称为妊娠肿胀。因肿胀部位及程度不同，古人又有子肿、子满、子气等名称。此外，羊水过多，中医称为胎水，亦属妊娠肿胀范畴。徐梦龄认为本病多于妊娠 6 个月以后发生，如于妊娠 7～8 个月后单纯足踝处浮肿而无其他不适者，休息后可自然消退的，为妊娠后期常有的现象，无需治疗。但若肿胀明显，又有头晕、胀满、高血压、蛋白尿等，属妊娠中毒症，应予重视。

本病发生的机制，主要为脾肾阳虚，水湿不运；或胎体渐大，阻碍气机；或肺气壅滞，通调水道之功能失常所致。治疗妊娠水肿应注意温肾行水、健脾利湿、理气行滞三个方面。全生白术散是徐梦龄治疗妊娠肿胀的常用之剂，对妊娠脾胃虚弱所致子肿、面目虚浮、四肢有水气者有良好的效果。

（二）冲任之病以调理肝脾肾为治

徐梦龄认为冲、任二脉与肝、脾、肾三脏病理生理关系尤为密切。冲、任二脉的生理功能，实际上是肝、脾、肾三脏在生殖器官功能上的体现。冲任为病以月经病、带下病多见，究其病理，均责之于肝、脾、肾三脏功能失调。在方药上也多以调理肝、脾、肾三脏为主，通过治疗肝、脾、肾而达到安冲、固冲、调理冲任、调补冲任的目的。

月经过少，徐梦龄认为属于气血亏虚者多见，自拟滋补养血汤（熟地黄、白芍、当归、何首乌、女贞子、怀山药、茯苓、枸杞子）应用于临床。方中熟地黄补血入肾生精；白芍入肝养阴补血；当归能调理冲、任、带三脉，善能补血和血；何首乌温而不燥，补而不腻，有养血益精、滋补肝肾之功，合女贞子以增强何首乌的药效；怀山药、茯苓补虚健脾，可助化生阴血之源；枸杞子滋补肝肾、益精生血，其组成补肾阴兼益肝血，使之肾阴足，则肝血荣，并有健脾补虚以生阴血之源，乃三阴同治而达到调理冲任。

妇人经来断续，或前或后无定期者，徐梦龄认为主要是气血不调，冲任功能紊乱。其原因则多为肝郁气滞，脾肾两虚所致。常选用《傅青主女科》定经汤加减治之。柴胡、荆芥、山药、茯苓、熟地黄、菟丝子，佐当归、白芍以调治肝脾肾而达到调理冲任的治疗作用。其他如得生丹、逍遥散也是通过调肝疏气、养血和肝来调理冲任。

妇人带下之症，病因虽多，但临床脾肾病虚，带脉失约者不在少数。徐梦龄研究完带汤之药理，以党参、苍白术、山药健脾祛湿为主药，配合陈皮和胃理气；柴胡、荆芥穗舒肝散湿；车前子泄肾中之湿浊而有补肾之功，着重于调理肝脾达到益气健脾升阳、燥湿止带的目的。结合临床实践，总结出"健脾止带汤"，方中山药、莲子、芡实以补肾健脾，固精止带；鹿角霜温补肾阳，益精止带，加入白果以增强其固涩止带之力；当归、枸杞子养血益肝肾；车前子利水除湿，同样通过补肾健脾，固涩止带而起效，是肝、脾、肾同治之方。肝、脾、肾得养，冲、任气旺，带脉得以制约，带下可止。

（三）金匮胶艾汤治疗妇女下血证

胶艾汤源自《金匮要略·妇人妊娠病脉证并治》，曰："妇人有漏下者，有半产后因续下血都不绝者,有妊娠下血者,假令妊娠腹中痛,如胞阻,胶艾汤主之。"历代医家从临床出发,略加增减,各有发挥,历经千年,不减其色。徐梦龄对胶艾汤情有独钟,用于治疗月水过多,淋漓漏下,胎动不安,腹满下坠,半产以后,下血不止,产后体虚,恶露不净等。特别强调临证中不必过于拘泥,凡属冲任损伤而致的各种下血证多以随证加减,灵活运用,均能得心应手,屡获良效。医者多疑当归、川芎辛香温窜,恐用之有下血愈多之虑。徐梦龄认为,只要用量适当（一般各用4g）,自无流弊。通过多年临床观察未有出血加剧之况,且出血较多或历时过久,恐有血虚留瘀之嫌,投少量当归、川芎,取其有活血行瘀之妙,以助生血止血之力。

徐梦龄认为,妇人以血为本,冲为血海,任主胞胎,冲任受损,则血海充盈失度,胞脉也无所系。巢氏《诸病源候论》云:"崩中之状,是伤损冲任之脉。冲任之脉,皆起于胞内,为经络之海,劳伤过度,冲任气虚,不能约制经血。"多见妇人诸下血证与冲任密切相关。临证中每以胶艾汤（当归、川芎、熟地黄、阿胶、白芍、黑艾叶、甘草）调固冲任,益气养血为法。气虚加党参、黄芪、白术；阴虚内热者加墨旱莲、龟甲；肝郁气滞者合逍遥散去姜；瘀血内积者加益母草合失笑散；胎动不安者加黑杜仲、桑寄生、黄芩、紫苏梗；为加强止血之力,常配用黑地榆。胶艾汤中以四物养血和血,阿胶为血肉有情之品,功擅养阴益血兼能止血,其性平和；黑艾叶温经暖宫,白芍缓中止痛；甘草缓中解急调和诸药,与阿胶协用止血之力更强。故本方功在暖宫、养血、止血,性偏温和而适于胞宫虚寒者。若血分有热,或癥瘕碍胎所致胎动下血,则非本方所宜。

《〈金匮〉胶艾汤治疗妇女下血证92例》,作者为徐陈如（徐梦龄之子）、许书亮、蔡之芬,收录于《福建省龙溪地区老中医学术经验汇编》1984年第四辑。

·摘要：本组纳入92例,其中已婚74例,未婚18例。年龄最小12岁,最大56岁,其中20岁以下10例,21～45岁68例,46岁以上14例。其中崩漏53例,月经过多10例,异常子宫出血6例,更年期月经过多4例,胎漏4例,产后恶露不净5例,取环出血3例,人流后出血7例。病程1～3个月15例,3～5个月2例,均以胶艾汤加减治疗。疗效标准以出血停止,症状消失恢复健康列为治愈。出血显减,症状消失或基本消失列为好转。出血不止,临床症状无明显好转为无效。结果显示,疗程最短1天,最长8天。本组92例中治愈87例,好转5例,总治愈率为94.58%。其中除崩漏3例好转,取环和人流后出血好转各一例外,余均治愈。

四 附　录

继承人

（1）徐陈如，男，漳州市中医院，老中医。

（2）黄熙理，女，漳州市中医院，主任医师、教授、硕士研究生导师。

（3）洪丽美，女，漳州市中医院，主任医师、副教授、硕士研究生导师。

（4）沈燕慧，女，漳州市中医院，副主任医师、副教授。

（整理者：洪丽美　沈燕慧）

享受国务院政府特殊津贴专家及福建省名中医

戴舜珍

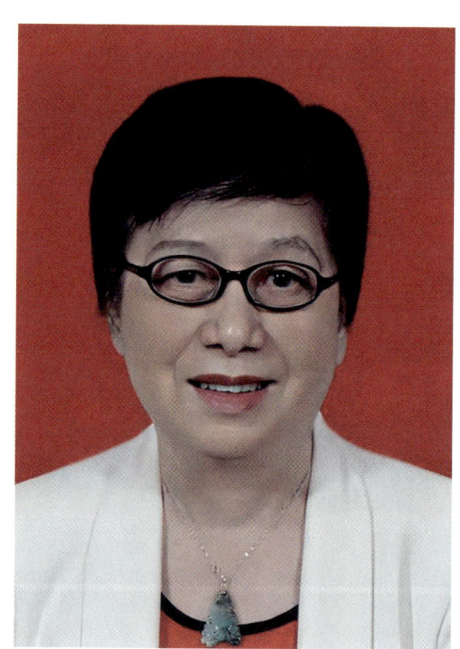

一

医家简介

戴舜珍，女，1941年出生，泉州南安人。1963年毕业于福建中医学院中医医疗专业。曾任龙溪地区中医院内科主任，福建中医学院教授、硕士生导师。现为漳州市中医院主任医师。

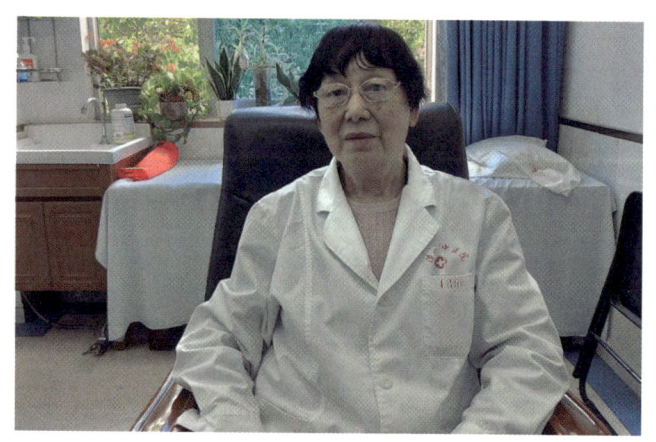

戴舜珍曾任中国中医药学会糖尿病专业委员会常务委员，中国中医药学会内科分会委员，福建省中医药学会内科专业委员会副主任委员，福建省中医药学会糖尿病专业委员会副主任委员。现任世界中医药学会联合会糖尿病分会顾问，福建省中医药学会传承和研究分会顾问。

从事中医临床、教学、科研工作已近60年，戴舜珍擅长治疗内科病，尤其是外感热病、糖尿病、肾脏病、脾胃病、疑难杂症等。在省级及以上杂志发表论文50多篇。为《巫百康老中医临床经验集》主编之一。有 7 项科研成果获漳州市科学技术进步奖二、三等奖（其中 4 项为第一作者，3 项为第二作者）。享受国务院政府特殊津贴。2011 年，国家中医药管理局授予设立全国名老中医戴舜珍传承工作室。2011 年 9 月，被中华中医药学会授予全国"郭春园式的好医生"称号。2013 年，被评为福建省名中医。

学术特点

戴舜珍师从名老中医巫百康，在肾病及糖尿病及其并发症的形成、预防及特点有着独到的见解及研究。对疑难杂症善于从痰瘀立论，注重脾、肾在生命活动中的重要作用；强调顾护阳气在疾病发生、发展中的地位；注重疾病后期的修护；强调饮食的关键性，善于食疗。

（一）外感热病，倡用疏散通利

戴舜珍论外感热病，从病因上非常重视人与自然的关系，认为周围环境与疾病发生发展息息相关，如我们所处福建沿海特别是闽南地区，气候炎热，温湿、风湿、暑热为患常见。她认为外感热病初起时症状较轻，容易让患者和医者忽视，但宜早治，首要祛邪外出，迅速截断，不使传变。祛邪她主张用疏散通利之法。在我们所处地域，她认为外感热病除冬季及早春外，慎用麻黄桂枝等辛热之品。如去暑宜用清气利湿，不可用燥药。风热为患，宜疏散风热，重用薄荷、荆芥以透邪外出；兼有畏寒者，佐葱白、荷叶以发表和卫；挟湿者，常伍佩兰、滑石、通草以芳香化浊、淡渗利湿；暑温表闭，高热不解者，重用香薷透表。初起以达邪外出为要，切勿过早使用寒凉，冰伏其邪。而邪入半表半里，常用青蒿、黄芩、柴胡疏解。热病邪已入里，大便不通者，应及时通下，泄热逐邪，可获迅速撤热之效。正如清代柳宝诒所云："温病早投下法，不为大害。"治疗湿温，常以三仁汤、甘露消毒丹、黄芩滑石汤为主方加减，用荷叶、黄芩、栀子清上焦湿热，用黄连、连翘清中焦湿热。湿重者加豆蔻、藿香、佩兰；用薏苡仁、黄柏、滑石清利下焦湿热；用茵陈、金钱草、马蹄金、虎杖清肝胆湿热。

她认为祛邪的方法，离不开"八法"的运用。治疗热病以汗、下、和、清、消最为常用。热病早期运用疏散通利，可使邪从表解，汗出热撤，邪已入里无燥屎内结，她亦大胆使用通利之法，使邪从二便而出，迅即撤热祛邪，邪祛则正自安。

（二）肾病多虚兼实易反复，病情反复责于湿，分期论治

戴舜珍论肾病很重视先天的作用，即从体质的角度论治。认为引起肾病的原因很多，先天不足、外感、饮食劳倦、他病及肾，以及现代医学很多的检查手段，如造影剂的副作用等

均可导致肾病的发生。而先禀不足的程度与肾病的轻重、转归息息相关。这与"正气存内，邪不可干"的观点相一致。在病机上她继承巫百康"肾热是阴虚之变，肾寒是阳虚之变。阴虚忌辛燥、苦寒，宜甘润滋阴之品以补阴配阳，使虚火降而归于阴；而阳虚忌辛散，宜甘温补肾之品以补阳配阴，使虚寒能纳于阳"的观点。认为肾藏真阴而寓元阳，以虚证为多，但肾无实证之说有欠完善。肾病常有本虚标实，以肾虚水泛最常见。同时她认为水湿留着最为缠绵，是导致肾病反复的根本原因。根据水湿停滞的部位采用不同的治疗法则，在补肾的基础上，湿在上焦佐以宣肺利水，湿在中焦当佐淡渗健脾化湿，湿在下焦佐以通阳化气行水。并指出湿郁日久易化热，故方中喜用连翘15g，清热解毒化湿；湿邪久恋也易伤气，常重用黄芪，一般用量30～60g；为防化热，常配玉米须、蒲公英、白花蛇舌草等相佐。《黄帝内经》指出："脾者后天之本……主运化生气血。"《难经·二十四难》云："脾统血，温五脏。"五脏六腑赖脾后天供养，所以她临床治疗肾病常常采用脾肾双补之法。如肾病综合征、慢性肾盂肾炎反复发作者，方用玉屏风散合四君子汤加固肾之品，配合"四神"食疗，可取得较好的疗效。

她认为肾病很多表现为不同程度的蛋白尿，久不愈者可佐加收敛固涩之品，如水路二仙丹、牡蛎等。她还指出，治疗肾病宜分阶段治疗，如糖尿病肾病主张早期治疗，尤其在糖尿病肾病3期，微量蛋白尿期即开始治疗，蛋白尿有些开始无症状，或仅有轻微泡沫尿，可以借助尿微量白蛋白测定而确诊，辨证结合辨病。初期常从脾虚辨，予黄芪和玉米须各15g，煎汤代茶饮，每日1次，服用1～2月，每每效验；如病史较长者，佐加金樱子和芡实各10g，二者相须为用；中后期渐由脾及肾，脾肾气虚，进而脾肾阳虚水停，则补益脾肾，化气行水治疗，她认为进入此期病情缠绵难愈，预后较差。

治疗肾病综合征，她指出大多患者同时在接受激素治疗，中、西药并治，主张分期论治。在服激素早、中期患者出现"阴虚火旺"症状为多，中药宜滋阴降火，辅以解毒化瘀；激素减量治疗阶段，常由阴虚转阳虚，或呈现阴阳两虚，应予阴阳双补，在滋阴补肾的同时加益气温阳药，如淫羊藿、巴戟天、肉苁蓉、菟丝子等。激素停用阶段，容易反复，中药应加强益气、健脾、补肾之药，如黄芪、党参、茯苓、杜仲、菟丝子、补骨脂、熟地黄等。常需坚持间断服用中药3个月，同时预防感冒，增强体质。

她认为慢性肾炎、肾病综合征病程较长，肾气亏虚，病情常易反复，因此在病情好转时，切莫停药过早。病情稳定后主张用丸药调理，偏阴虚者用六味地黄丸；偏阳虚者用金匮肾气丸；脾虚者用参苓白术散；肺肾虚者用虫草制剂补益肺肾；肺卫气虚易感冒者用玉屏风散等。她认为肾病反复与寒湿密切相关，易于由外感、久居湿地、食用寒凉之品等诱发，如食虾、蟹、鱿鱼等，特别是沿海地区海产丰富，大部分人钟爱海产品，肾病患者当慎用或禁用。

慢性肾功能衰竭是多种肾脏疾病的一种"不可逆"的终末状态，治疗比较困难。她根据本病系脾肾气血阴阳虚损为其本，湿、浊、瘀、毒为其标，正虚邪实，下虚上盛，寒热错杂，治疗须标本兼顾，扶正祛邪。湿浊内盛，化火化毒。标症急时，她采用先标后本的原则，以泻浊解毒为主，以泻心汤化裁，使湿浊热毒从后阴而解；虚实夹杂者，以扶正祛邪为主，在温补脾肾中佐以化浊解毒，活血化瘀。当病情开始缓解时，正虚为主以温阳补气，滋生精血固其本，配合食疗（党参、黄芪、茯苓、山药、莲子、芡实炖食物），健脾补肾，益气养血。病情稳定者，服用丸药，偏阴虚者用六味地黄丸，偏阳虚者用桂附八味丸、虫草制剂等增强体质，促进康复。同时她擅长使用中医外治法，如中药灌肠治肾衰；双肾俞熏蒸治水肿、肾衰。脾肾气虚血瘀者，生黄芪 30g，党参 15g，杜仲 10g，益母草 15g，牛膝 9g，桃仁 10g，红花 9g，当归 9g，川芎 12g，白芍 9g，熟地黄 15g，三棱 12g，莪术 9g，桂枝 9g，煎汤熏洗；脾肾阳虚水停者，制附子 12g，党参 15g，干姜 9g，蜜甘草 6g，大黄 12g，桔梗 6g，茯苓 9g，猪苓 9g，泽泻 9g，桂枝 12g，葶苈子 30g，白术 10g，大枣 10g，川芎 12g，煎汤熏洗。

（三）疑难杂证，擅从痰瘀论治

戴舜珍在临床工作中常碰到各种难辨难治的病症，她认为这类患者较多有模糊多变的症状，往往病程长，且已多处就医。但万变不离其宗，病因无外乎外感、饮食、情志或劳倦所伤。病机上她认为从痰者与肺、脾、肾的功能失调最为密切。肺失宣肃，肺的津液可凝聚成痰；脾失运化，水湿内停，积聚而为痰；肾阳不足，开阖不利或命门火衰，脾阳失于温煦，则生湿成痰。从瘀者，她认为病机乃为经年累月，脏腑气血受损，气血津液运行失畅，凝滞为瘀。疑难杂症由于病情复杂，涉及脏腑多，她认为可从痰、从瘀，也可痰瘀互见，故临证她常采用祛痰、化痰、活血化瘀或制痰化瘀并举。如治疗带状疱疹后遗症顽固性疼痛经年累月不愈者，她采用双合汤佐全蝎、地龙、丝瓜络等，方中以桃红四物汤活血、行血、养血，二陈汤和竹茹、白芥子健脾化痰，全蝎、地龙、丝瓜络等搜风通络，全方深入经络，攻剔固结之痰瘀，通经达络而止痛，故取得较好疗效。

（四）重视脾胃在 2 型糖尿病发生发展中的作用

戴舜珍认为糖尿病属于中医学"消渴"的范畴，历代医家多认为以阴虚为本，燥热为标，病位在肺、胃、肾，而以肾为主，肾燥阴虚是本病的关键。而现代医学把糖尿病分为 1 型、2 型和特殊类型。特殊类型者变化多端，临证以辨证论治为要。临床上以 2 型糖尿病患者居多。她认为 1 型糖尿病与先禀不足有关，其人多瘦，主张补益先天，益精填髓治疗，即顾护肾阴；而大多数 2 型糖尿病患者与脾胃功能息息相关。临床观察发现，随着现代社会生活水平提高，饮食不当、熬夜、压力等因素，糖尿病患者呈年轻化趋势，但患者"三多一少"症状并不典型，往往在体检中发现。有些人特别肥胖，有些人特别消瘦，便秘、便溏或大便次数增多者很常见。她认为与脾胃的运化和升清功能最为相关。脾运化水谷不力，无法为胃行津液，则表现为形体消瘦，便溏乏力；脾运化水湿失健则导致水液内停，形成湿、痰、饮，是导致肥胖、水肿等主要原因。所以她在继承前人观点的基础上，认为调理脾胃应贯穿整个消渴治疗过程。如本病患者常便秘，她认为与燥热和气机运行不畅相关，可导致浊气不降，清气不升，应予通腑泄浊，否则大便难解也常成为消渴中风的诱因。而溏泄者，她认为与脾阳虚有关，脾阳虚则运化失健，气血生化无权，易致脉络空虚，而导致消渴变症，如肢麻偏枯、皮肤瘙痒、痈疽疔疮等，常用理中汤、补中益气汤或七味白术散等化裁治疗。特别肥胖者，也常在辨证论治基础上加用焦三仙和荷叶、丹参等消食和胃泄浊。

（五）重视食疗，提倡药食并施

戴舜珍认为除了遣方用药，人体健康还受多种因素影响，每天所进食的食物往往产生最直接的作用，正确的选择和利用在一定程度上左右着我们的健康走向。同时她认为食疗也是祖国医学一个重要组成部分。其方法简便，经济实惠，寓治病养生于日常饮食之中，故深受群众欢迎，应该贯穿在疾病防治的全过程。她特别重视未病先防的理念，如根据四季轮回，在冬春季节，由于易患风温，早期会有轻微咽干不适，她常用玄参、地骨皮煎煮代茶，可以逆转疾病的发生。夏季多湿，高温酷暑人们往往喜欢饮冷贪凉，她认为应少吃或不吃寒凉食物，特别是冰镇的蔬菜水果，以及现在很流行的生食等，以免郁遏阳气，阻碍脾胃运化功能，助湿生痰。同时她主张食不过饱，以防脾胃受盛运化之功能受损，反而饮食水谷不易于化生精微以濡养周身。常见的过度肥胖或过度消瘦与中焦脾胃功能受损，生化无权，气弱失充有关。在疾病的后期，即康复阶段，由于脏腑功能尚未恢复，她强调不能急于多食或进补，主张五谷为养，渐进加餐，以免助热生变。而在辨证论治用药的基础上常配合食疗，如用茯苓、山药、莲子、芡实各10g，炒鸡内金6g，猪肚1个，加水煮熟食之，治疗胃痛纳少，神疲乏力，胃脾气虚者。用生黄芪、乌豆各30g，黑芝麻10g（布包），母鸭去内脏及鸭皮，炖熟，吃肉喝汤，治疗慢性肾炎，有很好的辅助降尿蛋白作用。

临床经验

（一）糖尿病周围神经病变治疗经验

戴舜珍通过对糖尿病周围神经病变患者的长期观察和临床研究，认为糖尿病周围神经病变常在糖尿病（消渴）多年后出现，主要由于素体阴虚，特别是在肾阴虚基础上，加上饮食不节、职场竞争压力大、情志不畅、熬夜、劳欲过度等所致。阴虚内热，耗津灼液而成瘀血，或病损及阳，以至阴阳两虚。阳虚则寒凝血瘀，病情加重；阴虚无以濡养筋脉，故出现肢体麻木不仁，皮肤瘙痒，酸软无力；寒凝血瘀，脉络瘀阻不通，不通则痛，故肢体疼痛，感觉障碍，终致四肢痿废不用。

她根据本病本虚标实的特点，结合多年临床经验，筛选12味中药制成通络降糖片（黄芪、太子参、生地黄、葛根、山茱萸、当归、鸡血藤、牛膝、桃仁、地龙、蜈蚣、丹参等）治疗糖尿病周围神经病变，取得较好的疗效。方中黄芪、太子参、葛根补益气阴；生地黄、山茱萸滋补肝肾；当归、鸡血藤、桃仁、丹参养血活血，逐瘀而无破血之弊；牛膝强筋壮骨，舒筋活络；地龙、蜈蚣等虫类搜剔之品，通行周身，直捣病所，加强活血通络止痛之功。全方补而不滞，祛邪而不伤正，诸药合用，共奏益气养阴、滋补肝肾、活血化瘀、搜风通络之功。

《通络降糖片治疗糖尿病周围神经病变临床研究》发表于《辽宁中医杂志》2004年第9期。

·摘要：对通络降糖片治疗糖尿病周围神经病变（DPN）的临床疗效进行观察，并与临床使用弥可保肌注患者进行对照。对150例符合入选标准的病例随机按2∶1分为治疗组100例，对照组50例。两组均采用糖尿病常规治疗（饮食控制、适量运动、口服降糖药等）控制血糖。治疗组口服通络降糖片，对照组肌注弥可保。结果显示治疗组显效率为30%，总有效率86%，对照组显效率16%，总有效率56%，两组比较有显著性差异（$P<0.05$）。治疗组经服通络降糖片后，肢体酸、麻、痛、乏力等症状明显改善，其消失、好转率明显高于对照组，经统计学处理（$P<0.001$），有显著差异。治疗前后，血液流变学、全血比黏度及血浆比黏度均有下降，4条神经传导速度经统计学处理，治疗组优于对照组（$P<0.05$）。研究结论，通络降糖片可使糖尿病周围神经病变酸、麻、痛等临床症状明显缓解或消失，改善血液流变学、血脂作用，提高神经传导速度，治疗糖尿病周围神经病变疗效显著。

（二）早期糖尿病肾病的治疗经验

戴舜珍认为早期糖尿病肾病临床常表现为泡沫尿或小便混浊，属中医"消渴""尿浊""虚劳"等范畴。临床需要通过检测尿微量白蛋白确诊，是中医四诊的延伸。糖尿病进展至糖尿病肾病一般需要多年时间，祖国医学认为"五脏穷极，必归于肾"，所以她认为消渴为病阴虚为本，涉及肺、胃、肾，早期糖尿病肾病属于精微物质外泄，乃肾失封藏，固摄无权。治疗需益肾收涩，补肺益气佐化湿泄浊。补肺益气是取虚则补其母之意。她通过对35例2型糖尿病肾病Ⅲ期患者服用芪须四味汤的研究（黄芪、玉米须、金樱子、芡实）认为本方中黄芪补肺益气，玉米须利水消肿泄浊，金樱子性酸、涩、平，归肾、膀胱、大肠经，具有固摄、缩尿、止泻的作用，能较好地固精秘气，而芡实性甘、涩、平，归脾、肾经，具有补脾益肾、去湿益精气的功效。全方共奏补脾肾气阴，固精收涩，起到治病求本，防微杜渐的作用。有力地减少白蛋白等精微物质外泄。

《芪须四味汤对2型糖尿病肾病Ⅲ期微量蛋白尿与炎症的临床研究》发表于《中国中西医结合肾病杂志》2020年第11期。

·摘要：探讨芪须四味汤对2型糖尿病肾病Ⅲ期微量蛋白尿与炎症的临床研究。将气阴两虚型2型糖尿病肾病Ⅲ期患者70例随机分为对照组（35例）和治疗组（35例）。对照组主要在常规饮食治疗基础上，给予降压、降糖、调脂等对症支持治疗；治疗组在对照组治疗基础上加用芪须四味汤，疗程为8周，观察各组一般情况、血糖、血脂、血肌酐、尿素氮、微量白蛋白、肌酐比及CRP等指标。结果显示，HbA1c、TG、LDL、BUN、Scr、CRP及尿ACR差异均有统计学意义，$P<0.05$。以治疗后两组尿ACR为因变量，其他检查指标为自变量进行多重线性回归分析，结果显示血肌酐、尿素氮及CRP是尿ACR的危险因素。两组中医临床症状积分比较，治疗组改善显著，比较差异有统计学意义，$P<0.05$；两组治疗后比较，治疗组有效率优于对照组，差异有统计学意义（$\chi^2=7.212$，$P=0.028$）。研究结论，2型糖尿病肾病Ⅲ期微量蛋白尿发生与炎症有关，芪须四味汤可能通过抑制炎症从而改善2型糖尿病肾病Ⅲ期微量蛋白尿。

（三）尿路结石的治疗经验

戴舜珍通过对尿路结石的研究认为尿路结石以湿热型居多，她认为湿热原因为素体湿热较重，加上饮食不当，如水质不好或不合理的食物搭配等，导致内外合邪酿生沙石，临床常见全家多人患病；其次是饮食不节，过于肥甘、辛热，湿热下注，化火灼阴，煎熬尿液，瘀积水道而为石淋，以中青年为多。沙石堵塞，气机不畅，不通则痛，可见腰痛、尿频、尿痛、小便艰涩、少腹拘急等症状；热伤血络可出现血尿。根据尿路结石的病机特点，她常用自拟排石汤以清热利湿、通淋排石，与很多医家排石常用大黄攻下不同，她强调行气破积的重要性，她认为腰为肾之府，并行于两侧，贯通上下，与三焦气机密切相关，常配伍较多的行气止痛之品。对于彩超可见结石位于肾下极或结石较大者，她强调不可强攻，以免变生他病，应及时到外科治疗。自拟排石汤，组成为石韦、瞿麦、车前子、滑石、海金沙、青皮、王不留行、枳实、鸡内金、金钱草、延胡索、蒲公英等。方中石韦、瞿麦、车前子清利湿热通淋；滑石、海金沙、鸡内金、金钱草清热利湿、消坚涤石；青皮、王不留行、枳实、延胡索有行气宣利壅滞、止痛之功。诸药合用相辅相成，使下焦蕴结的湿热得清而达止痛排石之功效。尿路结石通过狭长输尿管被排出，在下降过程中，表面粗糙的结石常易擦伤输尿管黏膜，引起管壁水肿或出血，必要时加小蓟、琥珀、藕节等凉血止血。

《中西医结合治疗尿路结石疗效观察》发表于《辽宁中医杂志》2009年第36卷第7期。

·摘要：探讨中西医结合治疗尿路结石的临床疗效。把无肾功能异常且尿路结石直径小于0.8cm的患者62例随机分为对照组（32例）和治疗组（30例）。对照组以抗感染、解痉、镇痛、补液、利尿对症支持治疗，治疗组在对照组治疗基础上加用中药排石汤治疗，以14天为1个疗程。观察各组肾绞痛、肉眼血尿或镜下血尿的好转率及B超及腹部平片的结石影。结果显示治疗组在总有效率及临床症状改善等方面均优于对照组。治疗组总有效率93.33%，对照组总有效率78.13%，两组间比较有显著性差异，$P<0.05$。研究结论，中西医结合治疗尿路结石有较好疗效。

（四）慢性肾功能衰竭的治疗经验

戴舜珍通过多年的临床观察认为慢性肾功能衰竭作为一个慢性进展性疾病，其终末期之前的西医治疗方法主要是原发病治疗、营养疗法和对症处理。中医慢性肾功能衰竭并无专门对应名称，属"关格""溺毒"范畴，与肺、脾、肾关系最密切，后期可影响心、肝、三焦、胃肠、膀胱等。她认为其病因与先禀不足、外感诱发、他病及肾、药物毒物等有关，病机以正虚邪实贯穿始终，最后由于脾、肾衰败，气化不利，分清泌浊功能减退、水液运化失健所致。故临床上常采用培土固肾汤（黄芪、党参、茯苓、白术、炙半夏、仙茅、淫羊藿、巴戟天、生地黄、山茱萸、知母、紫苏叶）治其本，配合中药灌肠方（生大黄、生牡蛎、六月雪、蒲公英），内服外治相结合，取得较好的疗效。方中黄芪、党参、山药、二仙汤、巴戟天、生地黄、山茱萸补益脾肾，茯苓、白术、炙半夏、紫苏叶利水化湿泄浊。同时，外用中药灌肠，方中重用大黄解毒攻下，六月雪、蒲公英、生牡蛎泻火解毒，使邪有去路，标本同治。

《中西医结合治疗慢性肾功能衰竭60例》发表于《福建中医药》2005年12月第36卷第6期。

·摘要：探讨中西医结合治疗慢性肾功能衰竭的临床疗效。把符合入选条件的慢性肾功能衰竭患者60例随机分为对照组（30例）和治疗组（30例），对照组给予优质低蛋白、低磷饮食，足够能量和降压对症治疗，治疗组在对照组治疗基础上给予培土固肾汤口服治疗，同时给予中药灌肠每日1次，每15天停用5天，两组均观察治疗3个月。观察治疗前后患者临床症状如浮肿、疲乏、腰酸、头晕的改善及血BUN、Scr的变化情况。结果显示：治疗组显效9例，有效17例，无效4例，总有效率达86.67%；对照组显效5例，有效15例，无效10例，总有效率达66%。两组患者治疗前后BUN和Scr比较，经统计学处理，治疗组优于对照组（$P<0.05$）。研究结论，中西医结合治疗慢性肾功能衰竭在改善肾功能、

延缓肾功能恶化方面有一定的优越性。

（五）急性化脓性扁桃体炎的治疗经验

戴舜珍通过对急性化脓性扁桃体炎临床诊治和观察，认为急性化脓性扁桃体炎其病因多为素体阳盛或肺胃积热，复感风温时邪所致。内外合邪，袭于喉部，火毒炽盛，热盛则肉腐，肉腐则成脓，其发病迅速，病情急而重。她针对病机采用通泻利咽汤治疗，取得较好的疗效。通泻利咽汤（生大黄、柴胡、黄芩、金银花、连翘、射干、夏枯草、蒲公英）。方中金银花、连翘、夏枯草、蒲公英清热解毒；柴胡、黄芩、射干清热利咽；重用大黄以通腑泄热，直折火势。她认为喉为肺胃之门户，肺与大肠相表里，胃与大肠相接连，故通泄大肠可以达到清利咽喉之目的，亦即釜底抽薪之意。同时配合喉蛾散局部喷撒，直达病所，对减轻疼痛、排脓生肌有明显的作用。大黄重用、生用、后入药力强，主张年老体弱及小孩宜酌情减量，中病即止，以免伤正。

《通泻利咽汤治疗急性化脓性扁桃体炎52例》发表于《福建中医药》1986年第2期。

·摘要：观察通泻利咽汤治疗急性化脓性扁桃体炎的临床疗效。纳入1983年5月至1985年4月52例急性化脓性扁桃体炎患者，采用通泄利咽汤口服及本院制剂喉蛾散吹喉治疗，观察3天内热退，咽痛、吞咽困难以及扁桃体肿大及脓性分泌物改善情况，结果痊愈46例，好转4例，无效2例，总有效率96.16%。46例痊愈者中有26例服药2剂，20例服药3剂；好转4例，服药3剂。研究结论：通泻利咽汤配合喉蛾散局部喷涂治疗急性化脓性扁桃体炎取得较好疗效。

四

附　录

（一）主要学术著作

《巫百康临床经验集》，主编，1997年由厦门大学出版社出版。

（二）代表性学术论文

（1）戴舜珍，黄雄.名老中医戴舜珍治疗尿酸性关节炎、尿酸性肾炎的经验[J].当代临床医刊，2015，28（5）：1683－1684.

（2）戴舜珍，黄炜.中医辨证分型治疗尿石症[J].当代临床医刊，2015，28（4）：1569.

（3）戴舜珍，苏小惠.中西医结合治疗早期糖尿病肾病临床观察[J].辽宁中医杂志，2005（12）：1289－1290.

（4）戴舜珍，王亚敏，曾宏翔，等.通络降糖片治疗糖尿病周围神经病变临床研究[J].辽宁中医杂志，2004（9）：727－728.

（5）戴舜珍，王亚敏，陈若萍，等.糖尿灵治疗Ⅱ型糖尿病100例临床观察[J].中国中医药科技，1999（1）：45－46.

（6）戴舜珍，林惠琴.辨证治疗急性心肌梗塞30例[J].陕西中医，1994（9）：387－388.

（7）戴舜珍，王亚敏，曾宏翔.清心消浊汤治疗乳糜尿[J].四川中医，1994（5）：30.

（8）戴舜珍，王亚敏，曾宏翔.中医辨证治疗慢性肾盂肾炎32例临床总结[J].福建中医药，1994（1）：18－19.

（9）戴舜珍，王亚敏.芪葛降糖汤治疗糖尿病Ⅱ型42例临床观察[J].福建中医药，1992（3）：12－13.

（10）戴舜珍，王亚敏.中医辨证中药灌肠治疗慢性肾功能不全44例初步总结[J].福建中医药，1989（6）：11－12.

（11）戴舜珍，王致道.急症运用通腑泻下法的经验[J].福建中医药，1987（2）：32－34.

（12）戴舜珍，陈惠萍，洪炳根，等.辨证治疗外感发热600例初步总结[J].福建中医药，1986（5）：23－25，53.

（13）戴舜珍，洪炳根.通泻利咽汤治疗急性化脓性扁桃体炎52例[J].福建中医药，1986（2）：26－27.

（三）继承人

（1）苏小惠，女，漳州市中医院肾内科，副主任医师。

（2）曾宏翔，男，漳州市中医院，主任医师。

（3）黄炜，女，香港特区政府注册中医师，硕士研究生毕业。

（4）黄雄，男，香港特区政府注册中医师，硕士研究生毕业。

（整理者：苏小惠）

洪炳根

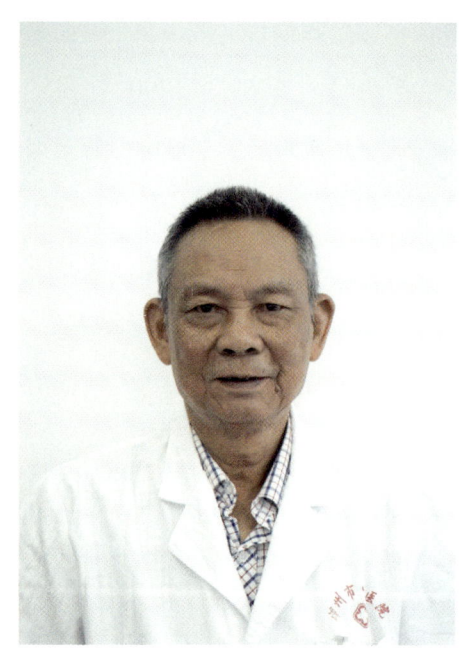

一

医家简介

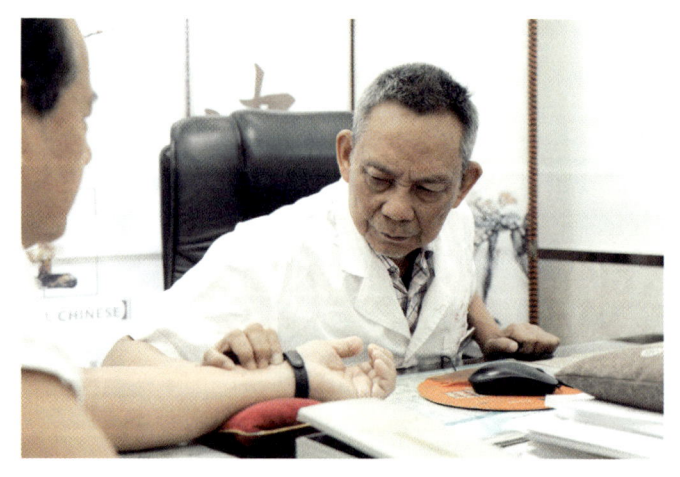

洪炳根，男，1946年出生，泉州南安人，中医内科主任医师。1976年，毕业于福建医科大学中医临床专业。曾工作于闽清县医院、福建省中医研究所，1979年，调至漳州市中医院，曾任漳州市中医院急诊科主任。第四批全国名老中医药专家学术经验继承工作指导老师，福建省名中医。

洪炳根从事中医临床工作50余载，致力于中医及中西医结合治疗急危重症的研究工作。擅长治疗冠心病、急性感染性疾病、急慢性胃炎、各种咳嗽及内科疑难杂病。临床施治，既用方药，又常配合食疗；既用内服，又常配合外治；内服、外治、食疗互相配合，学术上有自己独特见解。曾发表论文30多篇。

二

学术特点

（一）重拾张仲景"顾护脾胃"之思想，强调中焦调理之重要性

脾胃位于中焦，二者的重要意义在于脾胃为后天之本，气血生化之源，脾胃中焦为气机升降之枢纽。明代医家孙文胤认为"脾胃伤，则五脏皆无生气"，即脾胃对五脏六腑影响很大，脾胃运化健旺，则全身气血旺盛，五脏六腑健全；若脾胃受损，则气虚血弱，五脏六腑亏虚，百病丛生，故脾胃伤则百病生。李东垣《脾胃论》记载："大抵脾胃虚弱，阳气不能生长，是春夏之令不行，五脏之气不升。脾病则下流乘肾，土克水，则骨乏无力，是为骨蚀，令人骨髓空虚，足不能履地，是阴气重叠，此阴盛阳虚之证。大法云，汗之则愈，下之则死。若用辛甘之药滋胃，当升当浮，使生长之气旺。言其汗者，非正发汗也，为助阳也。"《四圣心源》提出："其上下之开，全在中气，中气虚败，湿土湮塞，则肝脾遏陷，下窍闭涩而不出，肺胃冲逆，上窍梗阻而不纳，是故便结而溺癃，饮碍而食格也。"故中焦脾胃为上下之枢纽，升降之本。洪炳根认为，张仲景在《伤寒杂病论》中着重论述顾护胃气的重要性，但是近几十年来，人们的生活饮食习惯等改变，几乎完全忽视了对脾胃保养的关注，不良的生活习惯常常严重损伤了脾胃阳气，因此，重新审视保养脾胃的重要性，对各种疾病的预防和治疗，起着至关重要的作用。顾护胃气、保养脾胃，首先要重视脾胃的"温养"，其次要规范汗、吐、下三法和寒凉之品的恰当使用，最后还要兼顾中焦气机的疏理。

（二）注重六经辨证与脏腑辨证相结合

《伤寒论》以六经分篇幅论述疾病的诊治。洪炳根认为，六经辨证之六经，既不是专指经脉，也不是专指经脉相关的脏腑，六经更应该是疾病在机体某个病位、某个阶段的病理机制的概括，包括病位、病性、转归等。如太阳经，反映的是疾病在体表或者初浅阶段，与肺系相关，可以是邪正相争、正气尚强的阶段，也可以表现为邪气方张、正气虚弱不足以抗邪的阶段，根据邪正的关系，病邪可能突破该阶段，转入下一阶段的病理过程。六经虽然不专指某个脏腑，但却与脏腑密切相关。如早期肺系的病变，或者某些脏腑病变的某个阶段，具有"表证"的特征，需要通过发汗或者解肌等方法治疗。洪炳根认为，六经辨证与脏腑辨证的有机结合，能够明显提高临床常见疾病的辨证治疗效率，简单快捷。例如，外感热病中的流行性感冒，六经辨证属于太阳病，脏腑辨证属于寒邪侵袭肺表，太阳病之寒邪袭表，症见怕风怕冷、全身酸痛、无汗、脉浮等，麻黄汤类方就是首选。六经辨证与脏腑辨证的有机结合，显著提高辨证的准确性，效如桴鼓。

（三）将温病辨证体系与脏腑辨证相结合

卫气营血辨证是清代叶天士所创，针对的是以"热"为特点的温热性疾病的常用辨证论治方法。洪炳根认为，福建省地处东南沿海，而且漳州市位居福建省最南端，靠近广东岭南地区，气候更是湿多、热多，因此，温病学派的卫气营血辨证在此常常能够得到广泛应用。卫气营血是疾病侵袭机体的病位及病性的演变过程，类似于六经，同样与脏腑有着密切关系。例如，卫分证，表现为外感热病初期，多为肺系疾病；气分证，是热邪进一步入侵，影响肺、胃、大肠、胆等脏器产生的里实热证性疾病；营分证，邪热影响心和心神；血分证，则是邪热炽盛，影响心肝肾，营分、血分证都属于相关脏腑消耗里热的表现。卫气营血辨证在南方应用广泛，与脏腑辨证相结合，明显提高辨证效率和临床疗效。例如，小儿高热惊厥，高热合并神昏、抽搐，与心肝相关，羚角钩藤汤或清营汤等常用之，或者南方地区百姓常常单独磨羚羊角粉冲服治疗高热惊厥等疾病，快速达到凉肝息风止痉的效果。

（四）贯彻"中体西用"策略，将中西医结合落实到急危重症抢救上

"中体西用"一词，来源于清末洋务派的指导思想，洋务派主张以中国伦常经史之学为原本，以西方科技之术为应用。"体"的意思是主体，主要是指在核心理念、价值观和原则方法；"用"的意思是辅助，主要是指在行为方法、工具和产品等方面。"中医为体，西医为用"就是在临床诊断上采用西医的高精尖的检查仪器与设备对患者进行检查结果，同时采用西药药理对中药阐释的结果，再根据中医理论进行辨证选药处方，这就是以中医辨证为本，以西医辨病为用，然后给患者进行诊疗。洪炳根长期从事临床一线工作，特别是在急危重症的抢救方面，具有独到的见解。洪炳根认为，近几十年，西医抢救技术及仪器设备的研制开发迅猛发展，这明显提高了急危重症的抢救成功率以及病人的生存率。而中医在急性病、危重症的抢救上，亦有非常好的应用前景，特别是某些中成药制剂的开发应用，比如急救中常用到的参麦注射液、生脉注射液、参附注射液、血必净注射液等，这些中成药针剂均为著名方剂经过制药工艺提取有效成分制成。它们的应用很好地缩短了急救过程中熬制中药的时间，改良了使用方法，直接从静脉进入体内发挥作用，提高了抢救效率。所以，在坚持中西医并重的时代背景下，中西医思想的融合，中西医学的发展及中西医融会贯通，在未来急危重症的抢救方面具有广阔的应用前景。

三 临床经验

（一）胸痹心痛治疗经验

冠心病心绞痛相当于祖国医学的"胸痹心痛"，其主要病机为本虚标实，本虚为心、肺、脾、肾诸脏虚损、气虚或血虚或阴虚或阳虚，标实为气滞、血瘀、痰阻、寒凝和热灼。临床上最常见的为心气阴两虚兼心脉瘀阻。基于这一病机特点，故用自拟方三参扩冠汤作为基本方，20多年来，洪炳根用自拟方三参扩冠汤配合麝香保心丸治疗冠心病心绞痛，疗效显著。三参扩冠汤，处方为太子参30g，沙参15g，丹参15g，郁金12g，红花9g，赤芍15g，延胡索9g，檀香9g（后入），砂仁6g（后入）。气阴两虚者加朱麦冬15g，五味子6g，黄芪15g，炒酸枣仁15g。重用太子参、沙参以益气养阴，用丹参、赤芍、郁金、红花活血祛瘀以通心脉，标本兼治，通补并进，配用麝香保心丸益气养心，通络止痛以助药力，故取效迅捷，对于缓解心绞痛、改善胸闷心悸症状均有良效。随证加减法为气虚者，加黄芪15g、炙甘草9g，并内服补心气口服液10ml，每日3次；阴虚者加生地黄30g、阿胶9g（烊化）、柏子仁12g、炒酸枣仁15g，并内服滋心阴口服液10ml，每日3次；痰浊者加瓜蒌15g、法半夏9g，内服珠贝散（本院制剂）3g，每日3次。所有患者均同时服用麝香保心丸，每次2~3丸，每日3次。特别说明，痰浊型且有化热征象，实为痰热阻郁型，因与本方药症不符，可改用小陷胸汤加减治疗而见效。

（二）脂肪肝治疗经验

气血不和，百病乃生。气滞血瘀证广泛地见于急慢性疾病的某一阶段，而在久病顽疾中，更是普遍而明显。《仁斋直指方·血滞》指出："人之一身不离乎气血，凡病经多日疗治不痊，须当为之调血。"洪炳根常常选用柴胡疏肝散为基础方进行加减。柴胡疏肝散加减，处方为柴胡10g、枳壳12g、川芎8g、赤芍15g、香附10g、丹参15g、郁金10g、白术12g、紫苏梗10g、茵陈15g、黄芩15g、佛手12g、甘草6g、山楂15g。各种疾病尽管病因各不相同，都可能在某一阶段出现气血运行不畅从而表现为气滞血瘀证。洪炳根认为"气滞血瘀"乃是脂肪肝病情发生发展的主要原因，所以用柴胡疏肝散解其气滞，方中加入血分药物如丹参、赤芍、川芎、郁金、山楂等，通其瘀滞，畅其血行。

（三）水泄治疗经验

水泄，即泄泻，相当于急性肠炎。多为感受寒湿之邪致脾胃功能失常，不能升清降浊，水谷精微与水浊并趋大肠，以致泄泻不止。这一类疾病比较常见，尤其是在酷热难耐的夏季，患者常常进食生冷或长居空调房内，导致寒湿侵袭。针对这类疾病，我们临床上可选的方剂有如葛根汤、藿香正气散等。洪炳根认为病机乃是寒湿犯胃，升降失司，清浊不分，并趋大肠，常常选用藿朴夏苓汤为基础方加减，藿朴夏苓汤加减，处方为藿香10g、厚朴10g、半夏10g、茯苓15g、薏苡仁15g、豆蔻8g、党参15g、陈皮10g、甘草6g、山药15g。

（四）安宫牛黄丸治真心痛经验

安宫牛黄丸是中医中药的三宝之一，临床上主要用于高热、痰热内蕴、神昏谵语，抽风等，即安宫牛黄丸主要针对清窍、脑窍的实热性急症。然而，中医认为，心主血脉，心为神之主，心主神明，心主宰一切神志、精神活动，所以实热或者痰热蒙蔽心窍，出现胸闷胸痛、心悸怔忡、神昏谵语等"心脑同病"的证候，可以酌情使用，达到清热解毒、镇静通窍、活血化瘀的效验，往往能取得较好的临床疗效。

四

附 录

（一）主要学术著作

《名老中医洪炳根临证经验集》，刘雪娜、蓝元隆主编，2022年5月由福建科学技术出版社出版。

（二）代表性学术论文

（1）洪炳根.中医防治流感、非典、人禽流感初探[J].福建中医药，2005（4）：54－55.

（2）洪炳根.内外兼施治疗疑难症4例[J].福建中医药，1994（1）：36－37.

（3）洪炳根.自拟"三参扩冠汤"配合麝香保心丸等中药治疗冠心病心绞痛疗效观察[J].中西医结合实用临床急救，1997（3）：139.

（三）继承人

（1）刘雪娜，女，漳州市中医院，主任医师，硕士研究生导师。

（2）郭进财，男，漳州市中医院脑病科，主任医师，硕士研究生导师。

(3) 蓝元隆，男，漳州市中医院糖肾科，副主任医师，硕士研究生导师。

(4) 洪杨华，女，漳州市中医院肛肠科，副主任医师。

(5) 黄国榕，男，漳州市中医院脾胃病科，主治医师。

(6) 叶志君，男，漳州市中医院肛肠科，主治医师。

(7) 刘霏，女，漳州市中医院糖肾科，主治医师。

(8) 许亚嫔，女，漳州市芗城区西桥卫生院，主治医师。

（整理者：洪杨华　蓝元隆　许亚嫔）

洪敏俐

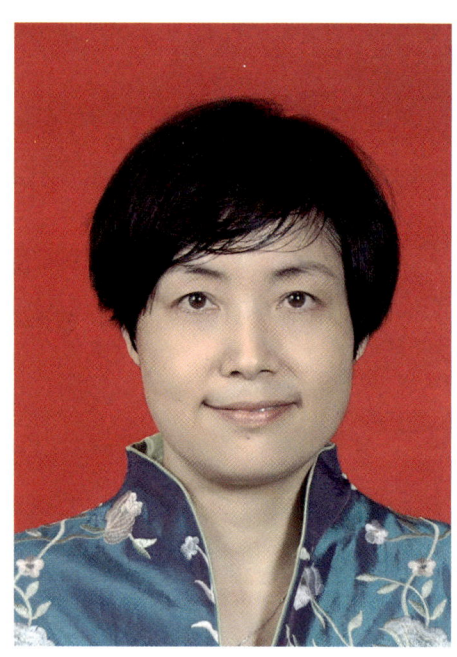

医家简介

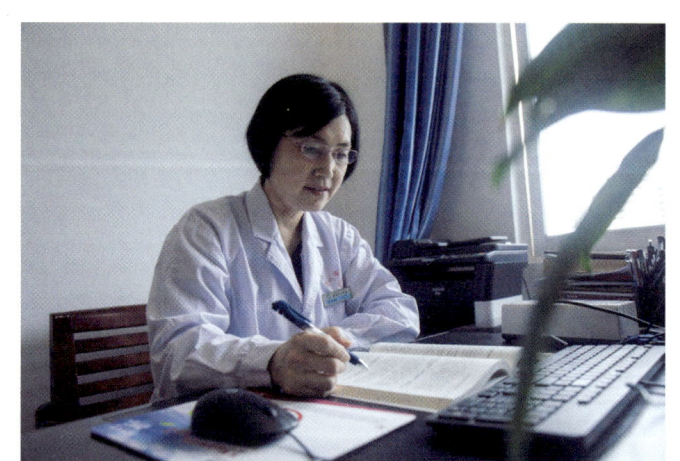

洪敏俐，女，1967年生，漳州政和人。1988年，毕业于福建中医学院中医学专业；2004年，取得福建中医学院中西医结合临床硕士学位（在职）；2018年，取得福建中医药大学研究生学历和博士学位（全日制）。现任漳州市中医院主任医师，漳州市中医院肺病科学术带头人。曾任漳州市中医院副院长，肺病科科主任，重症医学科科主任。2012年，被选拔为国家中医药管理局组织的第三批全国优秀中医临床人才研修项目培养对象；2015年，获"第三批全国优秀中医临床人才"称号。

洪敏俐被选为世界中医药联合会呼吸病专业委员会常务理事，中华中医药学会肺系病学术委员会常委，中华医学会仲景分会委员，福建省中医药学会呼吸分会顾问，福建省中医药学会内科分会、诊断分会、治未病分会副主任委员，漳州市中西医结合分会会长，漳州市中医药学会副会长，福建中医药杂志编委。洪敏俐作为医学博士，主任医师，福建中医药大学兼职教授，硕士研究生导师，从事中医内科临床三十余载，专长呼吸内科，具有较深厚的理论基础和扎实的中医功底，曾先后师从国医大师晁恩祥、王庆国、薛伯寿，以及国内名中医武维屏、吴银根、李灿东、张喜奎等，通过系统学习中医经典，博采众长，并在临床中不断实践，中医临床实践能力不断提高。对支气管哮喘、慢性阻塞性肺疾病、慢性咳嗽、支气管扩张、间质性肺疾病等呼吸系统疾病的中医治疗、中西医结合治疗具有丰富的临床经验，善用经方治疗外感发热、咳痰喘等肺系病证及内科疑难杂症，临床疗效显著，得到患者的认可。临床经验和学术思想多次在全国及省内学术会上做大会发言和交流，在国内同行中享有较高声誉。

洪敏俐积极开展科研工作，获发明专利2项；参与全国上气道咳嗽综合征等多项中医指南制定及参编《中医传承心悟录》《中医健康管理学》等书籍4部；主持及参与省部级、市厅级课题20余项，在省级以上学术刊物发表论文70余篇，获中华中医药学会岐黄奖第六届全国中医药博士生优秀论文三等奖，福建省优秀学术论文三等奖，漳州市优秀学术论文一等奖，漳州市科学技术进步奖二、三等奖等多项奖项。享受国务院政府特殊津贴，先后被评为"全国先进工作者""全国医德标兵""第三批全国优秀中医临床人才""第七批全国老中医药专家学术经验继承工作指导老师""福建省第四批老中医药专家学术经验继承工作指导老师""福建省卫生计生委有突出贡献中青年专家""福建省级高层次人才（B类）""第三届福建省名中医""首届漳州市名中医"等称号。

学术特点

（一）整体辨治，三因制宜，四诊合参

洪敏俐的学术思想形成根植于临床实践及中医理论的指导，因而其一切关于学术的思考及研究都是在中医整体观念及辨证论治的思想体系指导下进行的。洪敏俐认为，中医学的整体观指人与自然、人与社会之间及自身的联系，是临床司外揣内、见微知著的重要基础，而三因制宜和四诊合参则是整体辨治的重要手段。

1. 因人—因时—因地

"三因制宜"出自《黄帝内经》，包括因人、因时、因地制宜，是指疾病诊疗中要综合

考虑患者年龄、性别、体质、发病时间、地域气候等诸多因素的影响，洪敏俐将三因制宜思想融汇于临床辨治的始终，使每个患者都有其个性化的诊疗方案。

洪敏俐认为肺为娇脏，小儿形气未充，脏器更为娇弱，相较于成人更易感邪，鼓邪无力，导致正虚邪恋，同时小儿发病传变迅速，易虚易实，故攻补宜轻，药味勿多，药量勿过。而老年人久病多兼体虚，遣方用药应攻补兼施，顾护脾肾，方能驱邪而不伤正气。女子以肝为先天，肝气易郁易结，肝血易虚易滞，更年期尤甚，因此选方配伍时应注意调畅气机、疏肝养血。

除了年龄、性别之外，洪敏俐认为因人制宜还包括因体质制宜，体质的形成是人体生命过程中先天禀赋和后天获得的与自然、社会环境相适应的个性特征，因此，体质在生理状态和发病过程中具有多样性、可变性。洪敏俐带领团队在前期临床研究中发现，同样是慢性咳嗽患者，其体质在类型分布上也存在着明显差异，治法亦不相同，例如咳嗽变异性哮喘（CVA）患者多为阳虚质、气虚质，故治以温阳补肾、益气扶正；而上气道咳嗽综合征（UACS）患者多为湿热质、痰湿质，则采用清热祛湿、健脾化痰治法，同时根据不同体质给予相应的饮食指导、生活方式建议和情志疏导。

三因之间互相联系，密不可分，体质的形成离不开地理环境、气候条件和饮食结构的后天影响。洪敏俐所处的漳州地区，当地人群因多嗜食性寒海鲜、凉茶冷饮、肥甘厚味之品，多呈脾虚为本、内湿为标；且位于我国福建省东南沿海，属亚热带季风气候带，春夏炎热潮湿，热蒸湿动，人体易外感湿热之邪，内湿与外湿相合，缠绵反复。故对于春夏湿热致病患者，洪敏俐常用分消走泄法以宣上、畅中、渗下，湿热分消，同时强调分清湿热轻重，从而在治疗过程中有所偏重。因湿邪易阻滞气机，湿热之邪易缠绵，治疗过程中应注重宣畅气机，用药宜轻灵，不宜厚重，多选用辛温之品以解表化湿，苦温之品以燥湿健脾，如藿朴夏苓汤、三仁汤等方。而秋、冬季节应用膏方调补肺脏，在内顺应肺脏肃降收敛的生理特性，在外顺应自然的规律变化，故洪敏俐常令适宜患者从立冬时节开始进食膏方调补，以六味地黄丸、六君子汤、八珍汤、龟鹿二仙胶等基础方加减，滋养五脏，养精蓄锐，益阴精而养阳气，以达到防治肺病、延年益寿的目的。

2. 四诊合参，注重问望，善察隐微

洪敏俐认为疾病的产生不外乎正邪交争，表现出来的证与所感邪气、所处环境、所呈体质密切相关，而如何在短时间内善察隐微，精准辨证，最重要的前提是四诊合参。而在望、闻、问、切中，洪敏俐尤其强调问诊和望诊的重要性，注重主观信息与客观信息的结合。

问诊是医患之间直接进行言语交流的临床主观信息采集方法，在疾病诊察过程中具有十分重要的作用。现代教科书的《十问歌》为清代陈修园修改版本，洪敏俐认为其在专科诊疗中缺乏针对性。临床所见咳嗽患者，因病机不同、兼夹邪气不同，常常表现出不同的咳嗽特点，故洪敏俐在临床问诊时，除了寒热、口味、二便等一般情况，更详细了解患者咳嗽特点、痰色质量、鼻咽部伴随症状等专科情况，做到辨病与辨证相结合，灵活施治。

而望诊包括望形态、望面色、望咽喉和望舌象，其中以舌象为基础，依据舌诊可判断正气盛衰、病邪虚实、病位深浅等重要信息。洪敏俐常让患者转向自然光面，舌体自然伸出，充分暴露，以观察真实舌象。若遇症状与舌象不符者，则以舌之象为本、苔之象为标，存在有形之邪者，先祛邪气以治标，为治本扫除障碍。另外，洪敏俐认为刘渡舟之水色水斑论述，临床运用度极高，见患者两颧、鼻梁、眼圈、额头、下颌等处色黑如锈垢，洗擦皆不能除，常以痰饮思路辨治。

（二）伤寒与温病互补

伤寒和温病是不同时期的医家根据所处时代的地域、气候、人文等多方面特点，对外感疾病性质的认识，其理论基础均来自《黄帝内经》。从狭义上讲，前者是外感寒邪致病，后者是外感温邪致病，但广义上都是六淫致病。《伤寒论》第6条明确指出："太阳病，发热而渴，不恶寒者，为温病。"张仲景详于寒而略于温，而明清医家，在《黄帝内经》和《伤寒论》的基础上，逐步发展和完善温病学派，补充了伤寒论对热性疾病论述的不足，两者相辅相成，互为补充。

洪敏俐从事临床30余年，灵活运用伤寒与温病论治外感疾病，如每遇外感寒邪疾病，常以伤寒的思想，采用仲景六经辨证的方法进行论治；对于外感热病，常将其分为温热疾病、湿热疾病，对于温热疾病，常以卫气营血辨证进行论治，对于湿热疾病，常以三焦辨证为主要方法。除此之外，洪敏俐认为现代人具有体质多样化、病机复杂化的特点，多形成寒热错杂、虚实夹杂、表里同病等复杂病机，尤其是漳州地区居民的体质以"湿热质、痰湿质"为多见，单一的伤寒思想或温病思维，均不能较全面地处理患者病情。因此，洪敏俐融汇伤寒温病学派的思想，临床治疗上不拘泥于伤寒、温病学说，紧抓病机，随证立法，灵活运用辛温解表、疏风清热、苦寒泻火、和解少阳、宣气化湿、清热化湿等不同的治疗原则，同时还结合不同的季节、地域、体质、宿疾、感邪之差异，以及感邪之从化，而选择不同的辨证思路及治法方药。对于复合病机患者，常寒温并用，伤寒与温病思想并行。漳州乃湿热之地，每年冬春常有疫病流行（流行性感冒、新型冠状病毒感染等），洪敏俐通过长期临床发现，漳州地区的疫病以"湿"为主要致病特点，治疗上则以温病轻清宣化的思想，清化湿邪；若湿与寒邪相合，则常结合伤寒辛温、散寒解表的思路，配合麻杏苡甘汤、三拗汤、小青龙汤等解表散邪，兼能宣肺行水化湿；若湿与热合，则常仿叶氏分消走泻之法，将湿热邪气从三焦分而解之；

若邪已入里，常用麻杏石甘汤解表清里。洪敏俐认为，少阳位处半表半里，是为枢机，配合小柴胡汤和解枢机，以助疏泄邪气；若邪热炽盛，有内传营分之势，常配合叶氏透热转气之法。若湿热壅盛，当警惕化燥伤阴，则当于方中配伍利湿育阴之品。

（三）重视脾胃

洪敏俐认为，脾胃乃后天之本，是人体气血生化之源，脾胃通过运化水谷精微，以充养五脏六腑。若脾胃运化失常，气血化生无源，则五脏六腑失养，痰饮、水湿、瘀血等病理产物则相继出现，导致各个脏腑功能失调而易患病。而五脏六腑中，尤以肺脾关系最为密切，因脾属土，肺为金，土为金之母，母病常易及子，往往容易形成肺脾同病。另外，现代人饮食上嗜食肥甘厚味、喜好冷饮，容易损伤脾胃，而致一系列病变，故而洪敏俐强调临床上当重视顾护脾胃，善从脾胃论治。

脾主运化，为气血生化之源，胃主受纳腐熟水谷，为五脏六腑之海，脾胃是为水谷精微生成运化之枢纽，故而有仓廪之称。脾胃虚弱则气血生化乏源，脏腑失于充养而致病。在脾本身，若脾失运化，自身濡养不足，则亏虚益甚，可见腹胀纳呆、食少便溏、四肢无力、倦怠懒言等；在肺本身，肺脏失养，肺气虚弱，卫外不固，则易感外邪而致咳喘。李东垣云："脾胃一虚，肺气先绝。脾胃受纳水谷，以水谷精微化生气血荣养于周身。肺金为脾土之子，脾土为肺金之母，脾气健旺充养肺金则肺气充盛，气机循环流利。"洪敏俐认为此病机关键在于脾胃不足，化源不足，继则土不生金，肺脾气虚，治疗上虚者当补其母，常以黄芪建中汤、四君子汤、参苓白术散等方培土生金。若肺气虚甚，卫表不固，则常合以玉屏风散补益肺脾之气以固卫表；若脾虚气血生化乏源，兼见血虚者，常合四物汤以助养血；若更见脾胃虚寒更甚，常加理中汤以温阳健脾。

肺脾共同维系人体水液代谢，为人体津液运化的枢纽，即《黄帝内经》所谓"饮入于胃，游溢精气，上输于脾。脾气散精，上归于肺，通调水道，下输膀胱"。若脾气亏虚，脾失健运，津液不布，则津液停滞为痰饮。痰饮内停，阻碍气机，则临床上常见咳嗽痰多、胸闷脘痞、腹满纳呆、舌苔白厚、脉滑等症。洪敏俐认为，水、饮、痰、湿均为阴邪，易耗伤人体阳气，尤其是脾阳，结合张仲景"病痰饮者，当以温药和之"的思想，在临床上针对痰饮致咳喘者，常采用健脾祛湿化痰配合温阳化饮之法治之。若脾虚痰饮内停，则治以六君子汤、二陈汤等健脾化痰除湿；若见脾阳不足，常以理中汤加减补脾阳化痰饮；若胸阳不振，寒饮上犯者，常以苓桂术甘汤温阳化饮、健脾化湿、平冲降逆；若阳虚更甚，脾肾阳气俱虚，当合以真武汤治之。

同时，脾胃为人体气机升降之枢纽，若胃失和降，脾失升清，则会影响一身气机之运转。

在肝胆者，肝脾不和，肝胆失于疏泄，亦影响脾胃运化，或见情志失调等；在肺者，肺脾不和，则表现为肺失宣降，发为咳喘。如叶天士"脾宜升则健，胃宜降则和"强调治疗当重视恢复脾胃气机之升降，洪敏俐临证常以降逆和胃、升清降浊、调和肝脾等法治疗。若见痰气郁结者，常以半夏厚朴汤行气化痰，调和脾胃；若见肝脾失和者，常以逍遥散加减调和肝脾，恢复气机；若见脾胃气机痞塞之心下痞者，根据病机，选用张仲景之五泻心汤；若兼见三焦枢机不利者，常合用小柴胡汤疏利三焦。

三

临床经验

近年来，洪敏俐带领团队完成了许多关于慢性咳嗽的前期研究，通过收集与分析闽南地区慢性咳嗽患者的四诊信息，在继承前人的基础上形成了对慢性咳嗽的独到见解，其认为慢性咳嗽反复发作、迁延不愈，与患者素体本虚关系密切，病位多在肺、脾、肾、鼻、咽，尤其与脾胃有关，痰饮为宿根，外邪为诱因，临证中多主张从"表虚、邪郁少阳、脾胃、痰饮、湿热"论治。

（一）从表虚论治

洪敏俐认为临床慢性咳嗽患者以年老、年幼或体虚之人为主，此类患者肺气本虚，腠理疏松，易外感风寒邪气，又因风为阳邪，其致病多伤上部，侵袭肌表等阳位，卫弱无力驱邪，而致正虚邪恋，宣降失司，咳嗽迁延反复，缠绵难愈。临证见此类患者，常常伴有恶风自汗、遇冷风刺激而咳、面色㿠白、脉象缓弱等症。《黄帝内经·素问》中亦有相关描述："风者，百病之长也，至其变化，乃为他病也，无常方，然致有风气也……肺风之状，多汗恶风，色皏然白，时咳短气，昼日则差，暮则甚，诊在眉上，其色白。"洪敏俐认为此乃桂枝汤证，卫外不固、风寒恋肺是慢性咳嗽的主要病机之一，临证可用桂枝汤加减宣肺散寒，扶正驱邪，不必拘泥于常见止咳化痰方。

若患者平素以干咳为主，遇冷风或刺激性气味时咳嗽加剧，洪敏俐认为其风寒邪气中风占据主导地位，常以桂枝汤为基础，加荆芥、防风、紫苏叶、前胡等加强疏风散寒、宣肺止咳之功。若咳嗽伴气逆而喘，则以桂枝加厚朴杏子汤解肌发表、降气平喘；若患者伴有鼻痒、鼻塞等症，则加苍耳子、辛夷等辛温之品，以散风邪，宣通鼻窍；若表寒明显未解，肺气郁闭，患者出现咳声紧闷、脉微恶寒等，洪敏俐认为此类患者素体本虚，不可予麻黄汤大发其汗，故常用桂枝麻黄各半汤以小发其汗、通调营卫；若患者阳虚尤甚，见恶寒明显、汗出涔涔、鼻流清涕不止、脉沉弱，则予桂枝加附子汤扶阳解表、温经散寒；若邪去大半，患者咳嗽明显缓解时，洪敏俐常予桂枝汤合玉屏风散益气固表，以防再感之虞。

（二）从少阳论治

洪敏俐从《黄帝内经》"久咳不已，则三焦受之"获得启发，认为三焦者，少阳之腑也，久咳之人正气虚，腠理不固，易外感邪气，直中少阳，少阳枢机不利发为咳嗽；另一方面，外感风寒日久，邪传少阳，胆火上炎或三焦不利，气化失职，水饮内停上犯于肺则咳；且少阳经包括手少阳三焦经和足少阳胆经，手少阳三焦经从肩走颈，经咽喉至颊，入系舌本，而足少阳胆经，从颊车，下走颈，经咽喉至缺盆，两条经络均与鼻咽息息相关，循行经过鼻咽部，邪犯少阳，胆火搏结于咽喉，咽喉不利，而致咳嗽久而不愈。临床上常表现为咳嗽、胸闷、咽干、口干口苦、胸胁苦满、大便干结、舌红或舌边尖红、脉弦等症状。临证以小柴胡汤为主方，和解少阳枢机，若见邪郁少阳兼风寒者，常合方桂枝汤寓柴胡桂枝汤之意以和解少阳、调和营卫，或加荆芥、防风、麻黄、白芷等辛温解表；兼风热证者，常加薄荷、金银花、牛蒡子、菊花、蝉蜕等辛凉解表之品；兼痰饮内停者，常合半夏厚朴汤以行气散结，降逆化痰，或合苓桂术甘汤以温化寒痰，或合二陈汤以燥湿化痰；兼痰热壅肺者，常加川贝母、桔梗、瓜蒌、竹茹等清热化痰之品；兼湿热内蕴者，常合三仁汤以清热利湿；若兼肝郁者，常合四逆散以疏肝解郁；若兼脾虚者，常合四君子汤以消补兼施，或合六味小柴胡汤，和解少阳兼以温中。

（三）从脾胃论治

脾胃属土，肺属金，土为金之母，若其一病，则易母子相及。若脾胃虚弱则气血生化乏源，脏腑失于充养，导致肺气虚弱，卫外不固，则易感外邪而致咳。反之，咳嗽者失治误治，迁延不愈，或饮食失节，皆可致脾胃受损，气血生化乏源无以濡养肺气而使肺气亏虚。

洪敏俐临证上常以培土生金法、健脾祛湿法、降逆和胃法、调和肝脾法等治疗慢性咳嗽。若患者咳嗽兼见恶风怕冷、遇风寒咳甚、平素易外感，考虑其乃脾胃气虚，后天失养，卫外不固，治当补益脾气以充肺气，则卫外功能即可恢复，常以四君子汤合玉屏风散，培土以生金；若患者药后咳嗽明显缓解，面色萎黄，则从脾胃入手调补以收其功，选用如四君子汤、香砂六君子汤或黄芪建中汤等方药以健脾气，运中土；若患者平素脾胃虚寒较重，兼见大便稀溏、食后腹胀，则加干姜、炒白术，寓理中汤之意温中健脾；若患者脾胃气虚，胃气上逆，肺气随之上逆而见咳嗽、反酸频作、呃逆不止者，常以旋覆代赭汤益气和胃、降逆化痰，则咳嗽可止；若患者气机上逆较重，反酸嗳气明显，或加煅牡蛎、姜厚朴之品以制酸降逆；若症见咳嗽与情志抑郁相关者，考虑多为肝脾不和，脾土被克，母病及子，常以柴胡疏肝散、逍遥散之类疏肝解郁、调和肝脾。

(四) 从痰饮论治

洪敏俐认为痰饮的生成，由脾失健运，水液失化所致，与闽南地区的气候环境、饮食结构密切相关，东南沿海属亚热带湿润季风气候，温暖潮湿，且当地人多嗜食性寒海鲜、肥甘厚味之品，更容易导致脾失健运，内生痰饮。而痰饮咳嗽迁延难愈，不外乎两点：一是痰饮病理本质总归于阳虚阴盛，输化失调，因虚致实，水饮上犯于肺所致，饮为阴邪，反伤肺脾之阳，虚则更生痰饮，甚则病久及肾，肾虚不能纳气，故咳嗽迁延；二是痰饮随气机升降，无处不达，可停留于肺窍、膈间、胃脘、胁肋、肌肤腠理等多个部位，易与风邪相合，反复发作，脏腑益伤。

洪敏俐临床见慢性咳嗽患者咳痰白稀、咽中如有炙脔、面色㿠白或水色水斑、舌淡胖或有齿痕、苔水滑等，以痰饮思路辨治，认为单纯使用止咳化痰等常法，不知温化寒饮，则饮邪留伏，久咳不愈。故其治疗上崇张仲景"痰饮当以温药和之"原则，以肺、脾、肾为治疗大纲，依据患者痰饮程度不同、咳嗽兼证不同而采用不同的方法，温阳化饮与温补阳气相结合，标本兼治，不拘泥于止咳药物的使用。若患者体内伏饮受外感风寒引动，出现刺激性呛咳、咽痒明显的咳嗽特点，常用小青龙汤加减温肺化饮，宣肺散寒。洪敏俐认为即使患者刻下并无表证或表证不明显，但平素夜间咳甚、衣被多于常人者，多因表虚邪恋，肺气郁闭，水道不通，饮邪停聚所致，亦可配伍辛散之品，如麻桂少少与之，不以发汗为需，使肺气宣利，水道通调，则痰饮邪有出路。若患者平素微咳、咽中如有炙脔、平躺尤甚、自觉有气上冲，或兼胸闷气短、反酸嗳气、身重乏力等，洪敏俐认为这是脾胃阳虚，痰饮留于中焦，随气上犯咽喉、膈间，泛溢腠理所致，常以张仲景治饮之主方苓桂术甘汤加减，温阳化饮，健脾利湿，降逆平冲。若患者咳唾日久、神疲乏力、咳声低微、面色黧黑，或兼四肢不温、腰膝酸软、下肢浮肿、夜尿频多等，此为肾阳衰惫，摄纳无权，气化无力，饮邪泛滥所致，这类慢性咳嗽患者临床较少见，若遇则以真武汤或金匮肾气丸加减温肾扶正，化气行水。

痰饮虽为阴邪，但洪敏俐认为表邪郁遏时，亦可出现饮郁化热之象，如痰黄白相间、苔黄、口干口苦、大便干结等，可予黄芩、连翘、石膏等内清郁热，但需中病即止，不能被患者的热象所迷惑，而一味使用寒凉的药物，否则损伤脾阳，则饮邪不尽。

(五) 从湿热论治

湿邪为六淫（风、寒、暑、湿、燥、火）之一，属阴邪，其性质重浊而黏腻，易妨碍脾运化，阻碍气机运行。缘于漳州地处闽南，属亚热带季风气候，气候温和湿润，热蒸湿动，易感湿热之邪，或致体内湿气偏重，若此时多食肥甘厚味或熬夜日久等，湿热易郁而化热。

本地区常年炎热居多，若素体常食寒凉之品解热，久而久之，脾阳亏虚，水湿不化，郁久化热而成湿热。终致湿热邪毒蕴结于肺，循经上行，邪客于鼻咽而发病。慢性患者若见咽痒即咳或清嗓样咳，常有咽部附着感、异物感，面如油垢，身体困重，纳呆，口黏腻感，大便黏滞，小便黄赤，舌红，舌苔厚腻或苔白腻等，脉滑或濡多见。咽部体征见咽红，常有咽部滤泡增生，洪敏俐认为此类与湿邪久居有关。本证初期，湿邪多留于表，以湿重于热为主，则以身热不扬，头身困重，脘痞纳呆，苔腻脉濡等症状为主。入里化热，湿热并重，可见发热，胸闷脘痞，口渴，小便短赤，舌红苔黄腻，脉滑数等症。

漳州春季梅雨天气居多，部分慢性咳嗽患者的临床表现与湿温病颇为相似，洪敏俐治疗上从温病学的角度出发，以清热祛湿为其治疗原则，如《温病条辨》中云："徒清热则湿不退，徒祛湿则热愈炽。"风湿在表时，予麻杏苡甘汤加减以解表化湿；湿重于热时，则用三仁汤加减以宣畅气机、清利湿热，或予上焦宣痹汤加减以轻宣肺痹，或加藿香、佩兰等以芳香化湿；湿热并重者，甘露消毒丹加减以利湿化浊，清热解毒。薏苡仁、厚朴、石菖蒲、苍术、枳壳、滑石、半夏等亦是其治疗湿热证常用之品，宣上、畅中、渗下湿热分消，同时注意行气化湿。

四

附　录

（一）主要学术著作

(1)《中医学》第3版，编委，2014年由北京大学医学出版社出版。

(2)《中医健康管理学》第1版，编委，2018年由中国中医药出版社出版。

(3)《中医传承心悟录》，编委，2018年由福建科学技术出版社出版。

（二）代表性学术论文

(1) 魏宗明，洪敏俐. 洪敏俐治疗感染后咳嗽的临床经验[J]. 中医药通报，2018（1）：22－23.

(2) HONG M L, HUANG B P, HONG C L, et al.Efficacy of Chaihu Jisang decoction on post—infection cough and its effect on cough reflex sen sitivity [J]. Journal of Traditional Chinese Medicine, 2018（4）：610－617.

(3) 高如花，黄小华，洪春霖，等. 肺胀Ⅰ号方治疗慢性阻塞性肺疾病急性加重痰热壅肺型临床研究[J]. 亚太传统医药，2018（9）：176－179.

（4）黄锦榕，洪春霖，陈慧暖，等.肺胀2号方对慢阻肺稳定期肺肾气阴两虚型患者氧化应激的影响[J].湖北中医杂志，2019（3）：3－5.

（5）黄小华，洪敏俐，黄锦榕，等.补气健脾化痰方治疗肺脾气虚兼痰浊型慢阻肺稳定期30例[J].福建中医药，2019（6）：8－9，12.

（6）杨妙玲，刘燕鸿.洪敏俐教授运用小柴胡汤治疗咳嗽验案三则[J].环球中医药，2020（1）：83－85.

（7）龙瑞星，洪敏俐.洪敏俐治疗外感热病医案3则[J].新中医，2021（7）：215－217.

（8）郑伟彬，黄锦榕，洪敏俐，等.咳嗽变异型哮喘与上气道咳嗽综合征中医体质的对比研究[J].福建中医药，2021（4）：11－12.

（9）黄诗悦，刘燕鸿，洪敏俐，等.洪敏俐从痰饮论治慢性咳嗽经验介绍[J].福建中医药，2021（16）：217－220.

（10）吕小娟，洪敏俐.基于中医传承辅助平台分析洪敏俐教授治疗咳嗽变异性哮喘的临床经验[D].福州：福建中医药大学，2021.

（11）龙瑞星，洪敏俐.基于中医传承辅助平台分析洪敏俐教授治疗上气道咳嗽综合征的临床经验[D].福州：福建中医药大学，2021.

（12）刘燕鸿，刘朝辉，洪敏俐.洪敏俐教授应用桂枝汤治疗慢性咳嗽临证经验[J].新中医，2021（24）：22－24.

（13）高如花，黄锦榕，洪敏俐.洪敏俐教授从脾胃论治慢性咳嗽经验介绍[J].新中医，2022（8）：232－235.

（14）刘朝辉，刘燕鸿，黄诗悦，等.洪敏俐教授从湿热论治上气道咳嗽综合征经验[J].新中医，2022（4）：50－51.

（15）林叶倩，黄锦榕，黄诗悦，等.洪敏俐教授从肺肾相关论治慢性阻塞性肺疾病经验[J].福建中医药，2023（2）：58－59，62.

（三）继承人

（1）黄小华，女，漳州市中医院肺病科，副主任医师。

（2）郑伟彬，男，漳州市中医院肺病科，副主任医师。

（3）高如花，女，漳州市中医院肺病科，副主任医师。

（4）刘朝辉，男，漳州市中医院肺病科，主治医师。

（5）刘燕鸿，女，漳州市中医院肺病科，主治医师。

（6）黄锦榕，女，漳州市中医院肺病科，主治医师。

（7）林惠碧，女，漳州市中医院肺病科，主治医师。

（8）杨萍，女，南靖县中医院内科，副主任医师。

（9）吕小娟，女，漳州市职业科技学院，中医师。

（10）龙瑞星，男，湖北省黄冈市中医院重症医学科，住院医师。

（11）黄诗悦，女，厦门技师学院，中医师。

（整理者：刘燕鸿　黄诗悦　蔡旭楠　郑伟彬）

黄熙理

享受国务院政府特殊津贴专家及福建省名中医

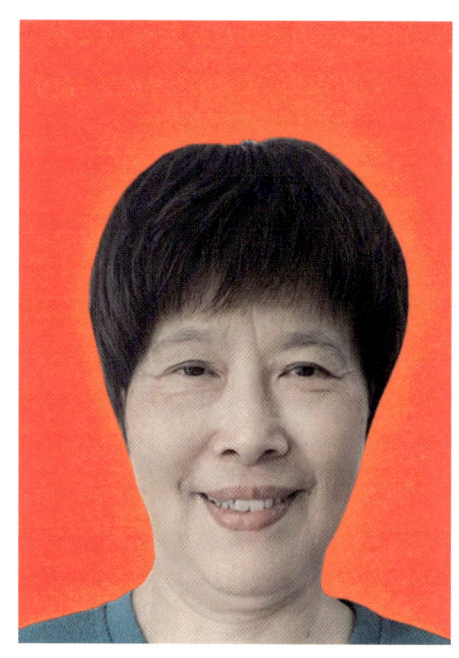

一

医家简介

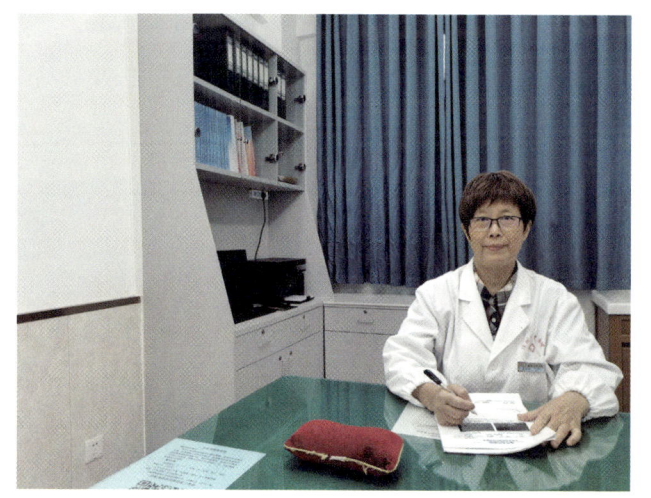

黄熙理，女，1957年出生，莆田涵江人。教授，硕士研究生导师。1982年8月毕业于福建中医学院。曾任漳州市中医院妇科科主任、教研室主任，中医妇科主任医师。第三届福建省名中医，首届漳州市名中医，2022年全国名老中医药专家传承工作室建设项目专家，第六批全国老中医药专家学术经验继承工作指导老师，福建省第四批老中医药专家学术经验继承工作指导老师，福建省基层老中医药专家师承带徒工作指导老师，福建省中医妇科重点专科学术带头人。

曾任中华中医药学会妇科分会常务委员、福建省中医药学会妇科分会副主任委员、福建省中西医结合学会妇产科分会常务委员等，现任中国民族医药学会妇科专业委员会常务理事、世界中医药学会联合会妇科专业委员会常务理事等。

从事中医妇科临床、教学、科研工作40多年，擅长治疗不孕不育、盆腔炎、更年期综合征、月经病等妇科疑难杂症。主持、参与和指导妇科科研课题10多项，曾获漳州市科学技术进步奖三等奖、福建省医学科技奖三等奖，参编专业著作10多部，发表学术论文30多篇。

学术特点

（一）汲取精华，六观论治妇科病

中医妇科学作为祖国医学的一部分，在调经、种子、安胎等方面，具有独特的优势。中华民族的繁衍，中医妇产科功不可没。黄熙理认为，应用祖国医学的精华——辨证观、辨病观、整体观、体质观、周期观、情志观，来诊治妇科病，疗效满意。

1. 辨证观

即所谓的辨证论治。"证"是中医学特有的概念，是指疾病发展过程中，某一阶段的病理概括。"证"有异病同证、同病异证，所以，临床中就有同病异治、异病同治。每一种疾病都有可能出现很多的证候，不同的证候所采取的治疗是不同的，而且辨证越准确，诊治的效果就越好，这就是同病异治法；反之，很多妇科病都可能出现同一种证候，如何捉住这个相同的证候作为切入点进行治疗，这就是异病同治。

2. 辨病观

中医有病名，西医亦有病名，当今科技不断创新，检查手段日新月异，很多疾病得到更精确的诊断，因此，要充分应用这些科技手段，明确西医的疾病诊断，不能只停留在中医疾病的诊断上，这样才能取得较好的治疗效果。当然，还要根据具体情况，不是所有的检查一哄而上，造成不必要的资源浪费。

3. 整体观

人体是一个有机的整体，其结构互相联系，不可分割，其功能互相协调，彼此作用，在患病时，体内的各个部分是互相影响的。人和自然界关系密切，生存于自然界，又受自然界的影响。整体观念贯穿于妇科疾病的生理、病理、诊治、辨证、治疗、养生等方面。由于女性特殊的生殖器官解剖，其月经、妊娠、分娩和哺乳等特殊生理活动均以血为本、以血为用，并受肾—天癸—冲任—胞宫轴的调控。因此，妇科疾病的主要病机，最终必须直接或间接损伤冲、任、督、带脉及胞宫，才能导致妇科病的发生。妇科疾病虽然是局部的疾病，但却不可单纯着眼于局部，而应从整体出发，这就是黄熙理所倡导的整体观。

4. 体质观

体质禀受于父母，并受到后天环境、生活条件等因素的影响而逐渐形成。体质的差异，不但影响人们对某种致病因素的易感性，亦可影响发病后的证候表现及疾病的康复。女性的体质分9种，1种平和、8种偏颇，即平和质、气虚质、阳虚质、阴虚质、痰湿质、气郁质、血瘀质、湿热质、特禀质。在妇科疾病人群中，同样一种疾病在不同体质的人身上，其表现不同，治疗方法亦各异。因此，在临床中要重视体质差异的存在。

5. 周期观

其包含有大周期和小周期。大周期即生命周期，包括胎儿期、新生儿期、儿童期、青春期、性成熟期、更年期、老年期7个阶段。女性在各个时期的生理状态是不相同的，是一个渐进的过程，中医亦有少年治肾、中年治肝、老年治脾的说法。小周期即月经周期，包括月经期、经后期、经间期、经前期。月经是女性特有的生理功能，月经周期的演变，是由天癸中的阴阳消长转化的运动而来，是阴阳消长与转化4个阶段所形成的，在临床中必须根据周期的特点和转变规律来选方用药。

6. 情志观

七情指喜、怒、忧、思、悲、恐、惊，是人对外界刺激的情绪反应，属正常的精神活动范围，不致病，不属致病因素。但突然、强烈、长久的精神刺激则可影响人体的生理，甚或脏腑气血功能紊乱，影响冲任，导致妇科疾病的产生，而妇科疾病，又会使患者情志变化，常有情绪低落、抑郁、悲伤等反应，让病情倍加难疗。临床实践证明，妇科疾病大多属于"心身同病"，药物治疗，只能解决肉体上的痛苦，而不能解决精神和心理创伤。黄熙理主张治疗妇科病，要心身同治，其做法是真诚沟通，做患者的忠实听众；引导宣泄，让患者的负面情绪得到疏导；健康宣教，普及知识，引导患者建立良好的心态；最后才是诊治疾病。

总之，祖国医学的辨证观、辨病观、整体观、体质观、周期观及情志观是现代医学所倡导的新医学模式——"社会—心理—生物"模式，只有把六观论治妇科病有机结合，才能收到满意的疗效。

（二）种子先调经，调经重视基础体温

黄熙理认为，调经是孕育的先决条件。所谓"十不孕，九病经"，陈修园云："妇人无子，皆因经水不调……种子之法，即在于调经之中。"故种子以调经为先。肾司二阴，女子

胞宫、胞脉系于肾，冲任之脉导源于肝肾，肾藏生殖之精，肾虚则阴精不足，生殖功能低下，月经不按期而至，冲任不足，胞脉不荣，则月经失调，不能摄精成孕。只有肾气旺盛、任脉通、冲脉充，月事方能以时下，从而具备孕育的功能。肾藏精，主生殖，调经种子重在补肾；妇女以血为本，故调经种子在养血；妇女以肝为重，肝郁可致不孕，不孕可致肝郁，故调经种子妙在疏肝。痰瘀凝结，精卵受阻，祛瘀化痰，功在疏通。故经云"经调方能有子嗣"。

调经种子，黄熙理特别重视基础体温的测量，凡月经病、不孕症患者首诊时，必嘱其测基础体温，因基础体温能较客观地反映卵巢的排卵情况及排卵后的黄体功能。对于备孕患者，还能很好地指导受孕时间；种子之后，通过基础体温的变化，常常在出现临床症状之前发现病情变化的端倪，及时安胎。

黄熙理认为，基础体温在一定程度上可反映胞宫冷暖、肾之盛衰。平时基础体温偏低者，或基础体温呈单相者，或黄体功能不全者，大多数是肾虚所致，且以偏肾阳虚者为多。肾阳不足者多半影响卵巢的排卵，或致排卵后黄体功能不足，影响受孕。即使受孕，亦有堕胎之忧，甚至屡孕屡堕，形成滑胎。

黄熙理始终认为，科学的进步同样惠及医学，但在接受新事物的同时，一些基础理论仍应牢记在心，这常常能给我们的临床工作带来便利，也造福患者。调经种子需要了解卵巢功能及排卵情况，这可以通过查性激素、AMH、彩超等实现，但这需要费用，需要抽取患者血液标本，不可能频繁地进行这些检查，而测量基础体温，除了同样可以了解卵巢功能以外，还可以看到动态的变化，无创、经济、方便。黄熙理在首诊完善这些检查的同时，教给患者测基础体温的方法，给患者建立基础体温数据登记表，同时通过沟通，让患者明白测基础体温对了解病情、评估治疗效果、了解排卵情况、指导受孕均有很大的作用，从而提高患者的依从性，使其坚持测量基础体温。

（三）健脾补肾以保胎，重视先天后天同治

黄熙理在中医药保胎的临床实践中坚持"能中不西、先中后西、西为中用、中西结合"的治疗原则，形成"中医药保胎"的研究方向，她认为安胎首辨胚胎是否存活，胎元正常者，治病与安胎并举，胎殒则宜尽早下胎益母。中医药保胎疗法主要从脾肾入手，肾为先天之本、元气之根，藏精主生殖，胞脉系于肾，肾精养胎，肾气载胎；脾为后天之本、气血生化之源，滋后天可养先天。肾虚则肾精匮乏，胎失所养；或肾气虚弱，胎失所系，胎元不固。脾虚则气血生化乏源，胎失所养。脾肾亏虚，冲任损伤，则胎元不固。黄熙理认为，固胎之本在补肾，益血之源当健脾，通过健脾滋肾，安奠二天，冲任得固，胎得以安。正如《傅青主女科》所云"补先后二天之脾与肾，正所以固胞胎之气与血"。

黄熙理采用辨病与辨证相结合的方法，取张锡纯《医学衷中参西录》中"寿胎丸"方意。自拟寿胎1号方以健脾补肾、固冲安胎，由菟丝子、桑寄生、续断、党参、炒白术、黄芪、山药等组成。方中菟丝子、桑寄生、续断补肾固冲安胎为君药，以黄芪、党参健脾益气为臣药，佐以炒白术健脾安胎，山药健脾补肾安胎。随症加减：阴道出血，加黑地榆、侧柏炭、苎麻根、女贞子、墨旱莲等；腰酸明显，加黑杜仲、狗脊；大便秘结，加柏子仁、火麻仁；呕吐剧烈，加砂仁、陈皮、紫苏梗、竹茹、柿蒂等；如为胎盘前置状态或前置胎盘者，加升麻、柴胡、陈皮等益气升提之品。

除辨证口服中药汤剂外，还可配合中医外治法进一步提高疗效。自创"安胎贴1号"（菟丝子、桑寄生、续断、黄芪）贴敷气海、关元，补肾健脾、固冲安胎。安胎过程重视兼症的处理，对于妊娠反应明显者，给予"生姜按压内关穴"，止呕对症处理。充分发挥中医外治法的作用。

（四）内外同治，综合治疗

黄熙理从事妇科临床工作多年，认为内治法以药物内服为主，是中医妇科疾病治疗的主要手段，而外治法也是中医妇科常用治疗方法之一。临床中宜内治、外治相结合，采取综合治疗。内治法具有严谨的理、法、方、药四个层次，遵循《黄帝内经》"谨察阴阳所在而调之"的治疗原则，目的在于恢复机体正常功能，即"以平为期"。妇女有其特殊生理，包括经、孕、产、乳，均以血为用，寒、热、湿邪易与血相搏而发病，同时妇女常受情志因素和生活因素的困扰，再因体质方面的影响，导致脏腑功能失常，气血失调，冲任督带损伤，胞宫、胞脉、胞络受损，以及肾—天癸—冲任—胞宫轴失调，而致妇科疾病。内治须辨证论治，结合妇科主要病因病机，调补脏腑、调理气血、调治冲任督带、调养胞宫、调控肾—天癸—冲任—胞宫轴，统筹立法施治。

妇人之疾，其病变部位的特殊性，有利于外治之法的应用。外治之法丰富了妇科疾病的治疗手段。外治法"虽治在外，无殊治在内也"，可使药物直达病所，驱除病邪；同时，可以减少内服药对胃肠道、肝肾功能带来的负担。随着现代医学的发展、科学技术的进步，外治法除药物外治，还增加了现代仪器的治疗。

对于妇科疾病，黄熙理提倡内外同治、综合治疗。如盆腔炎，在辨证口服中药的基础上，联合中药直肠滴入、中药熏蒸等中药外治法，同时配合微波理疗、生物陶瓷等非药物外治法；胎动不安在中药口服安胎的基础上，配合中药穴位贴敷；阴疮在中药口服的基础上，配合中药外敷和红外线局部照射。

（五）倡导"一查三辨"，辨治宫颈疾病

黄熙理对于宫颈疾病的诊治，始终贯彻中医"治未病"思想，即摄生防病、病后防变、

瘥后防复发。黄熙理强调，早治防变意义重大，因为在疾病初期，病位较浅，病情多轻，病邪伤正轻浅，正气抗邪和康复能力均较强，因此，早期治疗有利于早日痊愈。黄熙理提出，中医辨证治疗宫颈疾病提倡"一查三辨"，即查因辨病、辨因治疗、辨病治疗、辨证论治，体现了中医"治未病"的思想，重视早发现、早诊断、早治疗。

宫颈疾病属"带下病"范畴，黄熙理认为，带下病系湿邪为患，湿邪流注下焦，或从寒化，或从热化，浸淫外阴，而致本病。脾虚失运，水湿内生；肾阳虚衰，气化失常，水湿内停；肝郁侮脾，肝火挟脾湿下注，因此，带下病从肝脾肾论治。黄熙理指出，治疗宫颈疾病应重视辨证论治，除湿是治疗的主要原则，依据带下的量、色、质、气味的特点来辨清脏腑虚、实、寒、热、内湿、外湿。通过辨证论治，中药内服，属实者常见湿热下注证、热毒炽盛证，前者可用止带方、龙胆泻肝汤、四妙散等；后者常用五味消毒饮加减化裁。属虚者常见脾虚证、肾阳虚证，前者方选完带汤；后者选用内补丸。虚实夹杂者可见阴虚夹湿证，方选知柏地黄丸化裁。在辨证论治的基础上，黄熙理提倡内外同治，外治法与中药内服相结合，宫颈疾病局部外治非常重要，而内外同治可达事半功倍之效。结合病原体治疗，使湿热毒虫之邪得除，带下可止。愈后仍应辨证论治，续予中药巩固，扶正御邪，即瘥后防复发。同时，做好全面的健康宣教工作，提高患者对宫颈疾病的认识，增强其自我照护的能力，这也是瘥后防复发的重要内容。

三

临床经验

（一）从湿热瘀入手，多途径辨证论治慢性盆腔炎

黄熙理认为"湿热瘀结，阻滞胞宫胞络"是慢性盆腔炎的主要病因病机，慢性盆腔炎是由胞宫胞络同病所致。湿热是本病主要的致病因素，瘀血阻遏是本病的根本病机，湿热瘀结，阻滞胞宫胞络，而致慢性盆腔炎。慢性盆腔炎病势缠绵，病性虚实夹杂，该病病史长，病情反复，患者久服药物，且用药多苦寒，易损伤脾胃；"久病入络""久病伤肾"，慢性盆腔炎病久伤及于肾。

黄熙理治疗慢性盆腔炎，主张从湿热瘀论治，辨证论治，内外同治，重视外治。采用黄熙理经验方败酱汤内服、灌肠系列方保留灌肠。

败酱汤处方如下：败酱草15g，红藤15g，赤芍15g，炒蒲黄15g，五灵脂15g，丹参15g，茯苓15g，制香附10g。方中败酱草，辛、苦、微寒，归胃、大肠、肝经，具有清热解毒、

消痈排脓、祛湿止痛之功，《本草正义》谓其"此草有陈腐气，故以败酱得名，能清热泄结，利水消肿，破瘀排脓"；红藤，苦、平，归大肠、肝经，具有清热解毒、活血、祛风止痛之效，与败酱草共为君药。臣以丹参、赤芍清热凉血、散瘀止痛。蒲黄为"蒲之精华所聚"，入肝心二经血分，体轻气香，能"通经脉，消瘀血"；五灵脂形如凝脂，受五行之灵气而得名，本品苦能温通疏泄，专入肝经血分，功擅活血化瘀止痛，两药合用，为治血瘀作痛之经验药对。茯苓利水渗湿、健脾、宁心，《用药心法》云"茯苓，淡能利窍，甘以助阳，除湿之圣药也"；香附疏肝解郁、理气宽中、调经止痛，《滇南本草》云"调血中之气，开郁，宽中，消食，止呕吐"，共为佐药。合方共奏清热解毒利湿、化瘀止痛之效。

灌肠系列方如下：灌肠1号方（败酱草、蒲公英、紫花地丁、苦参、延胡索）治以湿热为主；灌肠2号方（败酱草、红藤、丹参、三棱、莪术）治以热瘀为主；灌肠3号方（炒蒲黄、五灵脂、乳香、没药、紫草）治以瘀结为主。同时，临床强调处方用药应防伤正，注意顾护胃气，佐加黄芪、炒白术、陈皮，结合月经周期适当配伍续断、女贞子等补肾填精中药，以保护卵巢功能。

其治疗方法，从单一到丰富，从内服到内外同治，从药物疗法到药物与非药物相结合，早期是较单一的"二联疗法"，逐渐形成"消癥三联疗法"，随着科学技术进步，仪器更新，治疗方法不断丰富，目前采用的治疗方法是"四联疗法"，除了中药内服、中药保留灌肠外，还有其他一系列外治法：中药熏蒸疗法、微波治疗、神灯照射、生物陶瓷热敷法、腕踝针、热敏灸，综合治疗起到积极的作用。

《黄熙理教授从湿热瘀论治慢性盆腔炎经验》发表于《深圳中西医结合杂志》2022年第32卷第21期。

·摘要：通过验案论治，详细阐述黄熙理从湿热瘀论治慢性盆腔炎的经验，采用黄熙理经验方败酱汤内服治疗，同时辨证施灌，采用黄熙理经验方灌肠系列方保留灌肠，湿热为主采用灌肠1号方；热瘀为主采用灌肠2号方；以瘀为主采用灌肠3号方。并配合中药熏蒸、物理疗法、灸法等其他外治法，取得很好的临床疗效。

（二）从虚、热、瘀论治崩漏，灵活应用塞流、澄源、复旧

黄熙理认为崩漏乃因热、因虚、因瘀，损及冲任，不能制约经血，经血非时妄行而发病。虚、热、瘀是崩漏的三大基本病机，虚者以气虚为主，有脾虚失统、肾虚不固、气虚之甚为阳虚；热主要指血热，有阳甚血热、阴虚血热、肝郁化火、湿热内蕴等；瘀者，瘀阻也，气滞、气虚、寒凝、热壅、离经之血、损伤等均可致瘀。临床上三者常相结为患，形成虚实夹杂、虚瘀热互结之复杂病证。临床上常根据虚、热、瘀三者孰轻孰重辨证加减用药。以脾肾气虚为主者，

以崩漏1号方加减健脾益气，补肾固冲；阴虚血热者，以崩漏2号方滋阴补肾，凉血止血；辨证属湿热瘀阻者，以崩漏3号方清热祛湿，化瘀止血。

黄熙理灵活应用"塞流、澄源、复旧"治崩三法，认为在崩漏的治疗中此法不应分隔，提倡初中并用，中末同施，澄源贯始终。塞流止血，以治其标，澄源求因，以治其本，崩漏未止，急当塞流，但需在澄源的基础上加用塞流之品，标本兼施才能达到止血目的。有些久漏之患，经彩超等现代医学检查提示子宫内膜偏厚，或出血色暗质浊，或出血已近月余，屡用止血而不效者，黄熙理常从瘀论治，通因通用，采用生化汤化裁祛瘀生新，或败酱汤清热祛瘀，使瘀血祛尽而新血方得始生。此外，黄熙理认为出血时间长的患者，血室洞开，抗邪能力下降，湿热邪毒易于侵袭，从而常常合并子宫内膜炎症，炎症存在的情况下往往又会导致出血淋漓难尽，故可在辨证论治的基础上适当加入蛇舌草、连翘等清热解毒之品。阴道出血止后还需复旧固本，根据不同年龄段进行论治，对青春期尤其是育龄期患者主要是调整肾—天癸—冲任—胞宫轴，以恢复正常月经周期和排卵功能为目的，从补肾调肝论治，结合月经周期以中药调周法序贯治疗，而对于围绝经期患者，则以防止出血、排查子宫内膜病变为重点，以健脾养血、固冲调经为法，以归脾汤加减。

《益气止血汤治疗崩漏30例》发表于《福建中医药》1994年第25卷第1期。

·摘要：应用黄熙理经验方益气止血汤治疗崩漏30例，本组患者30例中，年龄最小者14岁，最大者50岁；未婚8例，已婚22例；出血时间最长为59天，最短为10天；诊为功血症20例，放环后阴道出血4例，排卵期出血2例，产后或人流后恶露不净3例，功血合并子宫肌瘤1例。服药1剂血止有8例，2剂血止有9例，3剂血止有7例，收效较为满意。

（三）辨病辨证相结合、内外同治，治疗不孕症

黄熙理对不孕症的治疗，提倡辨病与辨证相结合。受孕是一个复杂而协调的生理过程。其中任何一个环节出现问题，都可导致不孕。女性不孕的原因归纳起来有器质性病变、内分泌因素、免疫因素与精神因素等。其中导致不孕症最常见的原因是排卵问题、输卵管疾病。

如因盆腔炎性疾病所致的输卵管性不孕，治以败酱汤加减，方拟败酱草、蒲公英、益母草、紫草、炒蒲黄、五灵脂、丹参、香附、丝瓜络、路路通、茯苓、牛膝等。如因月经不调所致的排卵障碍性不孕，则调经以种子。按月经周期的阴阳转化、消长节律，进行周期性调治，从而达到调控肾—天癸—冲任—胞宫轴的目的。于经后予归肾汤加减，组成为菟丝子、熟地黄、女贞子、枸杞子、山茱萸、覆盆子、茺蔚子、车前子、盐杜仲、炒白术、当归、陈皮等，以补肾填精、养血调经。如兼阴虚血热，可去熟地黄、杜仲，加生地黄、石斛、牡丹

皮等；痰湿内盛者，去山茱萸、当归，加茯苓、陈皮、泽泻等；湿热瘀阻者，加白花蛇舌草、败酱草、丹参等；肝郁气滞者，加柴胡、川楝子、郁金等。并形象地称之为"打基础"，如此调治多能促进卵泡发育，待卵泡发育成熟，患者有透亮的蛋清样白带时，予归肾汤加活血化瘀之品，如丹参、鸡血藤、益母草等，促进卵泡排出。排卵后，基础体温上升，可在归肾汤的基础上加仙灵脾、续断、山药等温补肾阳，同时，健脾益气以后天充养先天，使基础体温得以维持。行经期为重阳转化期，重阳则开，血海满盈则溢下，冲任气血变化急骤，治宜活血调经，冀其推动气血运行，子宫排经得以通畅，方拟四物汤合逍遥散化裁，组成为当归、赤芍、牡丹皮、丹参、益母草、柴胡、陈皮、川楝子、泽兰、牛膝、鸡血藤等，再随证加减。

黄熙理指出，治疗不孕症必须重视男方精子质量，多年不孕的夫妻双方，建议男方行常规检查，使治疗更加有针对性，尤其对于有支原体、衣原体感染或其他传染性疾病患者，更应双方同时治疗，以避免交叉感染。对于患有阴道炎、输卵管炎、盆腔炎的患者，除口服治疗外，还可采用中药保留灌肠，因为从生理上来讲，盆腔内诸静脉是与直肠静脉丛相互交通的，直肠给药后可直接作用于盆腔及双侧附件，使药物直达病所，从而达到清热、活血、化瘀的作用；同时配合中药熏蒸、热敏灸、微波理疗、中药外敷等治疗，改善盆腔局部组织的血液循环，增强新陈代谢，有利于炎症的代谢吸收和消退，起到消炎止痛、松解粘连的作用。

《中医药治疗不孕症近况》发表于《上海中医药杂志》1988年第1期。

·摘要：详细阐述黄熙理辨证论治、辨病论治治疗不孕症经验，并根据妊娠不同环节进行治疗，主要有调周期、促排卵、疏通道等法。

（四）立补肾疏肝、滋阴清热之法，自拟百合汤治疗绝经前后诸症

黄熙理认为本病的发生基本病机是肾虚，同时与肝脾功能失调及虚热密切相关，由此归纳总结出自己的特色治疗方法，自拟方剂百合汤，处方为：生地黄12g，百合10g，酸枣仁15g，首乌藤15g，龙骨30g，合欢皮15g，柏子仁15g，五味子6g，柴胡6g，白薇10g，白芍15g，牡丹皮10g，青蒿10g。治以补肾疏肝，滋阴清热。根据患者的具体病情，必要时配合心理疏导，临床取得很好的疗效。方中生地黄入心、肝、肾经，滋阴清热，凉血补血，《名医别录》云其"主男子五劳七伤，女子伤中，胞漏下血，破恶血，溺血，利大小肠，去胃中宿食，饱力断绝，补五脏，内伤不足，通血脉，益气力，利耳目"，为补肾阴之要药；百合入心、肺经，清心安神，润肺止咳，《日华子本草》云其"安心，定胆，益志，养五脏，治癫邪啼泣、狂叫，惊悸，杀蛊毒气，熁乳痈、发背及诸疮肿，并治产后血狂运"，百合与地黄共为君药。酸枣仁养肝宁心，安神敛汗，《本草汇言》云"敛气安神，荣筋养髓，和胃运脾"；首乌藤养血安神，祛风通络；龙骨益肾镇惊；合欢皮主安五脏，利心志，令人欢乐无忧；柏子仁主惊悸，

安五脏，益气除痹；五味子滋肾敛肺，生津涩精；柴胡疏肝理气，共为臣药。白薇清热凉血；白芍养血柔肝，缓中止痛，敛阴收汗，牡丹皮清热凉血，和血消瘀；青蒿清热解暑，除蒸截疟，《滇南本草》云"去湿热，消痰，治痰火嘈杂眩晕，利小便，凉血，止大肠风热下血，退五种劳热，发烧怕冷"，共为佐药。

（五）通调气血、调经止痛，自拟"痛经饮"治疗痛经

黄熙理认为，治疗痛经的原则，应抓住气血运行不畅的机制，以通调气血为主，在治疗中要审慎证候的性质，决不可一概投予香燥攻破之品，致耗气伤血。根据"通则不痛"这一原则，在临床上，黄熙理常把痛经分气滞血瘀、寒凝血瘀、湿热瘀阻、气血亏虚、肝肾亏损等型论治。

黄熙理认为痛经临床上常实多虚少、寒多热少，其中气滞血瘀和寒凝血瘀为临床最常见的证型，自拟"痛经饮"加减，组成为当归、赤芍、川芎、香附、川楝子、延胡索、炒蒲黄、五灵脂、吴茱萸、小茴香、乳香、没药、肉桂。痛经饮是由少腹逐瘀汤合金铃子散加减而成，方中当归养血活血，调经止痛；川芎、赤芍活血祛瘀；小茴香、肉桂温经散寒，通达下焦；失笑散（蒲黄、五灵脂）和金铃子散（川楝子、延胡索）这两组药对是黄熙理常用的止痛要药，其中炒蒲黄、五灵脂入血分以活血祛瘀、散结止痛，川楝子、延胡索走气分以疏肝、行气止痛；疼痛剧烈者以乳香、没药消瘀定痛。经前和经期常在本方基础上加用丹参、益母草、泽兰、川牛膝等活血调经、引血下行之品以调畅经血。若患者为气郁化火，热象明显者，则以丹栀逍遥散为主方加减，组成为牡丹皮、柴胡、当归、赤芍、川楝子、延胡索、炒蒲黄、五灵脂、丹参、益母草、川牛膝等。

四

附 录

（一）主要学术著作

(1)《妇科辨病专方治疗》，编委，2000年由人民卫生出版社出版。

(2)《吴熙中医妇科名著研究》，副主编，2013年由科学出版社出版。

(3)《妇科病中医预测学》，副主编，2016年由厦门大学出版社出版。

(4)《闽南吴氏不孕症诊疗经典经验》，副主编，2016年由厦门大学出版社出版。

(5)《闽南吴氏妇科流派医集》，副主编，2018年由中国中医药出版社出版。

（二）代表性学术论文

(1) 黄熙理."六腑以通为用"验案举隅 [J]. 福建中医药，1987（3）：60.

(2) 黄熙理. 中医药治疗不孕症近况 [J]. 上海中医药杂志，1988（1）：4.

(3) 黄熙理. 徐陈如老中医治滑胎经验拾零 [J]. 福建中医药，1989，20（2）：7.

(4) 黄熙理. 益气止血汤治疗崩漏 30 例 [J]. 福建中医药，1994，25（1）：34.

(5) 黄熙理，陈成东. 徐陈如老中医治疗带下病的经验 [J]. 福建中医药，1994，25（5）：5.

(6) 黄熙理，陈成东. 加味清淋饮治疗尿路感染 40 例 [J]. 福建中医药，1995，26（1）：27.

(7) 黄熙理，潘五妹，郑雪芬. 加味五皮饮治疗羊水过多症 12 例 [J]. 福建中医药，1995，26（2）：44.

(8) 黄熙理，吴小云，洪丽美. 保胎饮治疗脾肾两虚型早期复发性自然流产的临床研究 [J]. 福建中医学院学报，2009，19（5）：4－6，8.

(9) 黄熙理，孙霞，洪丽美，等. 中西医结合治疗解脲支原体感染性慢性盆腔炎的临床研究 [J]. 福建中医学院学报，2010，20（1）：10－12.

(10) 黄熙理，邱峰，洪丽美，等. 三联疗法配合生物陶瓷热敷治疗气滞血瘀型慢性盆腔炎 30 例 [J]. 光明中医，2014，29（11）：2340－2342.

(11) 沈燕慧，洪丽美，赵秀卿，等. 超声波臭氧雾化治疗阴道炎的临床观察 [J]. 实用中西医结合杂志，2015，15（6）：29－30.

(12) 沈燕慧，黄熙理. 黄熙理教授自拟寿胎系列方治疗胎动不安患者的临床疗效 [J]. 中国医药指南，2020，18（23）：7－8，11.

(13) 沈燕慧，黄熙理. 黄熙理教授治疗宫颈疾病验案探析 [J]. 中国医药指南，2020，18（31）：126－127.

(14) 陈智颖，黄熙理，洪丽美，等. 热敏灸结合败酱汤治疗湿热瘀结型慢性盆腔炎 40 例 [J]. 湖南中医杂志，2021，37（6）：67－70.

(15) 沈燕慧，洪丽美，陈智颖，等. 黄熙理教授从湿热瘀论治慢性盆腔炎经验 [J]. 深圳中西医结合杂志，2022，32（21）：60－62.

（三）继承人

(1) 洪丽美，女，漳州市中医院，主任医师、副教授、硕士研究生导师。

(2) 邱峰，女，漳州市中医院，主任医师、副教授、硕士研究生导师。

(3) 沈燕慧，女，漳州市中医院，副主任医师、副教授。

(4) 陈智颖，女，漳州市中医院，主治医师。

(5) 林秋燕，女，漳州市妇幼保健院，主治医师。

(6) 吴小云，女，厦门市中医院，副主任医师。

(7) 王妙春，女，厦门市湖里区禾山街道社区卫生服务中心，主治医师。

(8) 张婉婷，女，漳州市芗城区芝山街道社区卫生服务中心，主治医师。

(9) 卢周彤，女，漳浦县中医院，医师。

(10) 苏玲玲，女，漳州市龙文区碧湖街道社区卫生服务中心，医师。

（整理者：黄熙理　沈燕慧　邱峰　陈智颖）

吴小玲

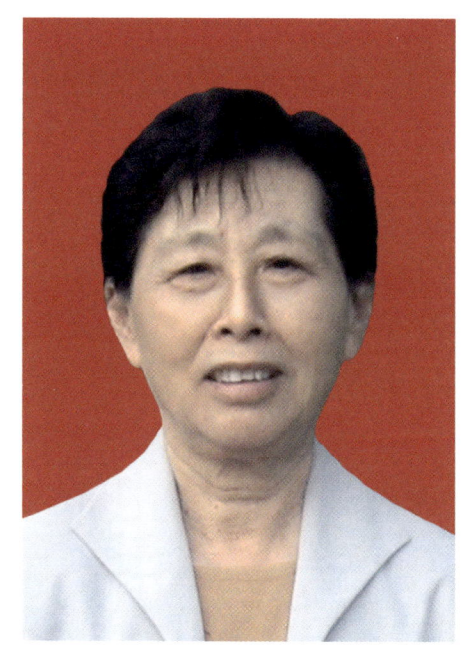

医家简介

吴小玲（1940—2023），女，厦门思明人。1964年毕业于福建中医学院六年制临床医疗专业，在龙溪地区中医院从事行政管理和内科临床、教学、科研工作。曾任龙溪地区中医院内科主任、院长，漳州市中医院院长，漳州市人民代表大会常务委员会委员、常务委员会副主任，中国人民政治协商会议福建省委员会委员、常务委员等职。

吴小玲为第二批全国老中医药专家学术经验继承工作指导老师，内科主任医师，福建中医学院教授，享受国务院政府特殊津贴；曾获"全国卫生系统先进工作者""福建省卫生厅中医管理先进工作者"称号；曾担任《福建中医药杂志》编委，福建省中医学会常务理事，漳州市中医学会副理事长、理事长，福建省中医文献研究组组长；为福建省"中医心病科学术流派"第一代传承人。

吴小玲在长达50余年的临床、教学、科研工作中，勤求古训，博采众长，于临床实践中加以融会贯通，刻苦钻研，培植新知，形成独特的医学思想。其主要学术成就在于遥承易水之学，突出脾肾在防病治病中的重要作用，开展对疑难顽疾的中医治疗研究，并取得良好的疗效。主编多本图书，其中《福建省龙溪地区老中医学术经验汇编》获福建省优秀图书三等奖。在国家级、省级刊物发表论文20多篇，指导《QT离散度在慢性肺源性心脏病中医辨证分型疗效的观察》获得漳州市科学技术进步奖二等奖。

二

学术特点

中医学重视人体的统一性、完整性及其与自然界的相互关系，认为人体是一个有机的整体。人体的各个组成部分在结构上不可分割，在功能上相互协调、互为补充，在病理上则相互影响。因此，中医临床分科并没有明确的界限。特殊的历史背景和临床需要决定吴小玲学术的全科方向，形成其多学科结合的学术特色。

（一）沉疴顽疾，首要当顾后天之本

沉疴顽疾当指病情复杂、辨证疑惑不清、处理颇为棘手、难以治愈的疑难病症。每位从事临床的中医人都可能遇到，而且临床实践越多，遇到的机会也就越大。面对那些在死亡线上徘徊的病人，吴小玲坚信"言不可治者，未得其术也"。她广泛涉猎经典医籍，借鉴前贤医案，拓展临床思路，学以致用，不断提高诊治疑难病症的能力，以人文关怀和精湛医术给他们以生活的希望。

癌症晚期病人，多有数回的放、化疗经历，其"良莠不分"的治疗作用对人体的损伤是巨大而难以修复的。部分病人因反应过大、免疫力太低，不得不放弃治疗，甚至导致病情恶化。吴小玲认为癌症晚期，病入膏肓，起死回生确有困难，但只要辨证分析准确，谨守病机，立法施治，缓解症状，改善患者生活质量，延长生命，还是有可能的。她强调癌症晚期和普通疾病一样，都有其特有的病机反映，不要被其表面现象迷惑。虽然癌肿病在局部，但局部病变可影响整体，整体病变也可影响局部。越是疑难杂症，越要从整体出发，反复推敲，而不拘泥于局部。在对癌症晚期病人的长期临床诊疗中，她总结出放、化疗的消化道反应、骨髓抑制反应是其共性，大多数病人临床表现为精神萎靡、全身乏力、面色惨白、恶心呕吐、食欲不振、腹胀腹泻等症状及白细胞降低等临床所见。病至此时，不论邪气强弱，补益日亏之正气才是当务之急。尽管病人可能有阴阳气血虚亏之不同，但补益脾胃最为重要，"有胃气则生，无胃气则死"，倘若脾胃功能竭而不复，气血生化乏源，药力不达，绝无振起之望。

在临床实践中，吴小玲擅长从脾胃入手来论治癌症晚期病人，其以脾胃为本的用药规律可概括如下。①疾病初期：邪盛为主，正气未大伤，此时虽有食欲不振，脘腹胀闷之症，多属脾胃呆滞所致，在辨证的基础上经常加入藿香、佩兰等芳香醒脾、健脾利湿之药，达到邪

去正安的目的。②疾病中期：正伤邪留，脾胃功能受到损害，在辨证基础上，常加入生麦芽、佛手、鸡内金等理气健脾之药，促使脾胃升降功能正常发挥。③疾病后期：正气消残已成为矛盾的主要方面，补益日亏之正气是当务之急，应专事补益脾胃，或以四神汤（茯苓、山药、莲子、芡实）炖食，缓以调之，或以人参、黄芪速补其气，以待脾胃功能恢复、病情出现良好的转机。

（二）扶阳济阴，久病应培生命之源

吴小玲师古而不泥古，她精通脏腑辨证，尤重于脾肾之用，曾言"治病求本，其本在脾肾"。对于肾的研究和应用，在学习前人经验的基础上，结合临床实际融会贯通，有所创新。

肾藏真阴而寓元阳，宜固藏而不宜泄露，因此有"肾无表证、实证"之说。吴小玲认为肾热是阴虚之因，肾寒是阳虚之变，虽然肾阳虚每挟有寒湿之疾，肾阴虚每兼有燥热之症，但没有改变疾病的"虚证"本质。治疗原则乃是"培其不足，不可攻其有余"，因为有余是相对不足的表象，正如赵献可所言"火之有余，缘真水之不足也，毫不敢去火，只补水以配火，壮水之主，以镇阳光；火之不足，因见水之有余也，亦不必泻水，就于水中补火，益火之原，以消阴翳，此其常也"。她十分推崇张景岳"善补阳者，必于阴中求阳，则阳得阴助而生化无穷；善补阴者，必于阳中求阴，则阴得阳升而泉源不竭"的思想，认为阴虚忌辛燥也忌苦寒，宜甘润滋阴之药补阴配阳，使虚火降而归于阴；阳虚忌寒凉也忌辛散，宜甘温补肾以补阳配阴，补阳往往以配阴为基础。临床上阳虚者宜补而兼温，如肾气丸合理中汤、四逆汤、桂枝甘草汤之剂；阴虚者宜补而兼清，如知柏地黄丸、杞菊地黄丸、六味地黄丸合青蒿鳖甲汤之属，实是经验之谈。

"五脏之伤，终必及肾"，久病之人往往肾气虚弱，肾中阴阳虚损，脏腑得不到濡养，疾病将缠绵难愈，因此许多疾病末期常需补肾治疗。吴小玲在注重肾中阴阳平衡的同时，也注重肾与各脏腑间的内在联系，着眼整体观念，和调五脏功能，具有丰富的临床经验。①肺病及肾，补肾降肺疗肿喘。肺司呼吸，肾主纳气的功能受到损害；肺失通调，水失所主，临床上常见肿喘之变。吴小玲或温肾以降肺，或降肺以利水，人参核桃汤、苏子降气汤、银花连翘赤小豆汤、麻杏连翘赤小豆汤均在所用之列。②水火不济，滋阴降火交心肾。心和肾同为少阴之脏，精与血、髓与神、阴与阳决定了心肾之间相互交济、相互影响的联系，即"心肾相交""水火即济"。病理上，心阳之不足必致肾阳之衰微，肾阴之亏损必致心火之亢盛，在治疗上益心阳不温肾阳，制亢阳不补阴精同样有舍本求末之误，很难取得预期的临床效果。吴小玲认为补肾阳与补心阳、补肾阴与益心血有着协同促进的作用。常用三参汤（玄参、沙参、丹参）配合生脉饮、酸枣仁汤、六味地黄汤等加减治疗心肾不交之证。③肝肾同病，滋

肾养肝调乙癸。肝与肾精血相生，阴阳相关，病变相传。是故前人有"乙癸同源""肝肾同治"之说。吴小玲认为清肝火应注意保护肾中阴精以防火盛伤阴；补肾阴应结合保养肝中阴血以使精血相生。当肝肾同病之时，单纯补肾或养肝都很难取得较好的疗效，必须肝肾同治，补血填精方为正途。临床上常以暖肝煎、四物汤、一贯煎合六味地黄丸、肾气丸加减治疗，收到较好的效果。④火衰土虚，温肾健脾助运化。脾肾各俱先、后天之本。两者生理上相互资助，相互促进，病理上互为影响，互为因果。脾肾两虚证，肾阳亏虚常是矛盾的主要方面，决定了病情的发展和转归。吴小玲强调适时加入温肾补土以培植生机，常以陈夏六君汤、补中益气汤、小建中汤合肾气丸加减。如单纯补脾健胃，顾此失彼则收效往往欠佳。

（三）益肾固本，标肺制脾治疗肾炎

水肿病发生的基本病理变化为肺失通调，脾失转输，肾失开阖，三焦气化不利，病位在肺、脾、肾，而关键在肾。正如张景岳所言："凡水肿等证，乃肺、脾、肾三脏相干之病。盖水为至阴，故其本在肾；水化于气，故其标在肺；水惟畏土，故其制在脾。"吴小玲在总结前人经验的基础上，结合临床实践，尤为强调肾气在水液代谢中的重要作用。她认为肾主水，其意义就在于主纳气以助肺通调水道，温脾胃以助脾运化水湿，主气化以司膀胱之开合。水肿病症的轻重、病情的进退、病程的长短，与肾功能息息相关。疾病的发展必然会表现为肾主水功能的损害。因此，水肿病的治疗早期便应着眼于对肾气的保护和康复，以固水之本，可收事半功倍之效。

急性肾炎属于中医"风水"范畴，此乃风邪袭于肺卫，肺失通调水道所致，发病往往比较迅速。吴小玲认为"风水"之疾外有风邪湿热疮毒之因，内有肺、脾、肾三脏功能之损。因此，疏风祛湿、清热解毒、利水消肿是治疗中必不可少的一环，而恢复肺、脾、肾三脏功能，却是治疗的关键。根据急则治标，缓则治本的原则，她把急性肾炎分为初期、中期、恢复期进行辨证施治，提出初期从肺论治，以疏风宣肺、清热解毒、利水消肿为先，予麻杏连翘赤小豆汤、越婢银翘汤加减；中期从脾论治，以健脾理气、化湿利水、恢复脾胃运化功能为法，予四苓散、五苓散、导水茯苓汤、实脾饮加减；恢复期从肾论治，以补益肾气、扶正祛邪为要，予清心莲子饮、六味地黄丸、济生肾气丸加减。整个过程以祛除病邪为首务，以恢复脾、肺、肾功能为中心，层层入扣，养正不留邪，祛邪不伤正。

慢性肾炎、尿毒症属于中医"水肿""关格""癃闭""肾风"等范畴。风热湿毒留而不去，导致肺失通调，治节无权；脾失运化，水湿泛滥；肾失开阖，气化失司。脏腑功能紊乱，甚而阴阳离决，精气衰亡而终，正如《正治汇补》所言"关格者，既关且格，必小便不通，且夕之间陡增呕吐，因浊邪壅塞，三焦正气不得升降，所以关应下而小便闭，格应上而生吐呕，

阴阳闭绝，一日即死，最为危候"。因肾病日久，正气亏虚，水邪泛滥，肺、脾、肾功能损害十分明显，尤以肾不主水更为突出。当此之时，能否有效地恢复、保护肾主水的功能，是治疗成败的关键。吴小玲根据肾气亏虚、阴精耗损、气血不足、邪毒炽盛、肝风内动等不同情况，或选用六味地黄丸、肾气丸、左归丸、右归丸专以补肾中阴阳；或在祛邪解毒的基础上，配合熟地黄、怀山药、枸杞子、茯苓、黄芪、党参炖水鸭、鸽子服食以培植肾中元气；或配四君子汤、四物汤以补益脾肾调养气血；或参以镇肝息风汤、复脉汤以滋阴补肾，柔肝潜阳。法在补肾以主水，药在随证取舍，知常达变，灵活运用，足见其在益肾之本，以制水邪方面的匠心独运和丰富的临证经验。

（四）勤求古训，阐发《金匮要略》新知

《金匮要略》为东汉张仲景所著，是我国现存最早的诊治杂病专著，被古今医家誉为方书之祖、医方之经。吴小玲将其视为临床典范，在勤耕苦读中洞悉底蕴，从融会贯通上阐发新知。

1. 整体观念的病因学

《金匮要略》从整体观念出发，将人体与自然、人体各脏腑组织器官的功能联系起来，用整体的、联系的、发展的观点，来探讨致病因素在疾病发生、发展和变化过程中的作用；辨证探讨气候变化、饮食劳倦和精神活动等在发病过程中的作用。提出了"若五脏元真通畅，人即安和"，强调人体五脏先、后天状态的安然、有序，与自然时空融合、协调的健康理念。高屋建瓴提出"千般疢难，不越三条"的病因学思想，明确对于任何局部病变，都应从整体出发，不但要考虑体内的整体治疗和神形统一，还要顺天应时，给予更加全面的健康干预，以获取最佳的治疗效应。

2. 未病先防，已病防变的预防思想

"内养正气，外慎风寒"是张仲景"养慎"观点的高度概括，"若人能养慎，不令邪风干忤经络，适中经络，未流传藏府，即医治之"，病则无由入其腠理。这与《黄帝内经》"正气存内，邪不可干"，"精神内守，病安从来"，"未病先防"，治在未病之先的预防思想毫无二致。"养慎"学说虽然简朴，却符合客观实践，效之自可强身祛病，益寿延年。

"已病防变"，治在发病之初也。疾病的转变是由表入里、由轻变重、由简单到复杂的过程，在防治疾病的过程中必须掌握疾病的发生、发展规律及其转变途径，做到早期诊断，有效治疗。"见肝之病，知肝传脾，当先实脾"，以肝病为例，提出肝病最易传脾，在治肝的同时要注意调和脾脏，防止肝病蔓延。

3. 脏腑病机结合四诊八纲诊断法

"四诊""八纲"是中医对疾病最主要的诊断方法，通过望、问、闻、切四诊手段，诊察病情，运用阴、阳、表、里、寒、热、虚、实八个纲领对病情进行归纳分析。《金匮要略》创造性地把"四诊""八纲"与脏腑病机结合起来。人体是有机的整体，局部病变可以影响全身；全身病变也可以反映局部。张仲景常以患者面部气色为望诊的中心，联系五脏所属部位，以推断疾病所属及预后凶吉。例如，"问曰：病人有气色见于面部，愿闻其说。师曰：鼻头色青，腹中痛，苦冷者，死……鼻头色微黑者，有水气。"鼻头属脾土，位居中央，脾之正色为黄，青为肝色，鼻见青，肝乘脾也。"能合色脉可以万全"，《金匮要略》对脉象的论述甚为详尽，往往用几种脉象合并起来以解释病机，此种结合"八纲"，把疾病的种种表现都具体落实到脏腑经络病机的四诊法，为后世中医诊断学发展奠定了基础。

4. 补益脾肾的治病求本法则

《金匮要略》根据脏腑病机特点和"治病求本"理念，提出对五脏虚劳的治疗应重视脾肾。肾为先天之本、真阴真阳之所寄，脾胃为后天之本、气血营卫生化之源，如脾胃衰弱，必影响气血的生成，气血不足必导致阴阳失调，脏腑功能失职，然脾胃的正常功能又依靠肾阳的温煦。为此张仲景把益脾肾作为治疗五脏气血阴阳虚损的重要措施，治法上重视甘温扶阳、补益脾肾。创立甘温建中的小建中汤，温中补虚的黄芪建中汤，甘温摄精的桂枝加龙骨牡蛎汤，缓中补虚、活血行瘀的大黄䗪虫丸，健脾和中、治虚劳诸不足的薯蓣丸等5个甘温调和脾胃的方剂，以及温补肾阳、治疗肾气不足的八味肾气丸。这些治本之剂都是后代医家治疗虚损的常用有效方剂，为后世治疗虚损病树立了典范。

吴小玲认为《金匮要略》继承《黄帝内经》的医学理论，以整体观念为指导思想，以脏腑经络学说为理论根据，奠定了杂病的理论基础和临床规范，具有很高的指导意义和实用价值。

临床经验

中医内科源远流长，形成了较完整的医学体系。随着现代医学的发展，中医内科临床研究也面临新的挑战。吴小玲认为中医内科临床研究必须坚持中医理论指导，发挥中医与西医相结合的优势，运用多学科融合促进自身的发展。

（一）健脾和胃，平陈汤防治癌症化疗副作用

放、化疗是癌症患者临床上普遍采用的治疗方法，虽能有效遏制癌细胞，但又给千疮百

孔的病体造成二重损害，这种"双刃剑"效果实为医患所担忧。癌症病人经放、化疗之后，常会出现恶心呕吐、食欲不振、腹胀便秘、倦怠乏力、心悸短气、头昏头痛、腰膝酸软、面色苍白、自汗盗汗等临床症状，甚至导致营养障碍，水、电解质平衡紊乱。对于这些患者，及时通过有效方法治疗呕吐等症状非常重要，否则不但降低了癌症患者的生存质量，还可能诱发患者的恐惧心理，拒绝接受有效治疗，影响正常化疗周期顺利完成。现代医学虽然不乏行之有效的治疗方法缓解呕吐症状，但患者神疲倦怠、食欲不振、面色苍白、自汗盗汗等症状却不易缓解。

吴小玲认为放、化疗不可避免地对人体造成伤害，恶心呕吐是最常见早期毒副作用，关键病机在于放、化疗药物损伤脾胃，使中焦失和，气机升降失调。治疗以健脾和胃、通调气机、降逆止呕为大法。她主张在化疗尚未进行时，就应及早根据病人的具体情况，配合使用中药治疗，并持续疗程始终，以改善患者胃肠功能，减低化疗药物的毒副作用，预防和缓解呕吐症状的发生。食欲不振者予炒麦芽、鸡内金、山楂、神曲等醒脾开胃；恶心呕吐者配合旋覆花、吴茱萸、柿蒂降逆止呕；脘腹胀满者投以陈皮、厚朴、木香、枳壳理气消胀。视具体辨证灵活使用，从而提高化疗期间患者生活质量，增加患者对化疗的耐受性。根据临床分析，放、化疗后出现频繁呕吐者，以脾胃虚弱，升降失调，运化失职多见，水谷不化气血而成痰湿之变，采用健脾理气、燥湿化痰、降逆止呕为治，取方加味平陈汤，处方为苍术10g，厚朴10g，半夏9g，陈皮10g，旋覆花15g，茯苓15g，白术10g，生姜10g，甘草5g，竹茹10g，生谷芽15g，可达到脾胃复健、湿浊得化、气机调畅、胃气和降的效果。

平陈汤出自《太平惠民和剂局方》，取平胃散与二陈汤相合为方。平胃散由苍术、陈皮、厚朴、甘草组成，有燥湿运脾、行气和胃之功效；二陈汤由半夏、陈皮、茯苓、炙甘草组成，加生姜同煎服，主治湿痰咳嗽、胸膈满闷、恶心呕吐之症。平陈汤集两方之长，具疏导之功、平正和缓之性，用于治疗湿痰内阻、脾胃运化不良之证有良好的效果。吴小玲根据临床研究所得，在原方基础上，重用生姜、旋覆花以降逆止呕；益茯苓、白术以健脾化湿；加竹茹以清热化痰、除烦止呕；加生谷芽以消食健脾。故名之为"加味平陈汤"，综合诸药，补而不滞，导而不泻，疏而不峻，用于治疗癌症放、化疗后恶心呕吐等症有良好作用。资料显示，吴小玲著有《应用"加味平陈汤"治疗癌症化疗后恶心呕吐12例》的临床总结，遗憾未寻得原稿。

（二）脾虚肺热，清热解毒方治疗"风水"

急性弥漫性增生性肾小球肾炎是溶血性链球菌或其他细菌感染引起的肾脏变态反应性疾病。多见于儿童，成人也可发生，不同的是儿童预后好，成人预后差。本病临床症状以头面四肢浮肿，发热恶寒，小便短赤，舌红苔白腻或黄腻，脉浮数或滑数为特点。根据"水肿"

等临床表现，应归属于"风水""皮水"范畴。

吴小玲通过辨证求因，认为本病发病机制有其内外因素和标本虚实辨证。外因是南方地处潮湿，气候多变，起居不慎，风热湿毒之邪易由口鼻而入，内侵于肺，"湿邪上受，首先犯肺"是也。内因为肺、脾、肾三脏功能失职，而以脾为重点。饮食不节、劳倦过度导致脾胃受损，运化失职，湿热内生，脾不化精转输于肺，肺气不足，外邪易侵，故有"诸湿肿满，皆属于脾"及"转输二脏，以制水生金者，皆属于脾"之说。本病早期风热湿毒犯肺，邪热循经上炎，以致发热咽痛、喉蛾红肿、小便短赤、疮毒红肿溃烂，是为标实；"四季脾旺不受邪"，脾虚气弱，生化无权，不能转输二脏，是为本虚；肺不能通调水道，脾失其制，肾不主水，则见全身浮肿。当是之时，清肺解毒，利湿消肿，配合健脾益气是为正治。

清热解毒方，组成为金银花、连翘、白茅根、石韦、赤小豆、土茯苓、蝉蜕、车前子。方中取金银花、连翘、土茯苓以清热解毒，土茯苓为清热解毒、利水渗湿、消肿止痛之良药；白茅根、石韦、车前子、赤小豆以利水消肿，赤小豆尚有健脾去湿、解毒排脓之效；蝉蜕疏风清热。挟风寒表证，加麻黄、苦杏仁、紫苏叶以疏风解表，宣肺行水；挟风热表证，加黄芩、石膏、鱼腥草以宣肺清热；挟风火热毒、咽喉乳蛾肿痛者，加沙参、板蓝根、射干以清肺降火。眼睑肿甚者，加木贼、地骨皮以清肺行水；阴囊、阴户肿甚者，加地枇杷以行气利水；腹部肿胀为甚者，加大腹皮、陈皮、白通草、薏苡仁以理气淡渗利水。脾胃气虚，运化失司，纳不佳者，配合茯苓、山药、莲子、芡实、炒鸡内金、炖猪小肚或瘦肉服以健脾养胃。水肿消退后，尿常规尚未转阴者，可用清心莲子饮加减治之（太子参、麦冬、石莲子、地骨皮、土茯苓、连翘、白茅根、车前子、黄芪、甘草、山药）。

《运用清肺解毒利湿消肿法治疗急性肾炎70例》收录于《福建省龙溪地区老中医学术经验汇编》1984年第四辑。

·摘要：研究纳入急性弥漫性增生性肾小球肾炎患者70例，其中风邪诱发的"风水"证46例，疮毒内侵的"皮水"证24例。男40例，女30例，年龄10岁以下18例，11～20岁36例，21～30岁11例，40岁以上5例。浮肿70例，畏冷发热27例，咽喉疼痛（乳蛾红肿）者46例，皮肤疮疖20例，外伤溃疡4例，呕吐17例，小便短赤70例。经清热解毒方治疗后，治愈62例，占88.6%，其中一周内治愈8例，二周内治愈21例，三周内治愈22例，四周内治愈11例。基本治愈2例占2.8%，好转4例占5.7%，未愈2例占2.9%；总有效率97.1%。取得较满意疗效。

（三）升清降浊，益气聪明汤治疗眩晕症

眩晕，轻则闭目即止，重则如坐舟车，甚则昏扑倒地，常见于高血压、低血压反应、脑

动脉硬化症、颈椎病、内耳性眩晕等疾病中。吴小玲认为眩晕病因病机虽复杂，病情也寒热有别、虚实不同，但与脾胃有着密不可分的联系。脾胃为气机升降的枢纽，升清降浊，为气血生化之源。饮食失宜，情志劳役，均可损伤脾胃功能，致运化失职，气血化生无权，痰饮湿浊由此而生。清阳不升则神明失养，浊阴不降则蒙蔽清窍，酿生眩晕病变。因此，脾胃功能失常，清阳不升，浊阴不降是各种眩晕病发生、发展的共同机制，当以益气升阳、化痰降浊为治。

益气聪明汤，方出李东垣《脾胃论》，用于治疗脾胃虚弱，中气不足，清阳之气不升而引起的神疲纳少、目生内障、视物昏花或耳鸣耳聋之症。方中党参、黄芪甘温以补脾益气，意在治本；甘草甘缓和中；黄柏清热泻火，白芍养血柔肝，二者平肝滋肾也；干葛、升麻、蔓荆轻扬升发，上行头目。中气既足，清阳上升，则九窍通利，耳聪而目明矣。吴小玲据其临床经验，在原方基础上随症增减，灵活调节剂量和配伍，如脾胃虚弱明显者，重用黄芪合四君子汤，少用或不用升麻；痰湿壅盛者，合用温胆汤加减；肝火上炎者，加龙胆、栀子；肝风内动者，加钩藤、天麻；血脂高者，加葛根、泽泻等。有效地拓宽了益气聪明汤的应用范围，体现祖国医学异病同治的特色。

益气聪明汤加减治疗眩晕症，是吴小玲运用脾胃学说的一个具体体现。她基本立论是治病求本，不受西医诊断所左右。正因为脾胃功能受损存在于眩晕的全过程，所以脾胃功能健全与否便是眩晕病能否得到根本治疗的关键。脾升胃降，清浊自分，脑清神明，眩晕自可治愈。

《益气聪明汤加减的临床应用》发表于《福建中医药》1990年第4期。《吴小玲主任医师运用益气聪明汤的经验》发表于《福建中医学院学报》2000年第10卷增刊。

·摘要：益气聪明汤出自李东垣《脾胃论》，用于治疗脾胃虚弱，中气不足，清阳之气不升而引起的神疲纳少、目生内障、视物昏蒙、耳鸣耳聋之症。笔者在临床上应用益气聪明汤加减治疗中气不足，清阳不展而引起的低血压，或因脾虚失运，湿浊内生，聚湿生痰，痰湿中阻，清阳不升，浊阴不降而致的高血压、脑动脉硬化、美尼尔氏综合征等，取得较满意的效果。

（四）清热养阴，滋燥降糖汤治疗消渴病

消渴病是中医的病名，其临床表现与现代医学之"糖尿病"基本一致，是指以多饮、多尿、多食及消瘦、疲乏、尿甜为主要特征的综合病症。吴小玲认为消渴病的病因多为先天禀赋不足，复因情志失调、饮食不节等，正如《黄帝内经·素问·奇病论》说："此人必数食甘美而多肥也，肥者令人内热，甘者令人中满，故其气上溢，转为消渴。"消渴病病变脏腑主要在肺、脾、肾，三脏之间常互相影响，终至肺燥胃热肾虚，故"三多"之症常可相互并见；消渴病的主要病

机在于阴津亏损，燥热偏盛，而以阴虚为本、燥热为标，两者互为因果。阴愈虚则燥热愈盛，燥热愈盛则阴愈虚，消渴病治疗当以清热润燥、养阴生津为大法。

消渴病是一种波及多个脏腑的疾病，尤以脾脏最为关键。脾为后天之本，主运化，为胃行其津液。脾胃燥热，上可灼伤肺津，下可耗伤肾阴。脾阴不足，胃火炽盛，则口渴多饮，多食善饥；脾气虚不能转输水谷精微，则水谷精微下流注入小便，故小便味甘；水谷精微不能濡养肌肉，故形体日渐消瘦。吴小玲从临床实践中总结出脾虚湿胜型消渴病在漳州地区甚为常见。除"三多"症状外，还可见短气乏力、身重困倦、大便溏薄、舌淡苔腻、脉缓或濡，中医辨证属于脾虚湿胜、气阴两虚之证，主以健脾祛湿、生津止渴为治。选用滋燥降糖汤（党参、葛根、怀山药、炒白术、玄参、天花粉、茯苓），药证相符，每取佳效。

滋燥降糖汤是吴小玲长期临床经验的总结，出自《小儿药证直诀》七味白术散加减。具有健脾益气、和胃生津的功效。主治脾胃虚弱、津虚内热证。原方以党参、白术、茯苓、甘草四君子健脾益气渗湿，葛根升阳止泻，木香理气，藿香化浊，共奏健脾益气、渗湿止泻之功。七味白术散治疗消渴病，临床常有报道，都取得满意的疗效。吴小玲根据漳州地区的实际情况去藿香、木香等味辛性温之品，其为阴虚火旺者所不宜；甘草，其味甘，具糖皮质激素样作用，对糖代谢不利。另加山药、玄参、天花粉以养阴清热，和胃生津。应用于临床，能增加降糖效果，有效降低降糖药的用量，减少降糖药副作用。经大量临床应用研究，取得良好的效果。

《滋燥降糖汤（片）治疗糖尿病 15 例》发表于《福建中医药》1983 年第 2 期。

·摘要：糖尿病属祖国医学消渴病的范围，其病机以积热伤阴，阴虚火旺为主，治疗以清热滋阴为法。但临床上有一部分形体肥胖的糖尿病患者，除"三多"症状外，还可见短气乏力、身重困倦、大便溏薄、舌淡苔腻、脉缓或濡，中医辨证属于脾虚湿盛型，此型若用清热养阴法治疗，效果较差。两年来，我们在临床实践中，坚持辨证施治，对本型采用补气健脾，燥湿佐以生津止渴法，选用七味白术散加减，定方滋燥降糖汤（片）治疗，取得一定疗效。

（五）痰瘀论治，降脂方治疗高脂血症

高脂血症是常见的代谢性疾病，是导致动脉硬化、冠心病、脑血管病等疾病的重要因素。随着生活水平提高，高脂血症发病率居高不下，还有逐渐上升的趋势。中医学无高脂血症之名，近代中医依据人体内脂蛋白的代谢异常多以"痰湿""血浊"论治。然而，吴小玲根据其临床研究所得，认为高脂血症隶属于中医学"痰湿""血瘀"之证，其病因为脏腑功能失调，过量摄入肥腻厚味，集湿为痰，滞血成瘀所致。其本在脏腑功能失调，其标在痰瘀痹阻，为

本虚标实之证。其发病原因虽多，其间变化不外二途。一是脾运失职，运化失司，水谷精微无以化生气血、聚湿成痰，痰阻于脉道而成高脂血症。二是六情所伤，肝气郁结，横逆犯脾，使脾运失职，烁津为痰，凝痰生瘀，形成痰瘀互结之证。因此，脾虚、痰浊、血瘀是高脂血症三大病理过程。

针对高脂血症肝郁脾虚、痰瘀互结的病理实质，吴小玲提出健脾益气、豁痰化瘀的治疗原则，尤其强调痰瘀同治在高脂血症治疗中的重要性。以"降脂方"（白术、泽泻、山楂、丹参）为主加减治疗。方中白术为苦温之性，补气健脾要药，现代药理学也证实其有较好的降脂、降糖效果，用量一般 20～30g 为宜。《本草纲目》言泽泻可以"渗湿热、行痰饮"，有利水渗湿、化浊降脂之效，现代药理研究证实泽泻可以有效降低血清胆固醇、甘油三酯、低密度脂蛋白，并能升高高密度脂蛋白。山楂消食健胃，行气散瘀，化浊降脂。丹参集养血活血、化瘀止痛于一体，功效显著且性味平和，具有显著的降血脂作用。胸阳痹阻者合瓜蒌薤白半夏汤以开胸宣痹；脾肾阳虚者合肾气丸、附子理中丸以温补脾肾；肝肾阴精亏损者合杞菊地黄丸以滋养肝肾；肝郁脾虚者合逍遥丸以疏肝健脾；痰热腑实者合小陷胸汤、承气汤以清化通腑。

吴小玲为高脂血症的中医治疗、临床研究提供了宝贵的经验。《高脂血症中医证治研究概述》发表于《福建中医药》1993 年第 24 卷第 4 期。

·摘要：中医中药治疗高脂血症疗效显著且副作用少。广大学者做了大量研究，临床报道屡见不鲜。但由于没有统一检验方法和诊断标准，疗效评定也不一致，因此对疗效就难有客观的评估。在目前的研究中，或有偏执一端，较少综合运用。笔者认为，高脂血症乃多脏腑（主要为脾、肝、肾）功能失调，产生痰浊、血瘀而发病，为本虚标实之证，非一法一方可通治。因此，在临床研究中应注重辨证与辨病相结合，应强调标本同治，重视调理脾胃，以绝生痰之源。因此，脾、痰、瘀同治是治疗高脂血症的基本法则。部分阴虚或阳盛的病例也当顾及，辨证以治之。

四

附　录

（一）主要学术著作

（1）《巫百康临应经验集》，主编，1997 年由厦门大学出版社出版。

（2）《福建省龙溪地区老中医学术经验汇编》，主编，中医药学会福建龙溪分会、福建省龙溪地区医学科学研究所编印。

(3)《常用方剂治病原理表解》，主编，由台北市志远书局出版。

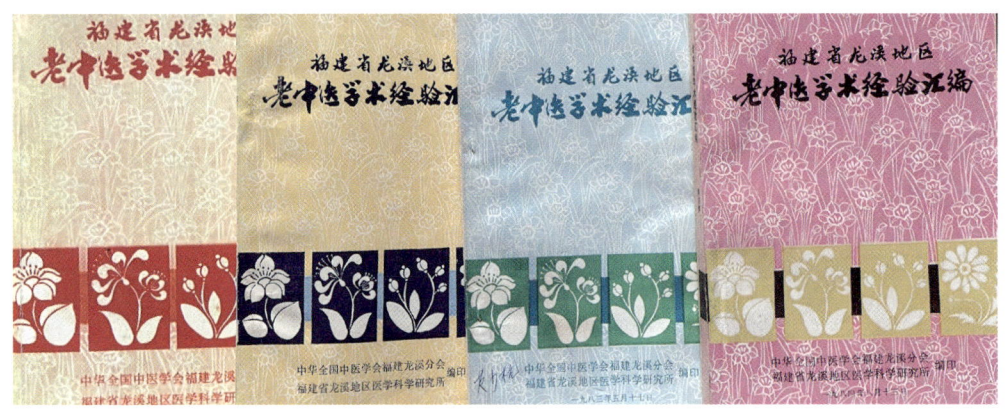

(二) 代表性学术论文

(1) 陈志惠，吴小玲，黄朝年. 鼻咽癌慢性放射性炎症辨治体会 [J]. 福建中医药，1994 (3)：28－29.

(2) 陈志惠，吴小玲. 高脂血症中医证治研究概述 [J]. 福建中医药，1993，24 (4)：56－59.

(3) 吴小玲. 益气聪明汤加减的临床应用 [J]. 福建中医药，1990 (4)：34－35.

(4) 巫伯康，吴小玲. 清热解毒为主治疗四例高热 [J]. 福建中医药，1984 (3)：16－17.

(5) 吴小玲. 滋燥降糖汤（片）治疗糖尿病 15 例 [J]. 福建中医药，1983 (2)：23－24.

(6) 吴小玲. 浅谈《金匮要略》的组方用药 [J]. 福建中医药，1982 (3)：9－11.

(7) 巫百康，吴小玲，戴舜珍. 滋水清肝法治疗迁延性、慢性肝炎 [J]. 福建医药杂志，1979 (4)：62.

(三) 继承人

蔡少杭，男，漳州市中医院内科主任，主任医师。

（整理者：蔡少杭）

漳州市名中医

蔡少杭

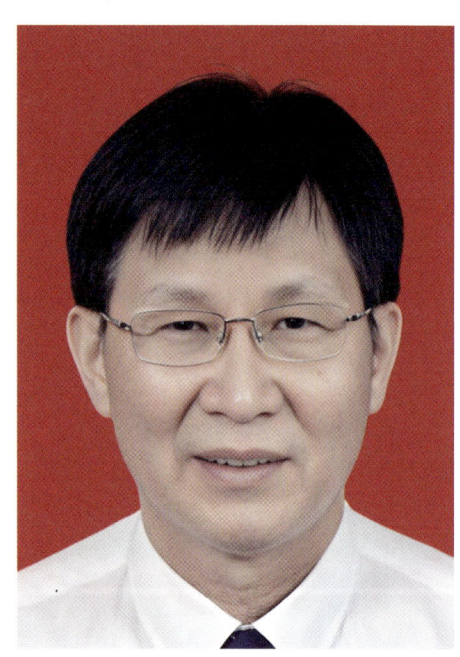

一

医家简介

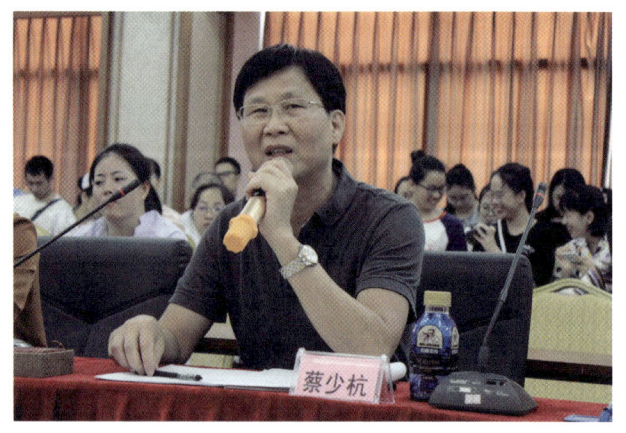

蔡少杭，男，1957年出生，漳州长泰人。1983年毕业于福建中医学院医疗专业。福建中医药大学教授，硕士研究生导师。先后供职于长泰县枋洋卫生院、长泰县中医院、漳州市中医院。曾任漳州市中医院大内科副主任、内二科主任、重症医学科主任、心内科主任。现为漳州市中医院内科主任医师。

蔡少杭曾任福建省中西医结合学会心血管病专业委员会副主任委员，漳州中华医学会心血管分会副主任委员，漳州中华医学会重症医学分会副主任委员，漳州市中医药学会秘书长，漳州市医学专家协会副秘书长，第二届海峡两岸医药卫生交流协会心血管专业委员会委员等职。

蔡少杭为第二届漳州市名中医，福建省基层老中医药专家师承带徒工作指导老师，福建省第四批老中医药专家学术经验继承工作指导老师，是福建省"中医心病科学术流派"代表性传承人。积累从基层卫生院到专科医院的临床经验，长期从事内科临床诊疗工作，以中西医结合心血管病内科见长。聚40年临床所得，总结出疗效确切的胸痹片、强心康、加味小陷胸方、益气活血方、冠脉宁方和益气利水方6个医院协定处方，收入漳州市中医院诊疗常规，作为省、市级科研课题系统研究，均获得较好的临床效果。主持制定系列心病药枕方、心病药浴方、急救舒心包等外用制剂，创新科室的诊疗特色，形成优势病种规范。

继承创新中医药学治疗优势，立足临床开展科研工作，先后主持省级科研课题2项、市级科研课题2项、香港同溢堂药业有限公司研究项目及华润片仔癀药业有限公司研究项目各1项。研究成果《QT离散度在慢性肺源性心脏病中医辨证分型疗效中应用价值》获漳州市1996～1997年科学技术进步奖二等奖，《麦（针）饮治疗心房颤动》获漳州市2001年科学技术进步奖三等奖，《复方强心康治疗慢性充血性心衰的临床研究》获漳州市2010年科学技术进步奖三等奖，《胸痹片治疗冠心病不稳定型心绞痛的临床研究》获漳州市2013年科学技术进步奖三等奖。编写学术著作4部。在省级以上专业刊物发表论文40余篇。积极推广中医药临床运用，充分发挥中西医结合治疗心血管疾病优势，提高临床疗效，造福广大病患，也为年轻中医师临床诊治提供有价值的临床诊疗思维。在《闽南日报》健康副刊发表科普文章40余篇，通过科普形式，提高群众对心血管常见疾病如高血压、冠状动脉粥样硬化性心脏病、高脂血症等的认识，提高全民健康意识，宣传健康生活方式。1992年荣获首届福建省青年中医科技优秀奖，中华医学论文集特约编辑。2007年被聘为中国胆固醇教育计划（China Cholesterol Education Program）暨卫生部"十年百项"冠心病血脂干预技术推广项目授课专家。2009年中共漳州市委、漳州市人民政府授予"第一批优秀人才"称号。2003年中共漳州市委、漳州市人民政府授予"漳州市防治非典工作先进个人"称号。

学术特点

蔡少杭认为，中医是一门强调思想的医学，凝结了历代医家对疾病防治规律不断探索、思考、总结的智慧；中医也是一门发展的医学，顺应时代社会主流意识，吸纳先进的科学理念，在反复传承与创新中发展；中医更是一门经验性极强的医学，讲究研读经典、拜师取经和不断积累临床经验。"医者意也，善于用意，即为良医"，因此，勤求古训，博采众长，在中医经典著作中吸取学术精华；格物致知，知行合一，从系统生物学与整体医学模式角度，探索中医学在心血管疾病中的治疗优势和辨证思路，厘清脏腑虚衰与痰瘀水发生发展、同源互患的关系，把握标本缓急，阻断恶性循环；衷中参西、融会贯通，形成独具特色的学术思想。

（一）论"医道"变迁，洞悟整体医学精髓

中医药学是中华民族长期同疾病作斗争的经验总结，具有独特的理论体系、丰富的医疗实践经验，为中华民族的繁衍、健康做出了卓越的贡献。遗憾的是，近百年来中医药走过坎坷多艰之途，在现代医学冲击下，中医药遭受质疑之声不绝于耳，曾经多次被要求废除。中医科学与不科学是一场至今没有结果的辩论。蔡少杭从医学模式历史变迁的角度，通过中医整体医学模式与生物—心理—社会医学模式的对比研究，揭示中医学整体医学模式丰富的内涵和独具的前瞻性，是现代医学模式转型中所追求的目标，坚定了中医医学模式的先进性。他认为中医的基本理论体系形成于《黄帝内经》而非停止于《黄帝内经》，中医与其他科学一样都是在不断证伪的过程中发展，正因为有"运气不齐，古今异轨，古方今病，不相能也"的证实动力，才有"伤寒""温病""瘟疫"等各家学说的源远流长，不断丰富了中医的科学内涵。用历史发展的眼光来看待这场中医科学与不科学的辩论，可以肯定，即使没有现代医学的输入，随着时代的进步，中医学注定要在优胜劣汰的自然规律中浴火重生，因为面对生命科学，中、西医必然殊途同归。

医学模式即医学观，中医谓之"医道"，是对医学本质的概括。医学模式的变迁反映了社会文明的进步，是人类文明成果的提炼和升华。人类医学模式大概经历了神灵主义医学模式、自然哲学医学模式、机械医学模式、生物—医学—模式和生物心理社会医学模式。生物—心理社会医学模式是建立在系统论和整体观之上的医学模式，是生物医学模式的发展和完善，是未来医学模式的发展方向。蔡少杭认为，尽管生物—心理—社会医学模式的先进理念已为现代医学所认可，但由于认识与实践的偏离，现代医学活动更多地停留在生物医学模式，甚至是机械医学模式的阶段。分科越来越细、知识越来越碎片化，对医学发展产生了难于克服的弊端。正如樊代明院士所言"患者成了器官，疾病成了症状，检验成了临床，医师成了药师，心理与躯体分离"。抗生素、抗病毒药物的出现虽然拯救了无数生命，但不幸的是，更多的细菌、病毒改变了自身基因以抵抗药物的作用。当征而不服的慢性、非传染性疾病甚嚣尘上；当环境污染、药物滥用改变微生物毒理生态，新的超级病原体不断出现；当精神压力、代谢异常成为身心疾病的主要原因，人们惊讶地发现，曾为人类健康做出重大贡献的生物医学模式在这些疾病面前显得束手无策，生物—心理—社会医学模式也力不从心，因为疾病发生的原因不仅有生物学因素、社会因素和心理因素，还有人与自然协调的因素。

医学模式变化总是在迂回曲折中朝着科学、理性和综合的方向发展。现代生物—心理—社

会医学模式向新的整体医学模式转变是其必然。蔡少杭认为中医整体医学模式反映了中医观察、分析和处理人生命、健康和疾病的基本观点和方法，包含"天人合一""形神合一"的健康观；邪正交争、阴阳失调的疾病观和治病求本、未病先防、既病防变的防治观。中医学整体医学模式以其丰富的内涵而独具前瞻性，其科学价值与现实意义至今仍具先进性。《黄帝内经·素问·宝命全形论》曰"人以天地之气生，四时之法成"，"人与天地相参，与日月相应也"。置人于自然、社会环境的变化之中，以分析其功能状态，并结合其所在的环境变化，因人、因时、因地制宜，强调个性化治疗，这是中医学精髓之所在。中医学重视人体功能活动及其与自然、社会、环境的相互关系。生物—心理—社会医学模式则以系统思维的方式，把人的健康和疾病置于生物、心理和社会因素三维结构中考察。显然自然、社会、环境比单纯"社会"更全面。重新审视中医学整体医学模式的特色与科学价值，对增强中医的文化自信，实现中医的传承与振兴具有重大的现实意义。

（二）"鬼门"非"汗孔"，启玄府以通利水道

水为生命之源，水液代谢正常与否，对人体的健康是不言而喻的。"开鬼门，洁净府，去菀陈莝"是《黄帝内经》提出的治水理念，后世名之"治水三法"或"治水三原则"，是中医治水不二规范。医圣张仲景在《金匮要略》中，对"治水三法"给予更适合临床的阐发，提出"诸有水者，腰以下肿，当利小便；腰以上肿，当发汗乃愈"。由此奠定以发汗、利尿、清除水邪病理产物为主流认知，尽管历代医家解读各有不同。蔡少杭从临床角度探讨"治水三法"的科学内涵，认为作为医学之大法，"治水三法"所强调的远非发汗、利尿、清除病理产物那么简单。传统的认知，矮化了"治水三法"的治疗学理念。

王冰曰："开鬼门，是启玄府遣气也；洁净腑，谓泻膀胱水去也。""洁净腑"为利小便，历代认知无异；而认为"鬼门"是汗毛孔，"开鬼门"指宣肺发汗，从而理解"启玄府遣气"就显然有点牵强附会了。蔡少杭通过研习经典，结合刘完素的玄府为"气液出行之腠道纹理"的论断和"三焦者，中渎之腑，水道出焉"的学说，探索"玄府"与"三焦"学说的同一性，指出三焦是人体管理水液的器官，有疏通水道，运行水液的功能，"启玄府遣气"就是通利三焦之用。因此，"鬼门"非"汗孔"所独指，"开鬼门"也非独发汗之法；汗法可开"玄府"，而开"玄府"不只汗法；唯有"玄府"水道通利，水液才能运行通畅，维持"通调水道，下输膀胱，水精四布，五经并行"的功能，否则，肺、脾、肾等输布水液的功能也难以实现。

蔡少杭承王冰"开鬼门，是启玄府遣气也"之诣，继刘完素"流通气液，玄微之门"的"玄府"之学，赋予"治水三法"新的内涵，指导"心水"治疗。他认为通利三焦（开玄府）是治疗水液代谢异常的基础工程，用温阳化气，通利三焦之法，辨证施治于"水肿病"是为

正治。疾病早期"开鬼门"（开玄府），以开玄化气、通利三焦，代表方为五苓散、五皮饮、苓桂术甘汤。疾病中期"洁净府"（利小便）以调达气机、利水消肿，代表方为益气利水方、真武汤。疾病晚期"去宛陈莝"（化瘀行水）以益气温阳、化瘀逐水，代表方为强心康方、芪苈强心胶囊。

（三）辨证痰、瘀、水，调脏腑治疑难顽疾

蔡少杭认为痰、瘀、水是临床上常见的病理产物，都是由正气损耗，邪气留恋，脏腑功能紊乱导致气血津液失常所形成的。弄清痰、瘀、水发生发展及其同源互患的关系，在治疗上便能掌握标本缓急，阻断恶性循环，以收事半功倍之效，对慢性、疑难病的治疗更有重要意义。

脏腑功能的正常发挥、气血津液的正常生成和输布维持着内环境的相对平衡和稳定。病邪的深入和稽留，脏腑功能的紊乱，气血津液失其常而成痰、瘀、水之变，这是存在于慢性、疑难病中的病理共性。《医碥》指出："气血水三者，病常相因。有先病气滞而后血结者，有病血结而后气滞者，有先病水肿而血随败者，有先病血结而水随蓄者。"唐容川亦云："血积既久，也能化为痰水。"盖痞气之中未尝无饮，而血瘀之内未尝无痰，则痰、食、血却又未有不先因气而成形病也。痰、瘀、水同是津血化成，津血同源，共赖气的推动化生，此乃痰、瘀、水相因的病理基础。

正因为痰、瘀、水相因，共同消长，故治痰祛瘀和利水有着共同的目的，即恢复脏腑功能和气血津液的正常状态。痰饮水异名同类，化痰、消饮、利水每每并用。众知利水渗湿药多具有甘淡之味，淡能渗能利，甘能补能缓，正气充、水邪去，何痰饮之有。痰能生水，水能重瘀，水、瘀同治相得益彰，因此，祛瘀和利水之间有着必然的联系。在总结前人用药经验的基础上，蔡少杭指出，痰、瘀、水同治之用广也，古人遣方用药皆遵此则，法出有律，概非偶然，乃病之本质所定。他呼唐容川之所呼"须知痰水之壅由瘀血使然，但去瘀血则痰水自消"。着眼于痰、瘀、水相因，祛瘀、化痰、利水有着共同的作用基础和治疗作用，即恢复气血津液的正常功能。在整体观念指导下，辨证施治，三者协同应用有着重要的实用价值和科学性。

痰、瘀、水相因互患是客观存在的事实。痰、瘀、水同治，在某些疾病中，尤其是迁缠不愈、虚实夹杂者每有卓效。强调痰、瘀、水同治是合乎疾病的发展规律。蔡少杭特别强调在中医整体观念指导下辨证应用。首先，痰、瘀、水皆是津血的病理产物，它随脏腑功能的失调而出现，随脏腑功能的恢复而消失。伏其所主，必先其所因，正旺才能邪退，唯有恢复脏腑正常功能，使之达到"阴平阳秘"，痰、瘀、水才能得到根本的治疗。其次痰、瘀、水相因，

并非凡病都有痰、瘀、水的临床表现。疾病的发生，从病理学的改变到临床表现都有一个发展的过程。临床表现的迟早或互相掩盖不能否定病理变化的存在。"见肝之病，知肝传脾，当先实脾"。审查病机，审证求因，实际上就包含这种预防医学的思想。因此，确实把握痰、瘀、水相因互患机制，便能在繁杂的疾病中防微杜渐，避免积重难返。

（四）重"后天之本"，护生机必顾护脾胃

"脾胃为后天之本"形象概括了脾胃在生命活动中的重要作用，其实际意义远非"孤脏以灌四傍"的博大，其在摄入营养物质、提供能量等生命活动中不可或缺。蔡少杭从生理病理、治疗用药、疾病转归拓展其科学内涵，认为脾胃为后天之本，反映在生理上，脾胃既是气血化生之源泉，又是百药吸收、输布的重要地方。脾胃功能活动一旦停止，意味着生命之光也将熄灭。反映在病理上，脾胃无时不在为生命活动提供能量、物质，又无时不在承受各种致病因素的侵袭，脾胃功能损伤，气血生化乏源，未病脏腑将失去营养而生机息微，已病脏腑将百药难施而振起无望。反映在治疗上，"五脏不足和于胃"，脏腑虚衰，阴阳气血有别，都必须依靠脾胃功能的旺盛才能得到充养、调治。脾胃功能活动是生命活动的基础，因此，必须时时固护脾胃之气，未病防其损，受抑启其运，已损益其气。反映在疾病转归上，人无胃气者，辞谢不治；有胃气则生，无胃气则亡。

蔡少杭认为脾胃受损，子盗母气，聚湿成痰，痰阻血瘀；心病既久，母病及子，耗伤正气，生化乏源。胸痹的发生发展与治疗转归无不与脾胃功能密切相关，调理脾胃应贯穿于胸痹治疗之始终。疾病初期，宜顾脾防其伤；疾病中期，宜健脾防其变；病重之时，宜补脾防其衰。忽视脾胃在发病中的重要作用，专事治心，舍本求末，非疗而无功也事倍功半。

蔡少杭从"脾胃为后天之本"的角度，深入用药规律的探讨，阐述"顾护脾胃"在心血管疾病治疗中的重要性，主张攻不宜太过、补不宜太腻；急病轻病，祛邪务尽，中病即止，以邪去脾胃功能未伤为首务；重病久病，养正达邪，启运中焦，以维护生命之本为正法。补益脾胃是最基本的补益方法，当阴阳气血俱虚，病情复杂，治疗上进退两难之时，应从补益脾胃入手，借助脾胃功能的旺盛，截断病情的演进，促使病情好转康复。每遇病重之际、脾胃功能衰败之时，蔡少杭常投与参苓白术散之剂，或加荷叶、山楂以降血脂；或佐玉米须、车前子以利水饮；或益川芎、当归以疗头晕等。以期脾胃功能来复，是谓"存得一分胃气，保得一分生机"。法出有律，概非偶然，乃病之本质所定。

（五）究药物时效，循规律无违时伐化

"先知日之寒温，月之虚盛，以气候之沉浮而调之于身。"蔡少杭常言，人之养生须顺应四时而变，人之治病其理亦然。因病症个体对药物的效应存在差异，顺应阴阳消长规律，

脏腑功能节奏和病理演变趋势来调整给药时间是必须的。他认为着眼于个体生理、病理的演变规律，优化药物时效的选择，是中医整体观念、辨证论治的重要内容，是保证临床疗效的必要条件。适时服药，是合理用药的具体措施。

各种疾病的发生发展都有规律可循，而以昼夜规律最为明显，但并非皆为"旦慧，昼安，夕加，夜甚"的固有特点，而与体质强弱、邪正盛衰、病情进退有密切的关系。一般而言，病伏之时反映正气充沛，正能胜邪，病作之时反映正气衰弱，正虚病进。如果能根据病情起伏轻重的特点选择给药时间，更有可能达到扶助正气，祛除病邪，截断病情发展的目的。晨服温阳补肾药，午服利尿药，暮服平肝药，晚服补脾胃药是为其常，据时遣方，迎症而药，因地、因时、因人制宜选择合适的给药时间为其变。知常达变，事半功倍。

"日中而阳陇，日西而阳衰，日入而阳尽阴受气。"蔡少杭认为，年老体衰，心阳亏虚之证，病常于夜间黎明阴盛之时发作，如果选择上午或三餐后给药，药效达峰时间与病情发作时间就不相适应，获益也当然有限。必于午后或睡前给药，方能在病作之时，药力正宏，使心脉能畅无阻，则能取得较为满意的效果。中药汤剂，临床大多饭后用药，殊不知，饱食之后，胃中满实，再予汤药，必然加重脾胃的负担，所谓"饮食自倍，脾胃乃伤"，既影响食物消化，更不利于药物的利用。而在饥饿之时，胃中空虚，此时给药，寒热之偏、药物之毒必然会引起脾胃功能受损，也非所宜。积数十年之临床经验，蔡少杭认为脾胃病的用药时间以两餐饭中间为佳，此时给药既不会增加脾胃的负担，也可以避免药物对脾胃的不良刺激，更有利于药物的吸收，"无违时，无伐化"，以提高药物的治疗效果，避免或减少药物的毒剧反应。

三

临床经验

蔡少杭积累从基层卫生院到专科医院临床经验，立足于中医内科而以中西结合心血管病内科见长，荟萃祖国医学的优势，开展临床教学与科研工作。蔡少杭常言："医药，生命之所系，唯精益求精，方能承载其重。"尽管特色方药来自长期实践经验，临床也显示良好的疗效，仍然采用循证医学研究方法，通过省、市科研课题或研究生课题立项，多方位对协定处方进行合乎循证医学的研究，以期能进一步优化药物组成，探讨可能的作用机制，提高临床疗效。

（一）强心复脉、痰瘀同治、利水消肿疗心衰

心衰是心脏疾病发展的终末阶段，喻为心血管病领域"最后的战场"。蔡少杭深耕经典，结合临床对慢性心衰的病因病机进行深入研究，形成切合临床实际的新见解。他认为慢性心衰的形成是心气虚衰积渐成损的过程，其发展变化同痰、瘀、水等病理产物密切相关。正虚邪盛，正退邪结，使慢性心衰临床表现虚实夹杂，错综繁复。病到此期，只用肿、喘、悸不足以概括本病的病理机制；虽有心肺、脾肾之虚非单纯补心益肺、健脾温肾可治；虽有瘀血、痰饮、水结等病理产物可见，也非单纯祛瘀化痰、利水消肿可疗；一般而言，单以治肿、治喘、治悸的方法在此阶段是很难奏效的。针对心气虚衰，瘀血内阻，水饮潴留的病机特点，以益气温阳、活血化瘀、逐水消肿为治疗大法，根据临床实际情况有所侧重、有机结合、灵活运用，才能使本病得到较好的治疗。中西医结合治疗慢性心衰，取中医学强心复脉、温阳理气治"本"之长，补现代医学近期疗效尚好而远期疗效欠佳之短，容易达到治病求"本"的效果。

强心康组方来源于蔡少杭长年的临证实践和对慢性充血性心衰治疗经验的总结。针对心气虚衰、瘀血内阻、水邪潴留的病机特点，以益气温阳、活血化瘀、逐水消肿为大法。方中黄芪、桂枝、薤白益气温阳，推动血脉运行；丹参、川芎活血化瘀，增加冠脉血流量；五加皮、葶苈子、车前子、茯苓、泽泻理气渗湿，畅达三焦，利水消肿。具有强心复脉之效，切合慢性充血性心衰病机演变，用于治疗慢性心衰之胸闷、心悸、气喘不宁、颜肢浮肿等症，能收到较好的临床效果。

在蔡少杭的主持下，强心康治疗慢性心衰的临床系列研究先后获福建省卫生厅（课题编号2002316Y07）和漳州市科技局科研立项（课题编号ZZ2012J35）。样本均根据《慢性充血性心力衰竭诊断标准》（中华心血管杂志编委会心力衰竭对策专题组1995年拟定）、《慢性心力衰竭诊断治疗指南（2007）》纳入，按美国纽约心脏病学会（NYHA）分级法对心功能进行评价。疗效标准参照卫生部制定的《中药新药治疗充血性心力衰竭的临床研究指导原则》中疗效评定标准。治疗方法均按照相关指南标准进行，所有患者均予吸氧、强心、利尿、扩张血管，包括血管紧张素转换酶抑制剂、β受体阻滞剂等治疗。在此基础上增用复方强心康（漳州市中医院制剂室生产），每次4片，每天3次，一个月为1个疗程。研究采用"6分钟步行"试验，彩色多普勒超声心功能检查左室射血分数（LVEF）、患者尿液水通道蛋白－2（AQP－2）和血浆肾脏精氨酸加压素（AVP）浓度测定、动脉血气分析及血液流变学等综合性评价，所有资料均经统计学分析。通过临床应用研究，复方强心康显示出良好的治疗效果，有效改善慢性心衰患者"6分钟步行"试验，改善左室射血分数，随着心衰临床症状的改善，使心力衰竭时水潴留和低钠血症的关键靶蛋白、尿液AVP水平下降，AQP－2表达下调更为明显。在降低肺动脉高压、改善血液流变学和心肺功能方面具有显著的意义。提高病人的生活质量，改善病情的预后转归。

《复方强心康治疗慢性充血性心衰的临床研究》获漳州市2011年科学技术进步奖三等奖。

·漳州市科技局专家评审意见

1.课题组提交的评审资料齐全,课题设计科学合理,研究数据准确可靠,符合评审要求。

2.本研究创新点:①用中西医结合的观点,经多年对慢性心衰病因病机研究,得出切合临床实际的新见解。提出慢性心衰的形成是心气虚衰积渐成损、病理产物瘀滞为患的发展过程。强调针对心气虚衰,瘀血内阻,水饮潴留的病机特点,以强心复脉、温阳理气、利水消肿为治疗大法。②融合现代医学针对心肌重塑的机制,和长期的、修复性策略。构成复方强心康的组方理念:益气强心、活血化瘀、利水消肿,扶正以祛邪、固本以治标。③研究技术方案符合循证医学特点,样本纳入、治疗方法均按照相关指南标准进行,研究过程科学规范,所有资料均经统计学分析。

3.本项目撰写发表相关论文4篇,均为国家核心期刊。在查新资料中未见类似的报道。论文被维普、万方、CMCC、CNKI等数据库收录。成果论文在中国科学引文数据库等数据库被引用,被引用频率为1次。

综上所述,该项目研究成果达到国内领先水平。

(二) 理气通阳、清热化痰、活血化瘀开胸痹

"胸痹"之病,系统论述于《金匮要略》,经历代医家圣贤,各有发挥,给后人留下极其宝贵的治疗经验。蔡少杭从临床实际出发,赋予"阳微阴弦,即胸痹而痛,所以然者,责其极虚也"合理的解读,认为"阳微"即胸阳不振,"阴弦"即痰瘀阻络,"责其极虚",虚在心气脾胃。因此,在胸痹发生、发展过程中,始发于胸阳不足,表现为痰瘀阻络,加重于心脾虚衰,构成"胸痹"的病机特点。立足于闽南地处东南沿海,空气湿润、雨雾频多的气候特点,病以痰湿多见;食多肥甘、酒浆厚味的饮食习惯,"肥者令人内热,甘者令人中满",见之于临床,多表现为痰瘀湿热,痹阻胸阳,伤及心脾之证。心脾气虚,胸阳不振在发病机制中占主导地位,痰瘀互结则贯穿于疾病的始终。

胸痹具有病程长、病机复杂、病情转化迅速的特点,多表现为本虚标实、虚实夹杂之证。蔡少杭师古贤治胸痹之法,融入闽南地区的发病因素,踵事增华,提出补气与通阳兼顾,化痰与祛瘀并举的辨治思路。创立开胸宣痹、清化痰热、活血祛瘀、益气通脉等具有地方特色的系列验方,为漳州地区胸痹病的规范化治疗提供思路。胸痹方法于《金匮要略》瓜蒌薤白半夏汤,益枳壳、郁金以理气宽胸,伍桂枝、助薤白以通阳散结,佐丹参、三七以活血化瘀,切合闽南地区胸痹病人痰瘀阻络,痹阻胸阳的病机特点。加味小陷胸汤由小陷胸汤加味而成,"量身定制"于闽南气候环境湿热偏盛,饮食习惯多肥甘厚腻,所致痰浊内蕴,遏久化热,瘀阻心脉之证,恐单取半夏、黄连、瓜蒌有势单力薄之虑,益竹茹、胆南星、石菖蒲以清热

化痰通络，茯苓、薏苡仁、陈皮、菜豆壳以健脾渗湿。蔡少杭认为脉道不畅、血流滞涩而成瘀，心气虚运血无力也成瘀，是故血瘀之症贯穿于胸痹发生发展之始终。冠脉宁方乃活血化瘀之剂，由桃红四物汤加减而成，取川芎、当归、白芍益气养血，桃红、丹参活血化瘀，延胡索、葛根、鸡内金、郁金疏利脉道，三道并进以复心、血、脉正常功能，则病可愈。方中葛根，实为匠心独运之用，蔡少杭认为葛根能缓解脉管挛急，宁心定悸，是通利脉道之良药。与现代药理学研究所揭示的葛根素具有明显的扩张冠状血管作用，增加冠脉血流量，减慢心率结论不谋而合。益气活血方主治气虚血瘀之证，蔡少杭指出心气不足导致心脉瘀阻是胸痹的始动因素及病机关键，益气活血是胸痹的重要治疗原则，秉持益气注重健脾，活血兼顾通阳为组方理念，效李东垣补中益气之法，伍用人参、黄芪固脾胃生化之源，以补心气之虚，丹参、三七、赤芍、川芎、桂枝以活血通阳，檀香以宣痹止痛，山楂以健脾益胃、行气散瘀，刺五加"阳人使阴，阴人使阳"。以上各方虽证有所司，但并非一成不变。以心、血、脉为重点，辨气虚、阳痹、痰瘀之变，治疗过程中密切观察病情变化，因人、因时、因地进行制宜，法由证生，药随证变，灵活机动地遣方用药，此乃胸痹治疗精华之所在。

胸痹片是蔡少杭集几十年临床经验总结，法于《金匮要略》并融入闽南地区"胸痹"的发病特点。集宣痹通阳、化痰祛瘀、理气止痛为一体。立足于胸阳、痰阻和血瘀病机，采用理气与通阳兼顾，化痰与祛瘀并举之法，突出中医标本同治，攻补兼施的整体观念。经多年临床应用，显示出其对冠心病有较好的治疗作用。蔡少杭从 2001 年 1 月始至 2012 年 10 月止，在《胸痹片配合清开灵治疗冠心病不稳定型心绞痛的临床研究》的基础上，主持开展对胸痹片在冠心病不稳定型心绞痛高敏 C 反应蛋白和血脂的作用进行临床观察研究，2007 年，获漳州市科技局科研课题立项（课题编号 Z07016）。胸痹片对痰瘀互阻型不稳定型心绞痛血浆同型半胱氨酸的影响及胸痹片对冠心病不稳定型心绞痛患者血浆肾素—血管紧张素浓度的影响进行临床观察研究，以期能多途径地观察胸痹片对冠心病不稳定型心绞痛的治疗效果。研究结果表明，胸痹片能显著改善冠心病不稳定型心绞痛的临床症状，提高心电图治疗有效率，降低血脂水平、降低血浆 CRP、hs－CRP、Hcy 浓度，抑制 RAS 系统，降低血浆 PRA、Ang I、Ang II 浓度，提高病人的生活质量，改善病情的预后转归。

《浅述蔡少杭教授胸痹治疗经验》发表于《福建中医药》2018 年第 1 期第 49 卷。《胸痹片治疗冠心病不稳定型心绞痛的临床研究》获漳州市 2014 年科学技术进步奖三等奖。

· 漳州市科技局专家评审意见

1. 课题组提交的评审资料齐全，课题设计科学合理，研究数据准确可靠，符合评审要求。

2. 本研究创新点：①用中西医结合的观点，经多年对冠心病不稳定型心绞痛病因病机研究，得出切合临床实际的新见解。提出胸阳不振与痰阻血瘀的病机重点，根据胸阳、痰阻、血瘀的标本虚实制定相应的治疗方法的中医学辨证论治原则。②立足于闽南冠状动脉粥样硬化湿热为病多见的特点，以宣痹通阳、清热化痰、活血祛瘀为组方理念，为冠心病人尤其是闽南地区的冠心病人寻找到更为确实可行的中西医结合治疗方法。③研究技术方案符合循证医学特点，样本纳入、治疗方法均按照相关指南标准进行，研究过程科学规范，所有资料均经统计学分析。

3. 本项目撰写发表相关论文4篇，均为国家核心期刊。在查新资料中未见类似的报道。论文被维普、万方、CMCC、CNKI等数据库收录。成果论文在中国科学引文数据库等数据库被引用，被引用频率为1次。

综上所述，该项目研究成果达到国内领先水平。

（三）效"小陷胸"，清化痰热，古方今用治"眩晕"

高血压（眩晕）是以体循环动脉压升高为主要临床表现的心血管综合征，常伴有其他脏器和靶器官的功能损伤，是人类健康的"隐形杀手"。中医药在高血压治疗中的作用和地位是界内争论不休的话题。蔡少杭认为不管西医还是中医，都无法彻底治愈高血压。西医重于血压数值的达标，而略于个体化的辨证；中医优于辨证论治，却劣于血压目标的调控，中、西医各有优势而不能互相替代。高血压治疗的最终目的，是最大程度降低心脑血管病发病率及死亡率、有效地改善患者的生活质量。中西医结合治疗高血压，各取所长，以避其短，辨病与辨证的有机结合，为高血压的防治提供了新思路。临床上在降压的基础上，依据中医辨证分型，精准中药切入，肝阳上亢者选用天麻钩藤汤；痰饮内停者选用半夏白术天麻汤；阴虚阳亢者选用镇肝息风汤；气滞瘀血者选用血府逐瘀汤。充分发挥中医药治疗高血压的优势，取得较好的临床效果。

中医并无高血压病名，隶属于"眩晕""头痛"范畴。临床上多以"眩晕"辨证论治。历代医家见仁见智，不乏真知灼见，并在风、火、痰、虚、瘀为病理基础，肝、肾、心、脾为主要病变部位，与地域和饮食习惯密切相关等方面形成共识。蔡少杭通过长期、大量的临床资料分析，考究闽南地区高血压患者中医证型分布趋势。他认为闽南地处沿海，气候潮湿炎热，民食肥甘多盐，使得痰热成为闽南地区高血压的主要证型。临床可见到眩晕头痛、胸闷烦热、心悸失眠、口干口苦、便秘尿赤、舌胖苔黄厚腻、脉滑数。治疗上当以清热解毒、化痰开窍、健脾胜湿为治。

加味小陷胸汤师从张仲景小陷胸汤清热化痰、宽胸散结的组方特色，结合闽南地区痰热瘀阻多见的病机特点，在小陷胸汤基础上加用泻浊开窍、健脾胜湿之品而成，是蔡少杭多年临床经验的总结。方由瓜蒌、半夏理气宽胸、涤痰散结；菜豆壳、薏苡仁、茯苓健脾醒胃、运化水湿；黄连、竹茹、胆南星清热胜湿、化痰开窍。清热与理气兼顾，化痰与通络并举之法，突出中医标本同治，攻补兼施的整体观念，适用于痰热郁结、胸阳不振、清窍蒙蔽之证。临床应用表明，加味小陷胸汤配合降压药治疗高血压患者，可缩短降压疗程，减低降压药使用剂量，改善高血压患者生活质量等治疗效果。

课题《加味小陷胸汤对痰热内盛型高血压患者早期动脉硬化影响》获2013年福建省中青年教师教育科研项目（科技B类）立项课题，课题编号JB13112，相关论文《加味小陷胸汤治疗痰热内盛型高血压患者120例临床疗效观察》发表于《光明中医》2016年第31卷第2期。

· 摘要：观察加味小陷胸汤在痰热内盛型高血压患者治疗中作用。方法将120例患者随机分为两组各60例。对照组予常规西药（缬沙坦氨氯地平）治疗，治疗组在对照组基础上加用中药加味小陷胸汤治疗；观察治疗8周及半年后两组降压疗效及肱踝脉搏波传导速度（baPWV）、颈动脉内膜厚度（IMT）、尿微量白蛋白（MAU）变化情况。结果治疗组治疗8周后降压疗效、中医证候疗效高于对照组，对baPWV、MAU改善程度优于对照组，IMT改变无统计学差异。治疗半年后，治疗组各观察指标改善程度均优于对照组。结论加味小陷胸汤治疗组能干预高血压患者早期动脉硬化改变。

课题《加味小陷胸汤治疗痰热型高血压的临床疗效观察》获2017年福建省中青年教师教育科研项目（科技类），课题编号JAT171148；又获2017年漳州卫生职业学院院本课题（自然科学），课题编号ZYZ201712，相关论文发表于《数理医药学杂志》2019年第32卷第5期。《加味小陷胸汤治疗痰热内盛型高血压临床疗效观察》相关论文发表于《齐齐哈尔医学院学报》2015年第36卷第29期。

· 摘要：观察痰热型高血压患者在使用加味小陷胸汤前后血压控制情况、中医临床症状积分及血清超敏C反应蛋白浓度水平变化，进一步分析加味小陷胸汤对痰热型高血压的疗效及治疗中发挥作用的原理。将120例符合纳入标准的痰热型高血压患者随机分成治疗组与对照组两个组别，对照组进行普通的西药治疗，治疗组在对照组的基础上加服加味小陷胸汤，4周后对比治疗前后患者血压变化、中医症状积分评估及超敏C反应蛋白水平变化数据，进行分析总结。治疗后，两个组别之间的主要症状积分、中医症状总积分比较，差异有统计学意义（$P<0.01$）。治疗组中医证候疗效总有效率为91.67%；在改善中医证候疗效方面治疗组优于对照组（$P<0.01$）。两个组别患者的超敏C反应蛋白都显著降低（$P<0.01$）；治疗组下降幅度显著高于对照组（$P<0.01$）。两组组间血压水平差值比较有着明显的统计学差异（$P<0.01$）。研究结论：治疗组在改善中医症状积分、中医证候疗效总有效率，降低超敏C反应蛋白浓度及控制血压水平的疗效都明显高于对照组。加味小陷胸汤寓清热化痰，健脾胜湿于一体，通过多靶点整合（如干预炎症因子、降低炎症反应等）

（四）行气开郁，活血化瘀，双心治疗"冠脉宁"

随着社会经济的快速发展、物役的压迫、生活节奏的加快、无处不在的竞争、缺乏安全感的惶惑，人的身心逐渐失去平衡。心血管疾病和精神心理疾病已成为严重威胁生命健康的"杀手"。"双心医学"的提出，强调在关注患者躯体疾病的同时，关注患者的精神心理状态，倡导身心全面和谐统一，即真正意义的健康。在长期的临床诊疗活动过程中，蔡少杭发现长期抑郁和焦虑等不良情绪是高血压重要的致病原因，由于血压升高，长期服药、对疾病的恐惧和病痛的折磨也助长这些不良的心理因素。为此组织开展对顽固性高血压患者降压与抗焦虑联合治疗的临床观察研究，并获得成功，患者血压得到更有效地控制，提高治疗达标率。论文《黛力新配合降压药对顽固性高血压患者临床疗效观察》发表于《中国老年保健医学杂志》2012年第10卷第4期。

"心主身之血脉"，"心者，精神之所舍也"。主神志与主血脉是心的两大功能，在生理上密切相关，血液是神志活动的物质基础，精神活动能调节和影响血液循环。在病理上互相影响，心血不足或凝滞，心神失养，"心动则五脏六腑皆摇"，心神不宁，又可引起血行不畅，导致气滞血瘀的发生。蔡少杭认为中医的心功能学说有明确的"双心医学"科学内涵，与现代医学所认为的情绪因素是一个独立的心血管疾病危险因素结论不谋而合。遗憾的是，古代圣贤的睿智却不被后人所认知。直到医学科学昌明的今天，心血管病的发病率和病死率仍有逐年上升的趋势，心脏病学与心理医学交叉并综合形成的"双心医学"对心血管疾病的诊疗已不容忽视。具有"焦虑"人格等不良心理状态者更容易患心血管病，心血管病发病容易造成焦虑状态的加重，二者形成恶性循环，促进病情的进展。因此，对于心血管病伴焦虑状态的患者，"双心治疗"显得尤为重要。

"冠脉宁方"是蔡少杭多年临床经验总结，由丹参、桃仁、川芎、郁金、红花、当归、白芍、葛根、延胡索、鸡内金等组成。方中丹参活血祛瘀，除烦安神，为君；"桃红四物"养血活血，助君主血脉，郁金、延胡索理气解郁，助君安神定志，为臣；葛根缓解脉管挛急，宁心定悸，为佐；鸡内金外能舒肝解郁，内能使气行则血行，为使。诸药合用，共奏活血化瘀、行气止痛、清心除烦之功。用于冠心病伴焦虑状态患者，可有效缓解患者的焦虑状态和心绞痛等临床症状，有利于改善心主神志和心主血脉的功能。

冠脉宁方的临床应用研究，在蔡少杭主持下也顺利地进行。首先纳入冠心病心绞痛患者60例，随机分为观察组和对照组，观察在规范西药治疗基础上加用冠脉宁方，患者的临床症状和心电图的变化情况。结果提示，冠脉宁方可以有效改善气滞血瘀型冠心病心绞痛患者的临床症状，减少硝酸甘油的用量，有较好的临床效果。而后直接引入"双心疾病"疗效肯定、安全性高的抗抑郁、焦虑药——黛力新。以检验冠脉宁方治疗冠心病伴焦虑状态患者的临床效果，结果获效良好。《冠脉宁方治疗冠心病心绞痛（气滞血瘀型）的临床观察》为福建中医药大学校管科研课题（课题编号 XB2013059），相关论文发表于《内蒙古中医药》2016年5月第35卷第5期。

《冠脉宁方联合黛力新治疗冠心病伴焦虑状态患者的临床效果观察》发表于《临床合理用药》2018年11月第11卷第11期。

·摘要：观察冠脉宁方联合黛力新治疗冠心病伴焦虑状态患者的临床效果。选取医院收治的冠心病伴焦虑状态患者60例，随机分为对照组和观察组，每组30例。对照组给予冠心病常规用药及黛力新治疗，观察组在对照组治疗基础上给予冠脉宁方治疗，比较两组临床疗效、心电图的变化、汉密尔顿焦虑量表（HAMA）评分和生活质量评价量表（SF—36）评分。结果表明观察组治疗后心绞痛每周发作次数少于对照组（$P<0.01$）、发作持续时间短于对照组（$P<0.01$）；观察组动态心电图总有效率为76.67%，对照组总有效率为73.33%，两组比较差异无统计学意义（$P>0.05$）；治疗后，两组HAMA评分较治疗前下降，且观察组下降幅度大于对照组（$P<0.01$）；观察组治疗后生理功能、生理职能、躯体疼痛、活力、社会功能、情感职能、精神健康和总体健康评分均高于对照组（$P<0.01$）。研究结论，冠脉宁方联合黛力新治疗冠心病伴焦虑状态患者的临床效果显著，可有效缓解患者的焦虑状况和心绞痛等临床症状，有利于改善心肌功能，提高生活质量，值得推广应用。

（五）辨证求因，审察病机，扶正达邪伏"新冠"

2003年，"非典"（SARS）疫情突如其来，作为漳州市非典专家组成员，将中医药辨证施治应用于非典的防治，被授予"漳州市防治非典工作先进个人"称号。壬寅年末，当新型冠状病毒感染肆虐全国之时，蔡少杭坚持抗疫一线，观察发病特点，仔细考究病因病机，结合闽南的地理因素和生活习性，提出了富有地方特色的防治措施和治疗方药。他认为疠气之为病，虽侵犯途径、传染方式相同，但时有炎凉之别，人有强弱之异，病有轻重之分，因此，发病也有寒热之证。根据冬季流行之疾，多见畏寒发热、全身酸痛、鼻塞咽痛、脉浮而紧等症，乃以"寒湿"为突出，用药宜温不宜凉，否则有"凉遏阻滞""冰伏其邪"之虑。应用中医"未病先防"的防治理念，坚持散寒解表，御病毒于未病之时。立足于闽南生活习惯，创立"生姜葱白红糖汤"（生姜20g，葱头10g，适量红糖煎汤代茶饮用），取发表散寒、宣痹通阳之功，未病之时可免于毒侵，疾病之初能驱邪外出。蔡少杭认为新型冠状病毒感染，虽来势汹汹，也有一个由表入里、伤肺耗心的过程。在疾病发生的初始阶段，应力求做到早期诊断，早期治疗，以防止疾病的发展及传变。根据临床表现的不同，他将疾病进展期细分为寒湿客表、肺气郁痹两个阶段。寒湿客表临床表现以畏寒发热、全身酸痛、鼻塞声哑为明显。治当益气固表、疏风散寒，投以参芪二陈汤（党参、陈皮、黄芪、陈艾叶、生姜、甘草）。肺气郁痹临床表现无畏寒之症，以咳嗽咳痰为著，治当温肺散寒、化痰止咳，投以白前杏苏汤（白前、紫菀、苦杏仁、紫苏叶、款冬花、陈皮、半夏），取得显著的治疗效果。在临床实践中，他发现新型冠状病毒虽为外来之邪，发于表而伤及全身脏腑，然以肺、心为著。发病之初，虽以呼吸系统症状明显，却蕴含传变之势，尤其痹阻心阳，并发或加剧胸痹之病。强调"故传经之邪，而先夺其未至"，"横暴之疾，而急保其未病"，释葱白通阳之效，陈皮入肺走胸，对于胸痹诸症都有调理治疗作用，意在阻断病毒传心之变。当病情由表入内，痹阻胸阳，临床可见胸闷痞塞诸症，立足于胸阳、痰热和血瘀病机，应采用理气与通阳兼顾，化痰与祛瘀并举之法，适时投与胸痹片方（瓜蒌、薤白、半夏、桂枝、丹参、三七、枳壳、郁金）以开胸宣痹、祛瘀化痰，突出中医标本同治，攻补兼施的整体观念。

新型冠状病毒感染引发或合并心血管疾病，是新型冠状病毒感染研究的重要课题。研究表明，新冠病毒感染常引起心肌损伤（心肌酶升高），先前存在心脏病变的患者，感染新冠病毒后发生心肌炎的风险更高，且意味着较差的预后事件。通过对临床的深入观察，蔡少杭认为"温邪上受，首先犯肺，逆传心包"与新型冠状病毒感染发病甚为吻合。新型冠状病毒为"寒湿"之毒，极易伤人气阴，临床常见胸闷心悸，神疲倦怠，心烦失眠，舌淡红少津，脉细数等症，病程较长，缠绵难解。治疗当益气养阴，宁心安神。据此创立益气养心汤（党参、黄芪、麦冬、沙参、山茱萸、炙甘草、五味子）。方中以山茱萸、黄芪为君药，山茱萸虽为补益肝肾、收涩固脱之药，尚有养阴宁心、安神定悸之效，黄芪为"补药之长"，不仅具有补气作用，而且气血阴阳兼而有之，现代药理学研究发现黄芪有抗病毒作用；党参健脾益肺，养血生津可增强黄芪补气之功效，麦冬、沙参养阴清肺，益胃生津共助山茱萸养阴之功，三药合而为臣药；五味子收敛固涩、宁心安神为佐药；炙甘草健脾和胃、益气复脉、调和诸药，为使药。遣方用药严密有度，病机药效丝丝入扣。

《蔡少杭教授治疗新冠感染相关心病的经验》发表于《中国中医药现代远程教育》2024年22卷13期。

·摘要："三因制宜""整体观念""辨证论治"是中医学发挥临床疗效精髓。此次新型冠状病毒肺炎疫情暴发流行期间，中医药发挥了独特优势和作用。蔡少杭教授从"散寒解表，御病毒于未病之时"，"温肺止咳，防传变用宣痹通阳"，"益气养阴，宁神志以顾护心脉"三方面入手，提出富有地方特色的新型冠状病毒相关性心病防治措施，创立生姜葱白红糖汤、参芪二陈汤、白前杏苏汤和益气养心汤系列治疗方药，应用于临床，取得临床良效。

附 录

（一）主要学术著作

（1）《巫百康临床经验集》，副主编，1997 年由厦门大学出版社出版。

（2）《漳州常用中草药图典》，主编，2020 年由福建科学技术出版社出版。

（3）《漳州民间中医资源荟萃》，主编，2022 年由福建科学技术出版社出版。

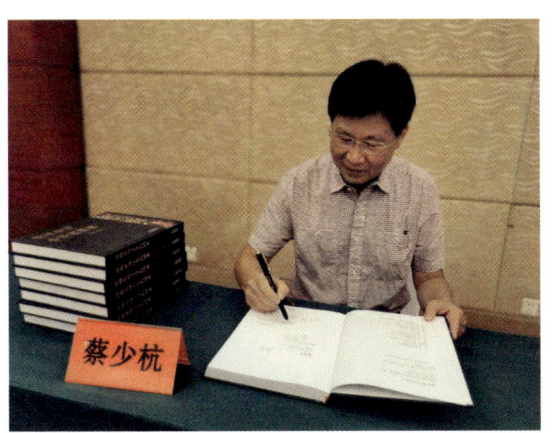

（二）代表性学术论文

（1）蔡少杭.QT 离散度在慢性肺源性心脏病中医辨证分型疗效中的临床价值[J].中国医学文摘内科学分册英文版，1996（1）：203－204.

（2）蔡少杭，吴小玲.慢性心衰的辨治经验[J].中华实用中西医杂志，2000，13（6）：1073－1074.

（3）蔡少杭，刘雪娜.参麦注射液辅助治疗心房颤动 47 例[J].中国中西医结合杂志，2002，22（3）：177.

（4）蔡少杭，陈晖，刘雪娜，等.胸痹片配合清开灵治疗冠心病不稳定型心绞痛临床研究[J].中国中医急症，2006，15（5）：497－498.

（5）蔡少杭，刘雪娜，陈晖.中药注射液在心内科的辨证应用[J].福建中医学院学报，2007，17（5）：19－22.

（6）蔡少杭，陈晖，刘雪娜，等.强心康治疗慢性充血性心力衰竭 108 例临床分析[J].中国中医急症，2008，17（9）：1187－1188.

（7）蔡少杭.高血压治疗目标的分层和控制[J].中国医药论坛，2009，7（4）：15－17.

（8）蔡少杭，洪朝璋，陈晖，等.中医辨证金水宝治疗高血压并勃起功能障碍 52 例临床观察[J].承德医学院学报，2010，27（4）：392－393.

（9）蔡少杭，陈晖，刘雪娜，等.胸痹片治疗冠心病不稳定型心绞痛的疗效及对高敏 C 反应蛋白和血脂的影响[J].中国中医急症，2011，20（11）：1742－1743.

（10）蔡少杭，陈晖，吴瑞华，等.胸痹片对冠心病不稳定型心绞痛患者血浆肾素－血管紧张素浓度的影响[J].齐齐哈尔医学院学报，2012，33（9）：1135－1136.

（11）蔡少杭，吴瑞华，林琳. 黛力新配合降压药对顽固性高血压患者临床疗效观察 [J]. 中国老年保健医学，2012，10（4）：30－31.

（12）蔡少杭，陈晖，吴怡萍，等. 心舒宝片治疗高脂血症 120 例临床疗效观察 [J]. 中国医疗前沿，2013，8（4）：38－39.

（13）蔡少杭，吴怡萍. 强心康治疗慢性心力衰竭的疗效 [J]. 中国临床药理学杂志，2013，29（5）：326－327，330.

（14）蔡少杭，郑文辉，吴瑞华. 益安宁丸辅助治疗难治性心衰 41 例临床研究 [J]. 新中医，2014，46（7）：27－29.

（15）蔡少杭，吴怡萍，陈晖. 强心康对 LVEF 降低性心衰患者 BNP、RDW 水平的影响 [J]. 南京中医药大学学报，2015，31（2）：126－128.

（三）继承人

（1）陈晖，女，漳州市中医院心血管科，主任，主任医师，硕士研究生导师。

（2）刘雪娜，女，漳州市中医院副院长，主任医师，硕士研究生导师。

（3）林琳，女，漳州市中医院心血管科，副主任医师。

（4）吴瑞华，女，漳州市中医院心血管科，副主任医师。

（5）林春艺，女，平和县中医院心血管科，副主任医师。

（6）林阳珍，女，漳州市芗城区通北社区卫生服务中心，副主任医师。

（7）刘聪庚，男，南靖县金山卫生院副院长，副主任医师。

（8）吴怡萍，女，漳州市中医院心血管科，主治医师。

（9）郑文辉，男，漳州市中医院心血管科，主治医师。

（10）吴昊，男，漳州市中医院脑病科，主治医师。

（11）陈珍珍，女，漳州卫生职业学院，副教授。

（12）张志军，男，漳州市中医院心血管科，主治医师。

（整理者：蔡少杭　林琳　吴瑞华）

陈晖

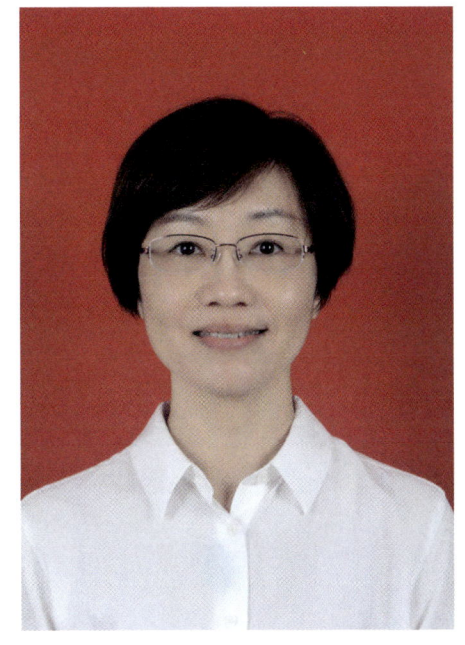

一

医家简介

陈晖，女，1972年出生，福州台江人，心血管科主任医师，福建中医学院中医系毕业。福建中医药大学副教授、硕士研究生导师。漳州市中医院心血管科主任。

陈晖为福建省"中医心病科学术流派"主要传承人，中国医师协会中西医结合医师分会心力衰竭专家委员会委员，中国医师协会中西医结合医师分会心脏康复专家委员会委员，福建省中西医结合学会心脏

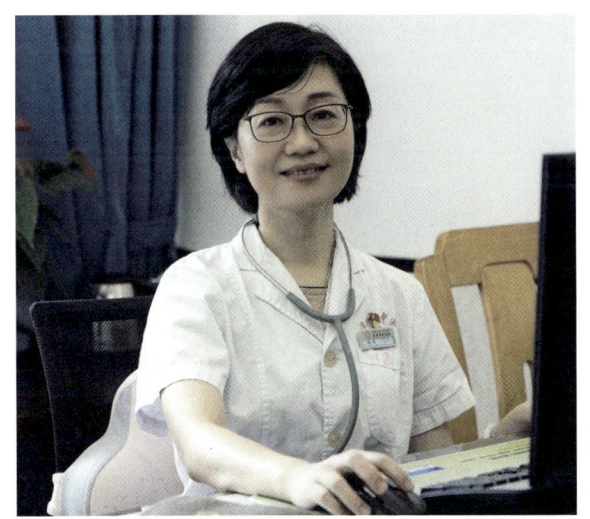

康复分会副主任委员，福建省中医药学会老年病分会副主任委员，福建省中医药学会内科分会常务委员，福建省中医药学会络病分会常务委员，漳州市医学会心血管分会副主任委员，漳州市医学专家协会常务理事兼副秘书长等。

陈晖为第三届漳州市名中医，擅长高血压、冠状动脉粥样硬化性心脏病、心力衰竭、心

律失常、高脂血症等心血管疾病的中西医结合治疗及康复。《复方强心康治疗慢性充血性心衰的临床研究》获漳州市 2010 年科学技术进步奖三等奖（第二完成人）；《胸痹片治疗冠心病不稳定型心绞痛的临床研究》获漳州市 2013 年科学技术进步奖三等奖（第二完成人）；被评为 2022 年福建省"最美医师"。已主持完成科研课题 5 项，在省级以上学术刊物发表论文 10 余篇。参与编写《漳州常用中草药图典》《当代闽医学派概览》。

二

学术特点

（一）脏腑整体观治心重视调补脾肾

陈晖继承吸收福建省"中医心病科学术流派"历代传承人有关脏腑辨证的精粹，融会贯通，扬古求新，重视整体观念，临证将八纲、脏腑、气血津液、病因辨证有机结合起来，辨清阴阳、表里、寒热、虚实以明确病性，辨清脏腑，找到病位，不是孤立地看待某个脏腑疾病，而是把各个脏腑联系成统一的整体，遵循虚则补之、实则泻之的治则，相互为用，标本同治、攻补兼施，形成一个严密的证治体系。

陈晖从整体观念燮理诸脏，以五脏辨证为根、脾肾双顾为本。治疗心系疾病，不止局限于心，尤其重视脾肾，推崇调补脾肾理论。

心肾两脏关系密切，心为君火，肾为相火，君火为相火之使，相火为君火之守。心火下降于肾，与肾阳共司温煦肾阴，使肾水不寒；肾水上济于心，与心阴共同滋养心阳，使心火不亢。肾藏精，心主神，精与神相互化生。肾阳对心气的激发推动作用至关重要。肾阳为一身阳气之根源，肾阳盛，心得肾阳温煦推动，则心气充沛，心阳振奋，动血有权，血行畅通；反之肾阳不足，出现阳虚，即为"阳微"，肾阳不能温煦心阳，阴寒内生，即为"阴弦"；肾脏内藏真阴，"精血同源"，心血的充足，是有赖于肾精的化生，心血不足则心失所养而发心病；肾阴不足，水不涵木，心肝火盛，心阴暗耗，心脉失养亦可发心病。

心为脾之母，临床中可出现子病及母和母病及子。脾为后天之本，脾胃为水谷之海，为人身气机之枢纽，人体脏腑组织的功能活动，皆依赖于脾胃化生气血的功能；脾胃衰则其他四脏俱衰、百病丛生；诸湿肿满，皆属于脾；脾虚失健运，气血生化乏源，则心血不足，心失所养；心阴不足则拘挛而痛；气为血帅，心气不足，则动血无力，瘀血内生；或气损及阳，心阳不振，寒从中生，气血凝滞，瘀血停聚，不通则痛；脾为生痰之源，脾失健运，水湿内生，湿聚成痰，痰浊中阻，上犯心胸，胸阳不振而发心病；加之痰浊内停，导致气机不畅，气滞血瘀，心脉痹阻也可发为心病。

"心肾相交，心脾相生"，心病与脾肾密切相关，陈晖推崇"水为万物之源，土为万物之母，二脏安和，则一身皆治。二脏不和，则百病丛生"的理论，认为"虚证虽有五脏之不同，阴阳气血之区别，但脾肾尤为重要。盖脾为后天之本，气血生化之源，肾为先天之本，主藏精，二者为五脏根本"。陈晖吸纳张景岳"补肾治先天"的学说，强调治病必求其本，而本除了指病变的本质外，更在于脾肾。临证治疗心病重视调补脾肾。脾肾功能健全与否，直接影响正气的盛衰，疾病的治疗和转归。认为命门之火为脾运之本，"胃得命门而能受纳，脾得命门而能转输"。倡导脾肾并重，脾肾同治，先天温后天，后天充先天，关注五脏之间病变的相互影响，注重顾护脾胃中气，重视气机升降理论，并应用于临床，形成自身独特风格。调补脾肾理论，在临床上应视患者的具体情况灵活运用。调就是调理脾胃，补即是补肾。调脾重在促使脾气健运，治脾以升为主，稍佐降胃之品，不可过用香燥之品，以免伤津耗液，影响气血生化；治胃宜降为顺，稍佐健脾升清之药，脾胃相顺，气机调畅，诸患得安。另外，陈晖提倡内伤多不足，其病多见虚证或虚实夹杂之证，无论病在何脏，补虚不可忽视中焦化源，如养心以当归、柏子仁、远志等合党参、茯苓，益肾用六味地黄配党参、白术，补肺依据培土生金而立方，肝病多见木亢乘土或木不疏土，治疗以疏肝理气与健脾和胃并投。补肾有滋补和温补之别，重视平衡肾中阴阳。

（二）虚痰热瘀，病机辨分明

陈晖在临证中将"病机用药"的思维贯穿辨证论治的全过程，认为心病的病机无外于虚实两端，虚为气血阴阳亏虚，使心失所养；实为痰、热、瘀等因素导致气血运行不畅。心系疾病多以阴阳气血亏虚为本，以痰、热、瘀血为标。

1. 顾护心阳，贯穿始终

陈晖认为，人以阳气为本，重视阳气在疾病发展发生中的作用。心居胸中，为阳中之阳，心之阳气，至关重要。"阳气者若天与日，失其所，则折寿而不彰，故天运当以日光明，是故阳因而上，卫外者也"。心阳的温煦与推动既是心脏生理功能的基础，又是人体一身气化活动的动力源泉。只有心阳旺盛、君火温达，方可鼓舞心脉、化赤运血，使心血盈满，循环往复，内养脏腑，外滋百骸，维持心神清明、百脉通达、肌肤温和的生理常态。而内伤虚劳病首耗心阳，心之阳气不足，推动乏力，则气血运行不畅，瘀阻心脉，甚则血瘀水停，进而心失所养，导致心主血脉功能的紊乱与衰竭。

陈晖在治疗心系疾病时顾护心阳，贯穿始终。有一分阳气，便有一分生机。根据《黄帝内经·素问·至真要大论》"劳者温之""损者温之"的治则，心阳虚损的治疗，当以"温"

为大法。温，和也，养也。既不能一派辛燥劫津动血，也不能过用滋补助湿生痰。《难经》谓"损其心者，调其荣卫"，故对于心损之证，不论损及气血阴阳，应不忘调和荣卫。在温心阳的同时注意顾护心阴，以达阴中求阳、阴阳平衡。

根据心系病之心阳虚损的不同程度，她推崇温心阳三法。①温通心阳法。对于疾病初期，心阳未耗，多表现为心阳不振，可见心悸而欲得按、胸闷、易惊、烦躁等症，宜用温通心阳之法。用桂枝甘草汤为基本方。心阳不振，则不能涵养心神，而致神魂不安，应在温通心阳的基础上，加龙骨、牡蛎，以收敛神魂；阳气不振则痰浊凝聚，应在通阳基础上，佐以豁痰之法。心阳不振，则宗气不布，胸中气机不畅，可致胸闷、气短、恶寒等，当用宣通心阳之法，如桂枝去芍药汤。②温心养荣法。内伤疾病发展到一定阶段，心阳之耗散常可损及荣气，可见心悸不宁、失眠多梦、头晕目眩、脉极虚或芤，当以温心养荣之法。代表方如桂枝加龙骨牡蛎汤。③温补心阳法。虚劳日久，则心阳衰弱，甚则累及肾阳，此时宜用温补心阳之法。陈晖喜用桂枝、附子，常用桂枝去芍药加附子汤、桂枝加附子汤加减。

2. 重视气血，辨证逐瘀

陈晖推崇王清任"治病之要诀，在明白气血"的观点，倡导应用气血理论治疗心系疾病，在心病病机方面，重视气血。《黄帝内经·素问》谓"人之所有者，血与气耳"，"人有此生，全赖此气……人有此形，唯赖此血"。气与血，一阳一阴，相互依存，关系密切，气为血帅，气能生血、行血、摄血，血可载气，气血相依。"气为百病之长，血为百病之胎"。气血不和，百病乃变化而生。血脉为气血运行的通道，具有运行气血、约束血行、联络脏腑组织、反映全身生理病理状态的功能。心主血脉，心气推动血液运行以濡养五脏六腑、形骸官窍，发挥正常的生理功能。血脉通利，心体心神得以濡养而安；心气虚，运血无力，血行不畅，心脉痹阻而发心病。气血失常最常见的病理产物为瘀血。心系疾病的气血失常主要为气血虚弱、气滞血瘀和气虚血瘀。

陈晖认为心系很多疾病，尤其是一些疑难之症，多与瘀血有关，因此治病时强调祛瘀。在临床上善用活血化瘀法，强调辨证祛瘀，通补兼施。根据瘀血的不同病因，如气虚血瘀、气滞血瘀、痰阻血瘀、寒凝血瘀、热毒血瘀、水蓄血瘀等，分别用益气化瘀法、行气化瘀法、祛痰化瘀法、散寒逐瘀法、清热化瘀法、利水逐瘀法等。同时在治疗过程中，反对一味攻逐，需时时固护正气，徐图缓攻，扶正祛邪并重。

3. 三因制宜，痰热尤著

陈晖临证注重因时、因地、因人制宜。闽南地处沿海，地势低洼，雨雾频多，气候湿热，且民众饮食以海鲜肥甘为主，多嗜食辛辣炙煿之品，日久损伤脾胃，脾胃健运失司，酿生痰湿热蕴，因而发病多为痰热或痰湿夹杂。如胸痹病方面提出脾虚湿盛，痰阻血瘀，痰瘀互结的病因病机，治当健脾祛湿化痰、活血化瘀；眩晕方面提出脾虚湿盛，痰湿蒙窍的病因病机，治当化痰祛湿、泄浊清窍佐以健脾；心悸方面提出痰火扰心的病因病机，治当清热化痰、宁心复脉；心衰后期心、肺、脾、肾多脏受损，痰、瘀、水互结的病理改变，治当补虚泻实。

历代医家倡"百病兼痰"之说，当今社会因为工作生活压力、饮食偏嗜和地理气候等原因，痰热是很常见的致病因素。痰和热互为因果，互结为患，以无形之热入于有形痰浊之内，痰热互结者具有"痰热相因，结而弥坚"的病机特点。一方面，痰因热而弥结，热结气滞，痰灼难以消散，愈结愈甚，致成顽痰；另一方面，热依于痰而不散，痰为有形之邪，易成为热邪之窠臼，以致热附于痰，难以尽除。在痰热之为病临证治疗时，陈晖认为心系之内热生痰分为虚实两证，无论因热而生痰，或因痰而生热，均当清化，用药不宜温燥，以免助火生痰，同时，治痰热常兼顾理气，还当根据邪正虚实分别施治，若实火煎熬成痰，治以苦寒泻火，阴虚燥热生痰，治予甘寒清热，火降则痰自平。

（三）身心同治，治心当共情

陈晖临证推崇"身心同治"的思想。自古，中医与哲学理念息息相通，哲学有医学的目标，强调关怀人、爱护人；中医有哲学的原理，从宏观整体的角度看人。二者都被称为"人学"。陈晖认为"天人合一""形与神俱"，医学研究的对象是人类本身，影响人类健康的因素不仅涉及自然科学领域，而且也紧密联系社会和人文科学等领域。许多心血管疾病与情志因素息息相关，常同时伴发心理方面问题，如焦虑、抑郁等，即所谓的双心疾患。中医理论认为"心主神明"，人有七情五志，配属五行五脏。《黄帝内经·灵枢·口问》云："心者，五脏六腑之主也……故悲哀忧愁则心动，动则五脏六腑皆摇。"任何情志因素，诸如思虑怵惕、悲哀喜乐、忧伤恐惧等，首先影响到心，心神受伤，而后引发相关脏腑的病变。情志之伤，虽五脏各有所属，然寻其根本，则无不从心而发，首先伤及于心，而后分别损及五脏。张介宾亦指出"忧动于心则肺应，思动于心则脾应，怒动于心则肝应，恐动于心则肾应，此所以五志唯心所使也"。

心既"主血脉"也"主神明"，心的功能紊乱则可同时诱发血脉和神志两方面的疾病，即为心脏和心理同病的"双心疾病"，中医的"心"涵盖了"心脏"与"心理"，中医的心病则诠释了"双心疾病"。情志伤心多以精神情志的异常表现为主，如惊悸、怔忡、健忘、失眠、癫狂，或神倦少言，甚则神昏等症。其病机为血脉不利，神明失主。《青囊秘录》指出"善医者，先医其心，而后医其身，其次则医其病"。"身心同治"不仅是指单纯地治疗两种疾病，而是强调重视患者心理状态，执和致平，实现患者心脏和心理的康复。遵"损者益之""虚则补之""惊者平之"之旨，平衡气之升降出入，调畅脏腑阴阳气血是主要治则，辨证使用益气健脾法、清心豁痰法、交通心肾法、疏肝解郁法、平肝潜阳法、活血化瘀法等。临床诊治中以安神为要，安神之法有养血安神、重镇安神、化痰安神、解郁安神、清心安神之分。同时配合愉悦心志、开怀静养等精神调摄及运动疗法。

陈晖强调"医乃仁术"，"夫医者，非仁爱之士不可托也"。正如孙思邈《大医精诚》中提出"凡大医治病，必当安神定志，无欲无求，先发大慈恻隐之心，誓愿普救含灵之苦……见彼苦恼，若己有之，深心凄怆……如此可为苍生大医……人所恶见者，但发惭愧凄怜忧恤之意，不得起一念蒂芥之心，是吾之志也"。在治病的过程中"治心当共情"，要发自内心的体谅和理解患者所正在经受的病痛，对患者的疾痛感同身受，才能够设身处地地为患者着想，以负责的态度和热情的服务，帮助患者建立战胜疾病的信心，力图帮助患者战胜心魔、解开心结，以心药医治心病。

（四）形神具养，推崇心脏康复

《黄帝内经》提出"上古之人，法于阴阳，和于术数，饮食有节，起居有常，不妄作劳，故能形与神俱，而尽终天年，度百岁乃去"。中医运动康复有悠久的历史、精湛的理论、丰富的内涵和科学的方法，尤其重视运动康复中的"动"与"静"，强调形神兼养，动静结合，用"动静思想"指导运动康复。

运动，可使经气流通，血脉和调，与康复有着十分密切的关系，因为很多疾病都是由经隧不通、血脉瘀阻所导致，只有"动"，才能通，"通则不痛"，方可却病而康复。但人之精，藏于肾，是"生之本"，宜葆不宜耗，必须遵循"五脏之精藏而不泻"的生理规律。正如《黄帝内经·素问·五脏别论》所说的"五脏者，藏精气而不泻也……六腑者，传化物而不藏"。动与静，是自然界物质运动的两种形式，两者有其内在的密切联系，是不可分割的。动中包含着静，静中蕴伏着动，动是绝对的，静是相对的，只有动静相互为用，才能维持人体生理活动的动态平衡。

陈晖在本地区首家引入瑞士的心肺运动检测仪，开展心脏康复治疗。她推崇"天人合一，形神兼养"的观念，同时吸纳现代心脏康复理念，认为中西医结合康复不是中医疗法和西医疗法的简单整合，而是从理论上进行有机的结合，从技术进行优化组合，创建具有中医特色的中西医结合心脏康复系统，通过宏观与微观、辨证与辨病、中药与西药、药物与非药物相结合，充分利用无线遥控治疗技术、穿戴式设备和互联网技术等，综合性康复防治心脏疾患。

她认为单纯西医康复训练具有一定的优势和不足，中医康复学以中医学整体观念和辨证论治为指导。她在强调整体康复的同时，主张辨证康复，践行内外同治的理念，辨证使用耳穴埋豆、拔罐、刮痧、中药熏洗、沐足、中药穴位贴敷、针刺、艾灸、中药热奄包、腕踝针、药枕、气功、导引、食疗等行之有效的康复方法。同时强调中西医结合心脏康复运动模式应动静结合、形神共养，根据患者不同体质、年龄、性别、季节、生活背景采用个体化的运动方式。她将传统中医学与现代康复理念相结合，倡导发扬"中医导引术"，推崇"动静康复法"互补，为冠状动脉粥样硬化性心脏病经皮介入术后、心力衰竭、高血压等患者制定个体化运动处方，充分发挥中西医结合心脏康复在心血管病治疗上的优势。挖掘发扬中国传统易筋经、八段锦、六字诀对心脏康复的作用，在动形康复法（体育运动康复法）的基础上，融合现代体育运动方法，如医疗体操、特殊健身器械锻炼等，以及如散步、慢跑、爬坡、打乒乓球、打羽毛球等有氧运动。同时指导患者进行静神康复法，即以调息、调意为主的一类康复方法。要求意念恬淡，思想清虚静达，松弛机体，通过调整呼吸、意守、入静以达到强壮身体。一般体质虚弱、老年人、手术后患者等，在康复期多选用这些静神康复法，既有助于保持体力，加快脏腑功能恢复，又可使经络通畅，气血流通，增强机体的抗邪能力和康复能力。运动康复虽有动、静之分，但这种动、静是相对的。在动形之中，形虽动而意集中，思想必须宁静，是谓"动中寓静"；在静神之中，形虽不动而意随气流，且呼吸吐纳，气血环周，是谓静中寓动。因此，中西医结合运动康复是动静结合、形神兼养的整体康复法。陈晖推崇结合我国的国情，充分发挥中医药学及其养生康复学的优势，注重练身、练气、练意三者之间的紧密协调，达到动静结合运动的目的，为患者提供心血管疾病全周期全方位的心脏康复指导和治疗，有效改善患者心肺功能，提高生活质量。

三

临床经验

（一）心悸之治当以补益三法、清化二法，痰热之证宜清热化痰、宁心复脉

陈晖认为心悸的病位在心，且与脾、肝、肾密切相关，病性包括虚实两面，虚为气血阴阳亏虚，实为痰热、水饮作祟。治疗心悸，沿用福建省"中医心病科学术流派"创始人巫百康的观点，应注重将脏腑辨证与八纲辨证、气血津液辨证相结合。遵守虚则补之、实则泻之的治则，做到标本同治，攻补兼施。治本采用巫百康的补益三法，即酸甘化阴法、益气养阴法、补气养血法；治标则在蔡少杭提出的温阳化饮法外，提出了清热化痰法，形成了清化二法。此五法针对不同证型而设，可单独或联合使用，皆起到宁心定悸之效。

陈晖认为心悸之实者多由痰火扰心、水饮上凌或心血瘀阻所致。针对痰热型心悸当以清

热化痰、宁心复脉为法，创立了清热复脉汤。该方由张仲景的小陷胸汤化裁而来，由黄连、瓜蒌、半夏、苦参、薤白、甘松、远志、茯神、珍珠母等药组成。痰热内蕴，上扰心神，则见心悸、胸闷、烦躁、口干口苦、小便黄赤、大便秘结、舌红苔黄腻等症。因此，治疗上当以清热化痰为主法，以小陷胸汤清热化痰为依托，黄连清泻心下之热结，半夏化痰消痞散结，瓜蒌既助黄连清热，又助半夏涤痰理气散结，并加苦参清热燥湿；同时重用远志、珍珠母、茯神等药进行宁心安神，定悸复脉；佐予薤白通阳散结、理气宽胸，甘松行气化痰。全方合用，行清热化痰、宁心复脉之功。临证用药，各有加减，如热证显著者，则加胆南星、茵陈、竹茹等强化清热化痰之效；湿重热证不显者，则去黄连、苦参，加白术、薏苡仁、茯苓健脾利湿；痰热互结、大便秘结明显者，则加大黄、芒硝等通腑泄热；心烦甚、夜不能寐者，则加酸枣仁、生龙骨、生牡蛎等镇心安神；如出现火郁伤阴，则加五味子、麦冬、生地黄、天花粉等养阴清热；心悸重者，则加石决明、磁石重镇安神；有瘀血内阻者，则加血府逐瘀汤。

《清热复脉汤联合美托洛尔治疗室性期前收缩的疗效观察》2014年发表于《承德医学院学报》，《清热复脉汤对痰热型快速型房颤hs-CRP及APN的影响》2015年发表于《内蒙古中医药》，《清热复脉汤对痰热型快速型房颤患者脑钠肽及动态心电图的影响》2015年发表于《内蒙古中医药》，《漳州中医心病科学术流派心悸辨治经验》2022年发表于《福建中医药》。2012年漳州市自然科学基金科技项目，课题编号ZZ2012J36。

·摘要：《清热复脉汤对痰热型快速型房颤hs-CRP及APN的影响》一文中通过将120名痰热型快速型房颤患者分为对照组（胺碘酮）及治疗组（胺碘酮+清热复脉汤）进行研究，发现治疗4周后治疗组能改善痰热型快速型房颤患者的中医证候，并且可以减少房颤患者平均心室率及房颤持续时间，降低血超敏C反应蛋白（hs-CRP）、脑钠肽（BNP）水平，提高脂联素（APN）水平，各项结果明显优于对照组，具有减少房颤炎症反应、改善房颤心肌重构的疗效。

（二）尿浊之治，宜益气养阴、活血祛浊、补肾固精辨证立方

高血压日久者会出现肾损害，其初起多表现为尿微量白蛋白升高，属中医"尿浊"等范畴。陈晖认为尿浊主要分肾气亏虚、湿浊内阻证及气阴两虚、瘀阻肾络证两种证型，因此治疗上应用益气养阴、活血利湿、补肾固精等方法进行辨证化裁立方。针对气阴两虚、瘀阻肾络证，当选用护肾1号方（太子参、黄芪、生地黄、山茱萸、黄精、石斛、丹参、桃仁、山药、鸡内金、金樱子、玉米须、连翘等）以益气养阴、活血通络；针对肾气亏虚、湿浊内阻证，当选用护肾2号方（黄芪、玉米须、芡实、石莲子、石韦、牛膝、枸杞子、金樱子、五味子、泽泻、苍术等）以益气利湿、补肾固精。

陈晖认为脾肾气阴两虚是尿浊的重要的病机，贯穿高血压早期肾损害的发病全过程，因此治疗上益气养阴尤为重要。脾肾为人体的先后天之本，本病治疗重健脾、益气、补肾，遣方用药以黄芪、太子参益气健脾，芡实、山药补脾益肾，山茱萸、牛膝、枸杞子补益肝肾为基础。肾阴为一身阴气之源，"五脏之阴气，非此不能滋"。若伴头晕耳鸣、腰膝酸软等肾阴虚者，常加黄精、五味子以养阴固精；伴五心烦热、口干咽燥等阴虚火旺者，常加生地黄、石斛以清热养阴生津化裁。

同时湿浊、血瘀是尿浊重要的致病因素，临床多以兼夹证出现，因此治疗时根据兼夹证不同注重化裁加减。若见纳呆、小便多、尿浑浊、口不干、舌厚脉滑等湿浊证者，加泽泻、苍术以利湿化浊；若见尿黄赤、舌红苔黄等湿蕴化热者，则加石莲子、石韦、玉米须等以清热利湿；若见腰痛、舌暗有瘀、脉涩等血瘀证者，加丹参、桃仁、红花等以活血化瘀。

《黄帝内经·素问·藏气法时论》曰："肾者，主蛰，封藏之本，精之处也。"陈晖认为尿浊的治疗必须要兼顾到肾脏的封藏作用。高血压早期肾损害患者多有泡沫尿、尿色浑浊、小便频次增多等症状，均为肾精不固所致，因此，对于肾精不固者要注重收敛固涩的治疗，可加金樱子、桑寄生、鸡内金等以固精缩尿。

《护肾汤治疗高血压早期肾损害患者的疗效及对尿微量白蛋白、尿微量白蛋白与肌酐比值、N-乙酰-β-D-葡萄糖苷酶的影响》2019年发表于《医疗装备》，《漳州中医心病科学术流派治疗高血压早期肾损害经验》2022年发表于《福建中医药》。2017年福建省卫生计生青年科研课题，课题编号2017-2-68；2018年漳州市自然科学基金项目，课题编号ZZ2018J37；2017年福建省卫生计生青年科研课题，课题编号2017-2-68。

·摘要：《漳州中医心病科学术流派治疗高血压早期肾损害经验》一文中通过对60名气阴两虚、瘀血阻络型高血压早期肾损害患者进行研究发现，在血管紧张素Ⅱ受体拮抗剂（ARB）基础上联合使用护肾1号方加减，用药4周左右即可达到降低尿微量白蛋白（mALB）、尿微量白蛋白与肌酐比值（ACR）效果，使用8周左右大部分患者疗效更显著，其尿mALB、尿ACR基本可恢复至正常水平，其疗效明显优于ARB组。

（三）心衰之治，着重益气活血、温阳利水，内外同治

心衰发病，多本虚标实，本虚以心气亏虚为主，常兼阳虚、阴虚，标实以血瘀为主，常兼水饮、痰浊。因此，治疗当重以益气活血、温阳利水。益气者可选用大剂量黄芪、党参益气扶正；活血者可予丹参、川芎、赤芍、三七等药活血化瘀通脉；温阳者可予桂枝、附子温阳化饮，通利三焦。陈晖认为利水分四法，前述之益气可利水、温阳可利水，同时还注重健脾利水与淡渗利水法。健脾利水可选用茯苓、白术、薏苡仁，淡渗利水则选用泽泻、玉米须

等淡渗利水、通调水道；此利水四法通常辨证合用，疗效显著。

除口服药物外，陈晖还十分注重中医的内外同治。针对心衰阳虚患者创立温阳化瘀方，该方由附子、干姜、细辛、丹参、桂枝、葶苈子、白芥子等药物打粉后予白酒调和，贴于心俞、膻中、神阙、足三里等穴位，可起温阳化瘀的作用。同时还提倡对阳虚心衰患者使用督脉灸，特别是在三伏天时使用该法可事半功倍，可起扶正固本、温阳散寒的功效，改善患者阳虚体质。对于心衰并有腹胀、腹痛等胃肠道瘀血症状患者，可使用中药热奄包进行散寒止痛。陈晖认为增强型体外反搏可减少机体血管阻力，减少心肌氧耗，从而提高了运动耐量，改善了心功能。

《芪参益气滴丸治疗气虚血瘀型射血分数降低性心力衰竭临床观察》2016年发表于《承德医学院学报》，《益气活血方联合增强型体外反搏治疗慢性心力衰竭的临床观察》2022年发表于《心血管病防治知识》。

·摘要：《益气活血方联合增强型体外反搏治疗慢性心力衰竭的临床观察》一文中通过观察益气活血方联合增强型体外反搏治疗气虚血瘀型射血分数降低性心力衰竭（HFrEF）的临床效果。选取2020年1月至2021年12月在漳州市中医院接受治疗的70例气虚血瘀型HFrEF患者，分为对照组和治疗组各35例。对照组患者接受常规西药治疗，而治疗组患者在对照组治疗基础上，加以益气活血方联合增强型体外反搏治疗。结果显示，治疗组西医疗效和中医疗效均明显优于对照组。治疗后，两组的左室射血分数、6MWT、氨基末端脑钠肽前体（NT-proBNP）和生活质量均明显改善，且治疗组优于对照组。

（四）眩晕痰湿之治，宜化痰祛湿、泄浊清窍，兼顾脾肾

陈晖认为眩晕的发病多与地域、饮食、节气及个人体质相关。闽南地区沿海，气候湿热，居民好食冷饮、海鲜，易伤脾，久而及肾，脾脏虚弱，聚湿生痰，湿气内阻，上蒙清窍，而发眩晕。此类患者，多发病急，遵守"急则治其标，缓则治其本"的原则，当以治标为主；同时结合其脾肾亏虚的病机，当遵守"标本同治"原则，故兼顾调本。因此，治疗当以化痰祛湿、泄浊清窍治标为主，同时兼顾调补脾肾治本。

针对痰湿壅盛证眩晕，陈晖创立清窍化痰汤进行治疗，组方理念体现了化痰祛湿、泄浊清窍、调补脾肾、温阳化饮的观点。该方由半夏、陈皮、石菖蒲、蔓荆子、泽泻、玉米须、白术、茯苓、天麻、葛根、芡实、山药、桂枝等药物组成。痰湿内阻，上扰清窍，故见头重昏蒙，甚则视物旋转，行走如踩棉花感，胃痞纳呆，治疗时选用半夏、陈皮等药强化理气化痰、祛湿的功效；予石菖蒲、蔓荆子泄浊清窍，清利头目；遵"治湿不利小便非其治也"，加泽泻、玉米须利水渗湿，水湿祛则痰饮渐消；《黄帝内经》有云"脾为生痰之源"，脾虚聚湿生痰，痰阻则脾困，二者相互影响，因此当标本同治，故选白术、茯苓健脾燥湿；"肾为先天之本"，

久病及肾，因此当以补肾，故予芡实、山药补益肾气；予少许桂枝温阳化饮，以助祛湿；天麻、葛根祛风通络，并引药达经。清窍化痰方由《医学心悟》的半夏白术天麻汤化裁而来，陈晖将该方作为痰湿壅盛证眩晕的基础方，对于不同的临床症状进行适当加减，如胃痞纳呆，可加入少许的白蔻仁、砂仁等芳香和胃；如眩晕发作的频率高、程度重，伴呕吐不止，则酌情加入生姜、旋覆花以和胃降逆止呕；如伴头痛，痛有定处，舌暗或夹瘀斑等患者，则加丹参、红花、川芎等以活血化瘀止痛，或与通窍活血方联合使用；如痰郁化火，头胀痛，口渴，舌红苔黄腻者，则加黄连、枳实、茵陈等以清热化痰或联合黄连温胆汤使用；如伴失眠、多梦者，则加远志、首乌藤、茯神等养心安神，或加生龙骨、生牡蛎、珍珠母等镇心安神。

《H型高血压的中医证型特点探讨》2017年发表于《山西中医》；《化浊清窍方对痰湿壅盛型H型高血压的疗效分析》2021年发表于《中国卫生标准管理》。2018年漳州市自然科学基金项目，课题编号ZZ2018J37；福建中医药大学2015临床专项校管课题，课题编号XB2015045。

·摘要：通过对闽南地区300名H型高血压进行中医调查，发现其证型主要分为痰湿壅盛、肝火亢盛、阴阳两虚、阴虚阳亢四个证型。其中痰湿壅盛证为该地区H型高血压中医辨证的主要证型，而后依次为肝火亢盛证、阴虚阳亢证、阴阳两虚证，其证型而与病程及年龄具有明显相关性。肝火亢盛证多见于年轻及病程较短患者，阴虚阳亢证、阴阳两虚证大多属于老年且病程长患者，特别是阴阳两虚证病程最长、年龄最大，痰湿壅盛证型占比高达49.67%。

通过对100名痰湿壅盛型H型高血压患者进行分组研究，发现相较于西医常规治疗，联合使用化浊清窍方的总有效率明显优于西医常规治疗组。化浊清窍方在降低患者血压的同时可明显改善痰湿壅盛型H型高血压患者的中医证候，并且可以有效降低患者脉搏波传导速度水平、同型半胱氨酸水平。

（五）注重中西医结合心脏康复

陈晖注重将传统的中医康复与现代康复理念结合，针对经皮冠脉介入术后、冠状动脉粥样硬化性心脏病、心力衰竭、高血压、心律失常等心血管疾病患者进行运动心肺功能检测，制定个体化的心脏康复训练方案，除了标准的有氧运动、阻抗运动、柔韧性运动及平衡运动等，结合体外反搏治疗，并突出中医特色对患者进行八段锦、易筋经的训练，有效改善患者心肺运动功能，提高生活质量。

陈晖认为不同疾病，选择的有氧运动方式也不同，如心力衰竭喘促的患者侧重于选择太极拳、易筋经、八段锦等运动与呼吸吐纳相配合的康复方式；慢性阻塞性肺疾病的患者，着重于锻炼呼吸功能，可采用坐位呼吸操、立位呼吸操及六字诀改善呼吸功能；高血压患者则避免选择上肢负荷大及刺激性强的运动方式；合并痛风、骨关节疾病的患者，尽量选择游泳或中医导引如坐式八段锦等方式减轻关节负荷；较年轻、心律失常患者可选择骑行、健身操等运动方式并关注运动中及运动后心率情况。而对所有的患者调息调意，精神调摄应贯穿治疗始终。

《心脏康复治疗对慢性心衰心肺运动能力及脑钠肽的影响》2021年发表于《光明中医》。2019年福建省卫生健康青年科研课题项目，编号2019-2-29。

·摘要：通过对易筋经对射血分数降低性心衰（HFrEF）及射血分数中间值心衰（HFmrEF）患者进行观察，将70名HFrEF、HFmrEF的患者分为对照组和治疗组各35例，对照组予西药常规治疗，治疗组予西药常规治疗配合易筋经训练，经过12周后两组治疗后血NT-proBNP、LVEF、6MWT、心肺运动试验（CPET）、生活质量评分均得到改善，且治疗组的疗效明显优于对照组，治疗组中医证候疗效方面也明显优于对照组。

四

附　录

（一）主要学术著作

(1)《漳州常用中草药图典》，副主编，2020年由福建科学技术出版社出版。

(2)《当代闽医学派概览》，编委，2022年由福建科学技术出版社出版。

（二）代表性学术论文

(1) 陈晖，蔡少杭．高血压与血清尿酸及C反应蛋白水平相关研究[J]．实用中医药杂志，2005，21（3）：137．

(2) 陈晖，蔡少杭．中西医结合治疗急性三氧化二砷中毒[J]．中国中医急症，2005，14(3)：278．

(3) 陈晖，蔡少杭，洪朝璋，等．通心络胶囊治疗急性心肌梗死临床观察[J]．中国中医急症，2007，16（7）：823－824．

(4) 陈晖，蔡少杭，刘雪娜，等．复方强心康治疗慢性肺源性心脏病心力衰竭的疗效观察[J]．实用心脑肺血管病杂志，2010，18（2）：166－167．

(5) 陈晖．丹红注射液联合曲美他嗪治疗冠心病不稳定型心绞痛30例[J]．中国中医急症，

2010, 19 (9): 1589 − 1590.

(6) 陈晖, 蔡少杭, 吴瑞华. 胸痹片治疗颈动脉硬化症的临床疗效 [J]. 中国中医药咨讯, 2012 (4): 93 − 94.

(7) 陈晖, 蔡少杭, 吴瑞华, 等. 痰热清注射液对不稳定型心绞痛的疗效、动态心电图及超敏 C 反应蛋白的影响 [J]. 中国中医急症, 2012, 21 (7): 1048 − 1049.

(8) 陈晖, 蔡少杭. 清热复脉汤治疗痰热扰心型房颤的临床观察 [J]. 中国老年保健医学, 2012, 10 (4): 64 − 65.

(9) 陈晖, 苏宝连. 清热复脉汤联合美托洛尔治疗室性期前收缩的疗效观察 [J]. 承德医学院学报, 2014 (5): 384 − 386.

(10) 陈晖, 苏宝连, 蔡少杭. 清热复脉汤对痰热型快速型房颤患者脑钠肽及动态心电图的影响 [J]. 内蒙古中医药, 2015 (4): 106 − 107.

(11) 陈晖. 芪参益气滴丸治疗气虚血瘀型射血分数降低性心力衰竭临床观察 [J]. 承德医学院学报, 2016, 33 (5): 396 − 398.

(12) 陈晖, 刘全炯. H 型高血压的中医证型特点探讨 [J]. 山西中医, 2017, 33 (1): 49 − 51.

(13) 陈晖, 苏宝连, 吴瑞华, 等. 漳州中医心病科学术流派心悸辨治经验 [J]. 福建中医药, 2022, 53 (4): 56 − 57.

(14) 陈晖. 益气活血方联合增强型体外反搏治疗慢性心力衰竭的临床观察 [J]. 心血管病防治知识, 2022, 12 (29): 7 − 11.

(三) 继承人

(1) 苏宝连, 女, 漳州市中医院心血管科, 主治医师。

(2) 刘全炯, 男, 大田县总医院内二区, 主治医师。

(3) 戴赛儿, 女, 漳州市中医院心血管科, 主治医师。

(4) 林小青, 女, 厦门市湖里区妇幼保健院身高管理中心, 住院医师。

(5) 柯艺文, 男, 漳州市中医院心血管科, 住院医师。

(6) 朱伊靖, 女, 漳州龙文区闽南水乡片仔癀国医馆, 住院医师。

(整理者: 苏宝连　吴怡萍　戴赛儿)

陈鲁峰

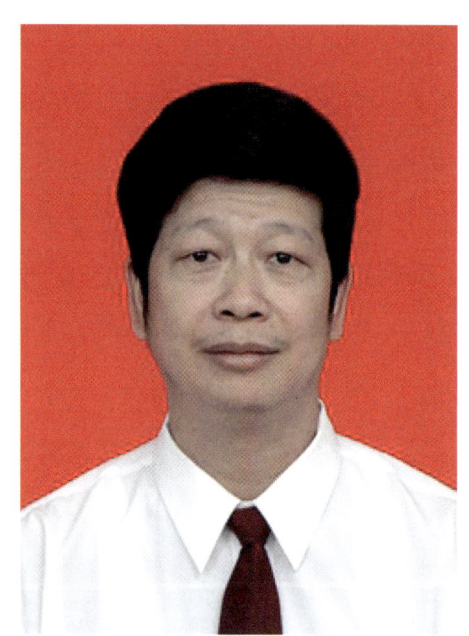

一

医家简介

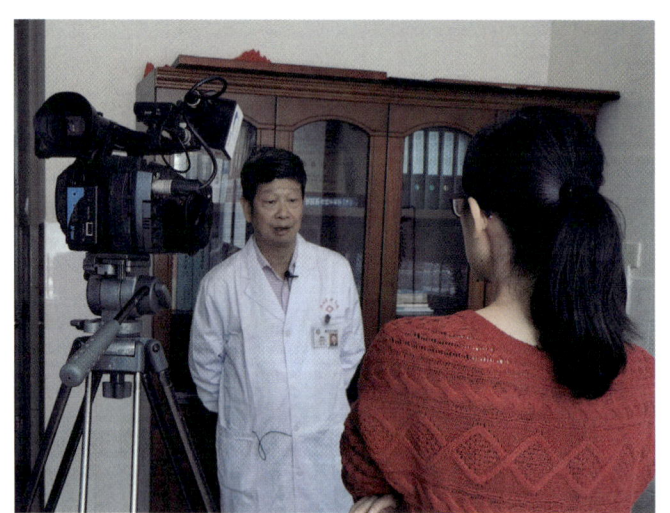

陈鲁峰，男，1961年出生，漳州云霄人，主任医师。1985年毕业于福建中医学院，福建中医药大学骨伤特聘教授，硕士研究生导师。曾任漳州市中医院骨伤科主任、漳州市中医院院长，第二届漳州市名中医。

陈鲁峰曾任世界中医药学会联合学会骨伤科专业委员会常务理事，中国中西医结合学会骨科微创专业委员会常务委员，海峡南少林手法医学协会副会长，福建省中医药学会副会长，福建省中医药学会骨伤分会副主任委员，福建省中西医结合学会骨科分会副主任委员，福建省中西医结合学会骨科微创专业委员会副主任委员，漳州市中医药学会会长。

陈鲁峰在治疗脊柱伤、病方面积累了较丰富的经验，尤其擅长颈、肩、腰、腿痛的诊治。主持、参与市、局级科研项目5项。其中"复方杜仲片治疗腰椎间盘突出症炎症机理的探讨研究"获漳州市2011年科学技术进步奖三等奖。参与编撰骨伤科相关专著3部，在国家级及省级医学核心期刊上发表论文20余篇。

学术特点

（一）应用整体观念，辨证论治思想治疗腰腿痛、痹证、腰痛

陈鲁峰认为现代医学认知腰椎退行性病变大致包含以下病名：腰椎间盘突出症、退变性腰椎不稳症、盘源性腰痛、退变性腰椎滑脱症、腰椎管狭窄症等。中医相对于这些疾病皆无明确的病名，根据古典医籍记载可归于"腰痛""腰腿痛""痹证"范畴，但其病因病机皆有差异。腰椎间盘突出症是在椎间盘退变的基础上，由于感受风寒湿邪或在外力的作用下，纤维环破裂髓核突出刺激或压迫神经根、马尾神经、血管等而引起的以腰腿痛为主的一种病变。腰椎管狭窄症以中老年患者居多，临症多见腰痛、腿痛或腰腿痛，多属先天肾气不足，肾气虚衰。劳役伤肾为其发病的内在原因，反复遭受外伤、慢性劳损及风寒湿邪的侵袭为其发展的外在因素。但其主要病理机制皆与肾虚不固、风寒湿邪阻络、气滞血瘀、营卫不得宣通相关，故至腰腿痹阻疼痛。陈鲁峰在临证时坚持整体观念及辨证论治，根据临床情况可分为3型。①气滞血瘀型。辨证要点为近期腰部有外伤史，腰腿痛剧烈、痛有定处、刺痛，腰部僵硬，俯仰困难。治以行气活血，祛瘀止痛。方选腰痛1号方，组成为王不留行6g，丹参9g，三棱6g，莪术6g，牡丹根12g，刺葱12g，杜仲12g，生地黄9g，茯苓15g，两面针15g，岗梅12g，山药15g，武靴藤12g，赤芍25g，白芍25g，大通根12g，葛根15g，甘草5g。②风寒湿型。辨证要点为腰腿部冷痛重着，转侧不利，痛有定处，虽静卧亦不减或反而加重，日轻夜重，遇寒痛增，得热则减，舌质胖淡，苔白腻，脉弦紧、弦缓或沉紧。治以温经散寒，祛湿通络。方选腰痛2号方，组成为羌活12g，独活12g，熟地黄9g，茯苓15g，两面针15g，岗梅12g，山药15g，武靴藤12g，赤芍25g，白芍25g，大通根12g，葛根15g，甘草5g。③肾虚型。辨证要点为素体禀赋不足或长期患有慢性病，腰腿痛缠绵日久，反复发作，乏力、不耐劳，劳则加重，卧则减轻。治以补益肝肾，通络止痛。方选腰痛3号方，组成为女贞子15g，杜仲12g，熟地黄9g，茯苓15g，岗梅12g，山药15g，武靴藤12g，赤芍25g，白芍25g，大通根12g，葛根15g，甘草5g。

（二）现代脊柱外科技术与传统康复练功相结合治疗腰椎退变性疾病

对于不同手术指征的腰椎退行性变患者，陈鲁峰采用不同的手术方式。对于单纯腰突症患者，采用后路开窗髓核摘除术或微创椎间盘切除术，术后第1天指导患者双下肢直腿抬高功能训练，术后第3天在直腿抬高训练的基础上加腰背肌功能锻炼，术后第7天佩戴腰围下地行走。对于腰椎退变较重合并明显腰椎不稳、巨大腰椎间盘突出、腰椎管狭窄需要广泛减压患者，采用后路腰椎减压融合内固定术，针对邻近退变节段采用弹性内固定术，术后1～2天平卧硬板床，指导双下肢伸屈活动，术后第3天双下肢交替直腿抬高训练，术后第5～7天开始腰背肌锻炼，术后1周佩戴腰围下地活动，腰围保护12周。对于病程较短，临床腰痛程度轻的退变性腰椎不稳症、退变性腰椎滑脱症患者，给予中药外用、内服，并在指导下，行腰背肌功能锻炼及手法治疗等保守治疗。对于急性期患者，使用放松肌肉类手法，包括点法、压法、摇法、滚法、推法、掌揉法、拍法、弹拨法等。对于缓解期及康复期患者，使用整复类手法，包括俯卧拔伸法、斜扳腰椎法、牵引按压法、腰椎旋扳法等。总之，陈鲁峰临证时采用阶梯化、精准化治疗。

三

临床经验

（一）辨证治疗腰腿痛、痹证、腰痛

陈鲁峰对有明显外伤史或腰部扭伤史的患者，症见伤后即感腰部不能活动，疼痛剧烈，腰部椎间隙有明显压痛点，部分患者可伴有小腿和足部麻木，舌质紫暗，脉涩或弦。辨证为气滞血瘀型腰痛，用腰痛1号方（王不留行6g，丹参9g，三棱6g，莪术6g，牡丹根12g，刺葱12g，杜仲12g，生地黄9g，茯苓15g，两面针15g，岗梅12g，山药15g，武靴藤12g，赤芍25g，白芍25g，大通根12g，葛根15g，甘草5g）。其中赤芍、王不留行、丹参、两面针、岗梅活血祛瘀，通经止痛，共为君药；三棱、莪术、武靴藤破血行气，消积止痛，共为臣药；牡丹根、茯苓、山药、白芍健脾利湿，为佐药；刺葱、杜仲补肝肾、强筋骨，生地黄养阴生津，大通根、葛根解肌，共为使药；甘草调各诸药。全方共奏活血祛瘀、通经、行气、止痛之功效。临证时，老年患者慎用活血化瘀药；妇女月经期慎用破血行气药；病程长久，伴肝肾不足者加大补肝肾、强筋骨药物的应用。

对于无明显外伤史，多无诱因而逐渐感到腰腿部重着疼痛，转侧不利、渐渐加重的患者，伴有脊柱侧弯，生理前凸消失，亦有椎旁压痛或放射痛，遇天气变化时，则疼痛加重，舌苔

白腻，脉沉缓，辨证为风寒湿型腰痛。用腰痛2号方（羌活12g，独活12g，熟地黄9g，茯苓15g，两面针15g，岗梅12g，山药15g，武靴藤12g，赤芍25g，白芍25g，大通根12g，葛根15g，甘草5g）。其中羌活、独活祛风胜湿、散寒止痛，共为君药；赤芍、两面针、岗梅、武靴藤活血祛瘀，行气止痛，共为臣药；熟地黄、山药、茯苓、白芍健脾祛湿，共为佐药；大通根、葛根解肌，共为使药；甘草调和诸药。全方共奏祛风胜湿、散寒止痛之功效。临证偏风、偏寒者加重羌活、独活用量，偏湿加重茯苓、白芍用量。

对于素体禀赋不足或长期患有慢性病的患者，肾脏精血亏损，腰痛，酸重无力，连绵数年，时轻时重，辨证为肾虚型腰痛。属肾阳虚者，伴有畏寒肢冷，面色浮白，尿后余沥不禁，气喘；属肾阴虚者，多伴有头晕、目眩、五心烦热。用腰痛3号方（女贞子15g，杜仲12g，熟地黄9g，茯苓15g，岗梅12g，山药15g，武靴藤12g，赤芍25g，白芍25g，大通根12g，葛根15g，甘草5g）。其中女贞子、杜仲补肝肾、强筋骨，共为君药；熟地黄、山药、茯苓、白芍滋阴补血、除湿健脾，共为臣药；岗梅武靴藤、赤芍活血祛瘀，通经止痛，共为佐药；大通根、葛根解肌，共为使药；甘草调和诸药。全方共奏补肝肾、强筋骨、止痛之功效。年老体弱肾阴虚者加大茯苓、白芍用量；年老体弱肾阳虚者加大熟地黄、山药用量。

（二）三期辨证论治稳定型胸腰椎骨折

对于稳定型胸腰椎骨折的患者，陈鲁峰采用三期辨证论治。

1. 骨折初期

骨折1～2周，患者平卧于硬板床，根据骨折部位情况合理用药。早期合理应用甘露醇和活血化瘀药物。给予定时翻身、拍背、按摩受压部位等常规护理工作。伤后2～3天开始脊柱背伸练习治疗并给予胸、腰、背部持续垫枕，高度从5cm逐渐增加至15cm。然后行5点支撑法练习，使背部腾空背伸，每日20～50次为宜。要求臀部和肩部不可离开床面。具体指标是脊柱胸腰段离开床面4cm，练习时四肢肌肉放松。开始时不可强求立即达到指标，但每日必须坚持，并逐渐加大活动量。

2. 骨折中期

骨折2～6周为骨折中期，根据病情的变化，前后功能锻炼方式各不相同。①骨折2～3周，采用3点式支撑法。患者取仰卧位，双前臂环抱于胸前，以两足底及头顶3点支重，用力收缩背肌，使躯体完全离开床面。每日应最少做15～30次。胸、腰、背部持续垫枕，高度增加至20cm。②骨折3～5周：采用腰部后伸练习法。患者仰卧位，两下肢、足部及头部支床，双手后伸过头顶，将身体完全撑起腾空成拱桥样，维持一段时间后可以放松，休息片刻，反复10～30次。并可根据患者耐力增加次数和持续时间。③骨折5～6周，采用飞燕式。患者取俯卧位，颈部后伸，稍用力抬起胸部离开床后，两上肢向背后伸，两膝伸直，在床上抬起双腿，以腹部为支撑点，身体上下两头翘起，形成飞燕点水。这种运动的幅度及次数逐渐增加，以无疲劳和疼痛感为度。

3. 骨折后期

骨折6周，通过上述几种方式的背肌训练，此时肌力明显加强。骨折处疼痛消失，背伸肌、胸腹肌也较伤前有力。8周后可指导患者下床活动。

（三）功能锻炼与中药外用相结合指导患者康复

对于采用后路开窗髓核摘除术或微创椎间盘切除术患者，行早期康复练功方法。早期康复练功方法如下。①术后当日平卧硬板床，麻醉消失后行小范围左右翻身和下肢伸屈活动，并辅以按摩和被动活动肢体。②术后第2天做股四头肌、胫前肌、小腿三头肌及足背肌的主动收缩，同时做双下肢交替直腿抬高，开始为30°～45°，每组10～15次，每天2～3组。持续1周后改为60°～90°，每组20～40次，每天2～3组。③术后第2周开始腰背肌锻炼。包括五点式锻炼，平卧屈膝，头、两肘、足底着力，将腰臀部撑起，每次10～15次，每次挺腹保持5～8s，每天2～3组；俯卧腰肌锻炼，头部、两足抬起，两臂交叉于腰部，每次10～15次，每次保持5～8s，每天2～3组。

拆线后开始用下肢洗伤方（本院协定方，组成为伸筋草、透骨草、五加皮、三棱、莪术、秦艽、海桐皮、牛膝、木瓜、红花、苏木）进行腰部和下肢中药熏洗。使用方法为以上诸药各15g，装纱布袋上屉蒸30min，稍凉后置患处，药袋上下各垫一毛巾，防止皮肤烫伤或药物散热太快，每天2次，每次30～40min。下肢洗伤方中伸筋草、透骨草、秦艽、海桐皮、木瓜、苏木主要功能为行气、舒筋通络；三棱、莪术、牛膝、红花主要功能为活血化瘀、破气行滞；五加皮、牛膝有补肝肾、强筋骨作用。诸药合用具有活血化瘀、破气导滞、舒筋通络的功效。故通过中药熏洗可改善腰椎间盘术后局部的炎症性病理改变，促进神经根水肿的消除，增进局部组织代谢以恢复正常。经过上述治疗后，患者康复较好。

对于采用后路固定椎间融合术和/或邻近退变节段采用弹性内固定术患者，行中期康复练功方法。中期康复练功方法如下。①术后第2天平卧硬板床，麻醉消失后行小范围左右翻身和下肢伸屈活动，并辅以按摩和被动活动肢体。②术后第3天做股四头肌、胫前肌、小腿三头肌及足背肌的主动收缩，同时做双下肢交替直腿抬高，开始为30°～45°，每组10～15次，每天2～3组，持续10～14天后改为60°～90°，每组20～40次，每天2～3组。③术后第7天增加腰背肌锻炼。包括五点式锻炼平卧屈膝，头、两肘、足底着力，将腰臀部撑起，每次10～15次，每次挺腹保持5～8s，每天2～3组；俯卧腰肌锻炼，头部、两足抬起，两臂交叉于腰部，每次10～15次，每次保持5～8s，每天2～3组。

拆线后开始用下肢洗伤方外用。术后1周佩戴腰围下地活动，腰围保护12周，半年内禁过度弯腰等活动。

四 附　录

（一）主要学术著作

(1)《骨科学》，编委，2007年由北京科学技术出版社出版。

(2)《南少林骨伤秘方验案》，副主编，2015年由中国中医药出版社出版。

(3)《微创骨科学》，编委，2016年由中国中医药出版社出版。

（二）代表性学术论文

(1) 陈鲁峰，胡冬平，林木南. 腰椎间盘突出症开窗术后早期康复治疗的临床研究 [J]. 福建中医药，2006，37（5）：22－24.

(2) 陈鲁峰，王庆敏. 髓核摘除术治疗腰椎间盘突出症的疗效观察 [J]. 中医正骨，2006，18（8）：41－42.

(3) 陈鲁峰，王庆敏. 腰椎髓核摘除术预测因素分析 [J]. 福建中医学院学报，2006，16（4）：38－40.

(4) 陈鲁峰，王庆敏，高建平，等. 复方杜仲片对腰椎间盘突出症患者外周血中IL－6及其mRNA表达的影响 [J]. 中国中医药骨伤科杂志，2009，17（12）：21－23.

(5) 陈鲁峰，王庆敏，吴志君，等. 短节段固定结合单枚CAGE治疗退变性腰椎滑脱症 [J]. 临床骨科杂志，2010，13（4）：372－374.

(6) 陈鲁峰，王庆敏，吴志君，等. 单枚CAGE在腰椎退行性病变治疗中的疗效分析 [J]. 实用骨科杂志，2010，16（7）：523－525.

(7) 陈鲁峰，王庆敏，高建平，等. 腰椎间盘突出症的中医药治疗现状 [J]. 中国中医骨伤科杂志，2010，18（6）：71－72.

(8) 陈鲁峰，王庆敏，高建平，等. 复方杜仲片对腰椎间盘突出症患者外周血中IL－1及其1βmRNA表达的影响 [J]. 中国中医骨伤科杂志，2011，19（2）：13－15.

(9) 陈鲁峰，王庆敏，高建平，等. 中药治疗老年骨质疏松性椎体压缩性骨折临床观察 [J]. 光明中医，2019，34（1）：53－55.

(三)继承人

(1) 王庆敏,女,漳州市中医院骨伤科,副主任医师。

(2) 吴志群,男,漳州市中医院骨伤科,主任医师。

(3) 曾蔚林,男,漳州市正兴医院骨伤科,主任医师。

(整理者:王庆敏)

方安海

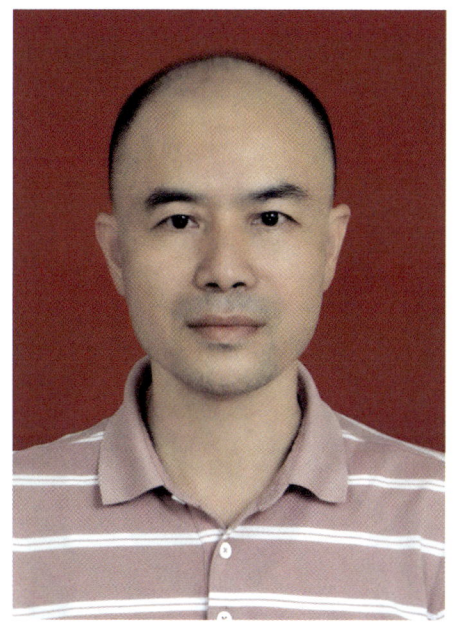

一

医家简介

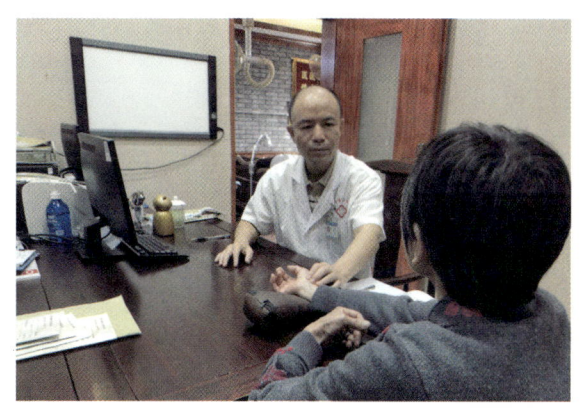

方安海，男，1967年出生，漳州龙海人。2012年毕业于福建中医药大学中医学专业，主任医师。曾任龙海区榜山卫生院院长。漳州市龙海区老科学技术工作者协会副会长。第二届漳州市名中医。

方安海从事中医药临床工作35年，对中医临床各科有广泛的研究，擅长非药物疗法临证应用，包括多种针法的临床应用，如毫针、针刀、火针、圆利针、埋线针、皮肤针等，主张中西体用结合，积累有丰富的临床经验，发表10多篇学术论文。

二

学术特点

方安海对内、外、妇、儿、骨伤、针灸等临床各科均有广泛的研究，临证诊治疾病，善于运用中医整体观思维，因时、因地、因人制宜，善于辨证施治，依因、依病、依证，施方、施针、施药、施量，疗效确切。其治法师从张仲景，理源《黄帝内经》，处方用药不拘经方，融会经方，或针或药，或针药结合，或多法合和；其针法传自澄江学派，深研多家针法，医理和针术自成体系。

（一）治病养生重在扶阳固本，攻养结合

《黄帝内经》曰："阳气者，若天与日，失其所则折寿而不彰，故天当以日光明。"方安海以阳气为人体之本，阳气伤则百病由生，其治病重视顾护人体阳气。他认为当今社会，耗损人体阳气因素众多，沉重的工作压力、快节奏的生活、狂欢的夜生活、污染的环境、不健康的食品……无不在不知不觉中掏空人体的阳气。有道是"正气存内，邪不可干，邪之所凑，其气必虚"，因此，治病养生，护好阳气非常重要。其临证治病，善于扶正祛邪，扶阳固本，攻养结合，针药并施，诸多顽疾迎刃而解。

方安海强调预防保健要重视扶养督阳，以生发阳气。对老年人或体弱多病之人，推荐通过晒背或艾灸督脉以扶养督阳，振奋阳气，持之以恒，有抗衰老、扶弱体、防病疗疾之效。他临证重视温养督阳，通过艾灸大椎穴、肺俞穴、肾俞穴、命门穴，治疗哮喘、慢性肺源性心脏病、慢性肾炎等慢性病；用督脉长蛇灸以温通阳气散寒邪，治强直性脊柱炎、腰椎增生、腰椎间盘突出症等顽疾，都取得较好的效果。他认为阳气亏虚、下元不足是前列腺增生、阳痿不举、性冷淡与不孕不育症等男科和妇科病的主要病因病机，主张以艾灸关元穴、神阙穴加以治疗。对体虚反复感冒之人，他认为是阳气虚衰，抗病无力，每以四逆汤合玉屏风散治疗，扶阳气、透邪气，以求病愈体健之效。

（二）内调外治，针药结合，执中致和

执中致和是儒家倡导的中和之道。方安海认为中和之道与医道同样重视阴阳平衡与合和。通过重视阴阳、气血、五行等失中失和、邪正盛衰情况，施予针药，多法合和。以法和之则归中，归中则得中，得中则病可愈。以法和之而得中者称执中致和。

方安海认为医者若能心存执中致和，则医道毕矣，他把执中致和的理念应用于对疑难杂症的探索研究，深悟不失中则不得病，离中越远，则病越深。然治病求法和，须参悟医道、佛法、道家、儒家思想等学说，回归本源，触及医道之本体，洞悉内调外治诸法，或针或药，或针药同施，法于阴阳，和于术数。

执中致和的理念重视审察阴阳、五行、气血营卫、五脏六腑、四肢百骸、皮肉筋骨脉髓、经络孔穴等之失偏失和，审察邪正关系，以法纠偏调和，重视局部辨证和整体辨证的关系统一，重视微观辨证与宏观辨证的关系统一，以人为本，重视防、治、康、养四位一体，重视形、气、

神养治合一，倡导中西体用结合，中医为体，西医及现代科技为用，体现中和之道的博大精深。

（三）精研针道，形神合一

《黄帝内经·灵枢》曰："经脉者，能决生死，处百病，调虚实，不可不通。"方安海的针术传自张永树，张永树的学术源于近代针灸大师承淡安、师承于留章杰教授，是承门第三代主要传人之一。以重用灸法、针药结合、辨证精当为学术特点。方安海吸纳诸家针法之长，自成学术体系。针灸调治，倡导调形、调筋、调血、调气、治神等"四调一治"学术思想。

调形。粗守形，形之失偏，先调形，方安海讲究治形有方，调形有道，调形必到位归位，重视形之中和、平衡，审察形之盛衰，形之刚柔、虚实，形之失和，泻有余，补不足。调形致平归中和。如临证时诊察患者颈、胸、腰椎小关节错位卡压神经，诱发放射疼痛，先予手法纠正归位，疼痛可除，诊察关节病变见局部触及囊肿或关节积液，先用火针点穿引出以调其形，再配合针刺，局部病灶可消。

调筋。经筋贵在通柔，经筋受损则瘀堵，经脉受挤压而气血不通，故调筋破结减压，修复经筋之损，可畅通经络通道。方安海调经筋以十二条经脉和任、督二脉经络循行区域经筋为基础，通过针刀或粗针调筋结，解筋胀，调平衡，修复经筋之劳损，开经脉气血之通和，调和上、下、左、右，经筋协调平衡，则病自愈。如颈源性高血压，因长期伏案低头过度，颈段三阳经筋受损致堵，气血降路受阻，气血上逆继发高血压病头晕头痛，予针刀松解颈段三阳经筋，经脉气血通降有序，则血压恢复正常，头晕头痛消失，不治高血压而血压自平。

调血。方安海认为调血要深透，肢体经脉有瘀先祛瘀，瘀去血自生新，临证审察体表络脉青筋、瘀点、皮肤红点或结节性阳性点，用一次性针头点刺放血或放出异常液体，则邪去而络脉通和，其擅长微络放血和孙络放血，以及穴位阳性点放血，透邪外出，能祛瘀生新，引邪外出，邪去正安。如肝火上旺，面部皮肤痘疹，可在背部大椎、风门、肺俞等穴位周围找阳性点，点刺拔罐放血，小儿高热惊厥可直接在耳尖、十宣点刺放血等，病情可快速控制，热退神清。

调气。方安海认为调气以平顺通和为期，通过脏腑经气升降出入，调顺气机，让机体产生气化现象，临证以四肢远端取穴，要求医者平素养好内功，最好能带气行针，结合调息调意导引气机，泄患者体内浊气、病气，排出寒湿邪气，升其清气，复其元气，调平经气，调和五脏之气，则气养形神，人体阴阳自和，不治病而病自愈。

治神。治神守神，以虚静为宝，要求行针时医患虚静宁神，心神内守，收敛神志，形神合一，则精气神得养得和，病自愈。具体操作要求如下。①静，室内安静，医患心中宁静。②柔，手法和内心虚柔细腻。③缓，手法缓和，持针轻捻轻转，徐入徐出，循循善诱，神贯针尖。

④息，调息轻而细腻均匀，息顺则气顺，气顺则心顺而宁静，因势利导，以意导气。⑤透，医者患者身心空透，心无障碍。⑥久，久久为功，静候妙境。

三

临床经验

（一）谨守病机，执中致和治疗新型冠状病毒感染

新型冠状病毒肆虐，极大危害人类健康。方安海认为风、寒、湿、热、疫毒入侵人体，伤人正气，"失中和"之象是疫情的主要病机，以执中致和的整体观，深入研究新型冠状病毒感染致病的中医机制，从而制定方药，收到较好的效果。

新型冠状病毒防治方是方安海从抗疫实践中总结出来的经验方，由太子参 6g，荆芥 6g，防风 6g，柴胡 6g，藿香 6g，羌活 10g，独活 6g，桔梗 6g，薄荷 6g，葛根 12g，苦杏仁 6g，连翘 10g，金银花 10g，黄芩 6g，白芷 6g，生石膏 15g，车前子 10g，虎杖 12g，天花粉 6g，滑石 10g，茯苓 10g，鱼腥草 12g，生甘草 6g，生姜 3 片，大枣 3 枚，大米 30g 等组成。根据平时体质和病情变化适当加减，热甚者加生石膏 30g，热毒甚者加黄连 6g、大青叶 12g，血热加牡丹皮 10g、生地黄 10g、赤芍 10g，气虚者加生黄芪 15g，无发热减生石膏，消化不良加谷芽 15g、麦芽 15g，大便秘结加大黄 6g、芒硝 6g，气阴虚加太子参 10g、麦冬 10g，血虚加白芍 6g、当归 6g，脾胃虚寒减生石膏加干姜 10g，脾肾阳虚加制附子 10g、肉桂 3g。加 1000ml 水，水煎代茶数次饮。轻者每天 1 帖，重者每天 2～3 帖。方用太子参以扶正气；荆芥、防风、柴胡以透邪气；藿香、羌活、独活、葛根祛风除湿，解四肢软弱而痛；桔梗、薄荷、苦杏仁、连翘、金银花、黄芩、白芷开宣肺气，清肺排毒；石膏、车前子、虎杖、天花粉、滑石、鱼腥草清热利尿；茯苓、生姜、大枣、大米以顾胃气；甘草调和诸药，诸药合用以祛疫毒之邪，以达"执中致和"的治疗原则。

（二）扶阳通督法结合穴位埋线治疗强直性脊柱炎

强直性脊柱炎属于中医"痹证"范畴，又称"龟脊风""竹节风""骨痹"。本病起于先天禀赋不足或后天调摄失调、房事不节，致肾肝亏虚，督脉失荣，风寒湿邪乘虚侵袭。肾肝精血亏虚，使筋挛骨弱而邪留不去，渐致痰浊瘀血相互胶结而成。本病多以素体阳虚，肝肾阴精不足，督脉亏虚为内因，风寒湿邪、寒湿偏盛为外因，互为因果而成。

扶阳通督方是方安海从实践中总结出来的经验方，由附子 30～60g，肉桂 6～20g，桂枝 20～50g，川乌 10～20g，穿山甲 6～15g，淫羊藿 10～20g，麻黄 6～20g，全蝎 6～15g，

细辛 6～15g，威灵仙 20～50g，蜈蚣 2～4 条，甘草 15～30g 等组成，用于治疗强直性关节炎、风湿性关节炎、类风湿关节炎。附子先煎 3h 后再下余药，共 300ml。每日 1 剂，分 3 次服，服用 2 个月，服药期间，禁食生冷辛辣等食物。配合大椎、身柱、至阳、命门、腰阳关、大肠俞、肾俞、关元、秩边、次髎、足三里、夹脊等穴埋线。

扶阳通督方以附子、肉桂强脊壮督、补肾温阳；淫羊藿滋补肾肝；桂枝、川乌、穿山甲、麻黄、全蝎、威灵仙、蜈蚣、细辛等活血祛风通络；豆蔻、砂仁调理脾胃；甘草调和诸药。全方配伍则补肾强督，活血化瘀，祛邪通络，不仅可有效地改善患者的症状，且有整体调节作用，是临床治疗活动期强直性脊柱炎的有效方法。穴埋线治疗本病之所以取得良效，其作用机制主要在于夹脊乃腰府奇穴，大肠俞乃是太阳膀胱经穴，通过针刺及埋线治疗，可疏通局部气血，直达病所，调瘀止痛，益肾通督。针具刺激及埋线出血产生了针刺和刺血的作用；肠线埋植体内，产生了特殊的留针和埋线作用。穴位埋线疗法实际上是多种传统治疗手段的有机结合。通过埋线治疗不仅能够对症治疗，还可以巩固和维持治疗，达到标本兼治。

论文《扶阳通督法结合穴位埋线治疗强直性脊柱炎 50 例临床观察》2013 年发表于《第十一届中国泉州——东南亚中医药学术研讨会论文集》。

四

附 录

（一）代表性学术论文

（1）方安海，曾志伟. 发挥中医药特色优势 推进中医馆建设——以龙海区榜山卫生院为例 [J]. 中国农村卫生，2022，14（4）：40－42.

（2）方安海，陈国泽. 常态性开展农村老年心理健康服务的思考 [M]// 中国老年学和老年医学学会. 新时代积极应对人口老龄化研究文集. 北京：华龄出版社，2018：281－286.

（二）继承人

（1）陈振宗，男，漳州市龙海区榜山卫生院，主治医师。
（2）曾志伟，男，漳州市龙海区双第华桥农场卫生院，住院医师。
（3）方启中，男，漳州市龙海区榜山卫生院，住院医师。
（4）高曾晨，男，漳州市龙海区榜山卫生院，住院医师。

（整理者：高曾晨）

洪丽美

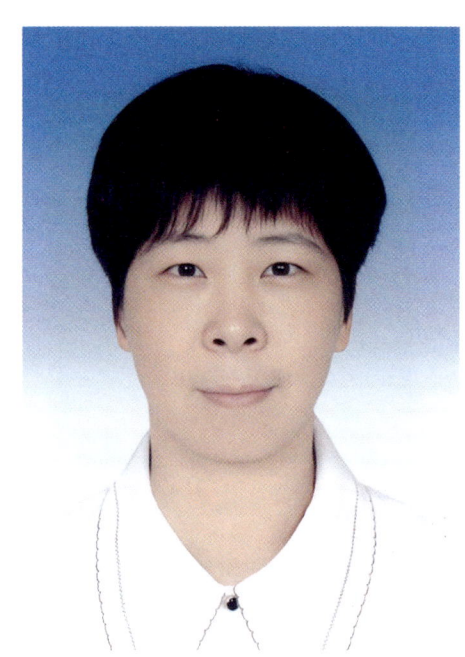

一

医家简介

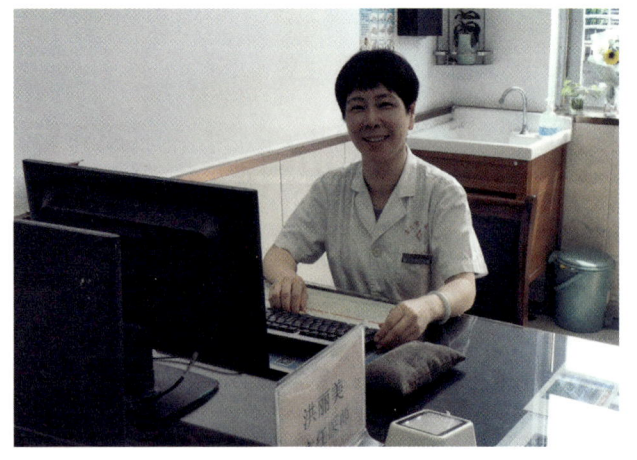

洪丽美，女，1969年出生，漳州龙海人。1992年毕业于福建中医学院。现任漳州市中医院主任医师，副教授，硕士研究生导师，妇科副主任。第三届漳州市名中医，福建省基层老中医药专家师承带徒工作指导老师。

担任中华中医药学会妇科分会委员，世界中医药学会联合会妇科专业委员会理事，福建省中医药学会妇科分会副主任委员，世界中医药学会联合会优生优育专业委员会常务理事，福建省针灸学会妇科分会常务委员，福建省中医药学会中医膏方分会常务委员，福建省中医药学会理事，福建省中医药学会中医诊断学分会委员，中国性学会第五届性医学专业委员会委员，漳州市医学会医疗事故技术鉴定专家库成员，漳州市中医药学会理事等。

作为漳州市中医院中医妇科流派第三代传承人，学术上受前辈启迪与影响。从医三十载致力于研习中医妇科，重视临床医疗、教学、科研工作，擅作总结，尤擅月经病、妊娠病、妇科杂病的中医辨证施治。在多年的临床实践中，对多囊卵巢综合征、复发性流产、更年期综合征有自己行之有效的治疗方案。曾主持、参与卫生部、省教育厅、省卫生厅的多项课题，在省级以上刊物发表学术论文20余篇。

二

学术特点

（一）古方今用，承古创新

洪丽美平素广泛阅读中医经典古籍，努力提高自身中医素养，开拓临证思维，对妇科疾病的诊治逐渐形成自己的见解。其行医三十载，治学严谨，始终将理论与临床紧密结合，善用古方而不拘泥于古方，在治疗妇科诸多疾病中，常用固阴煎、生化汤、开郁种玉汤、六味地黄丸、小柴胡汤等，既宗古方原意，同时又辨证施治，灵活化裁。

固阴煎源于明代医家张景岳所著的《景岳全书》，"治阴虚滑泄，带浊淋遗及经水因虚不固等证。此方专主肝肾"。由人参、熟地黄、山药、山茱萸、远志、炙甘草、五味子、菟丝子组成。方中菟丝子补肾益精气；熟地黄、山茱萸滋肾益精；人参、山药、炙甘草健脾益气，补后天养先天以固命门；五味子、远志交通心肾，使心气下通，以加强固肾气之力。全方共奏补肾益气、固冲调经之效。洪丽美用固阴煎治疗因肝肾亏损、冲任失调所致的胎漏、经断前后诸证、崩漏、带下病等，根据临床症状进行化裁加减，如胎漏，加黑杜仲、桑寄生；经断前后诸证出现烘热出汗、失眠，加酸枣仁、钩藤、龙骨、知母、黄柏、浮小麦；崩漏，加海螵蛸、地榆炭、蒲黄炭、女贞子、墨旱莲等；带下病，加芡实、茯苓、车前子、萆薢等。

生化汤由傅青主首创，方中当归补血活血，川芎活血行气，桃仁活血祛瘀，炮姜温经止血，甘草补脾益气，缓和药性。全方具有祛瘀不伤正、补血不腻滞的特点，傅青主称该方为"血块圣药"。洪丽美灵活应用生化汤加减治疗产后多种疾病。如产后腹痛属寒凝血瘀证，或胎盘、胎膜残留所致的瘀滞胞宫证，可见产后小腹疼痛拒按、得热痛缓，恶露量少，涩滞不畅，色紫黯有块，块下痛减，面色青白，四肢不温，或伴胸胁胀痛，舌质紫黯，脉沉紧或弦涩，常用生化汤加吴茱萸、郁金、乌药、小茴香、蒲黄、五灵脂、艾叶等；产后身痛中属产后瘀阻经脉，瘀阻胞宫证，可见产后身痛，恶露量少，色紫黯夹血块，小腹疼痛拒按，或下肢疼痛麻木、发硬重着、肿胀明显、屈伸不利，舌黯苔白，脉沉涩，常用生化汤加桂枝、没药、秦艽、大血藤、羌活、独活等；药物流产后出现蜕膜排出不畅或残留致流血时间长，下腹疼痛，属于瘀滞胞宫证，常用生化汤加益母草、丹参、川牛膝、红花、炒蒲黄、五灵脂，并酌加清热解毒之品等。主张药流见胚胎排出即用此方服用，可促进残留组织排出，缩短流血时间，减少流产后感染的可能。

开郁种玉汤是治疗肝郁不孕的代表方剂。本方出自《傅青主女科》。其曰："妇人有怀抱素恶，不能生子者，人以为天心厌之也，谁知是肝气郁结乎……若三部脉郁，肝气必因之而更郁……治法必解四经之郁……方用开郁种玉汤。"此方由白芍、香附、当归、白术、牡丹皮、茯苓、天花粉组成。洪丽美认为此方为疏肝解郁、健脾和胃、养血调经的经典方剂，方中重用白芍，味酸入肝经，养肝血而益肝阴；臣药当归与其相配补肝体而助肝用，且当归又有顺肝调达之性，体现了傅氏用药之精妙；香附能疏肝气之郁，平肝气之逆；白术补气健脾，意欲于见肝之病当先实脾；牡丹皮、天花粉二者配伍能通能散，调达带脉之气塞。在临床上不仅用其治疗肝气郁结之不孕，还常用于治疗肝郁气滞所致的月经后期、月经过少、闭经等诸多疾病。

（二）以阴阳为纲的中药调周法

对于月经病治疗，洪丽美重视以阴阳为纲，充分发挥中医中药优势，形成自己的中药调周方法。中医认为，孤阴不长，独阳不生，月经来潮是在阴阳相互依赖、相互平衡的基础上发生的；月经周期，是在阴阳互生的基础上所发生的一种阴阳消长、动静升降的圆周运动；月经的周期性变化依赖于阴阳的消长。经前期肾阳渐盛，阳长到一定阶段，"重阳必阴"而至行经期；经后期阴逐渐增长，"阴长阳消"，阴长到一定程度，"重阴必阳"而到达经间期。阴阳消长是月经来潮的精髓，气血只是月经来潮的一个现象，阴阳周期性变化如常，经血得以按时泄下，则月经周期正常。

"行经期"又称"月经期"，这个时期，重阳必阴，"阳"长到极致，血海满溢，在"阳长"作用下可促使胞宫由藏转泻，经血得以按时来潮。行经初期，治宜养血活血，促进经来通畅，此期洪丽美常用丹栀逍遥散或桃红四物汤加味。行经末期，治宜固冲调经，尤其对经行时间延长的患者，应辨证而施治，或予益气固冲止血，或予清热凉血止血，或予化瘀止血，此期注意因势利导，不可过用收涩之品，以防留瘀而致血不止、经血流失，阴精不足者酌以补肾填精，常予二至丸、山茱萸汤等。

经后期为卵泡发育成熟的阶段，阳消阴长，经血既下，胞宫藏而不泻。这一阶段治疗的主要目的是通过滋补肾阴的方式促进内膜修复和卵泡发育。故经后期主张以"滋阴补肾，以阴助阳"为治疗方法。洪丽美常以归肾丸加减，用药中酌加木香、陈皮等以防滋腻碍胃。

经间期又称为"氤氲之时"，该期"重阴必阳"，为卵子排出的关键阶段。《证治准绳·女科》中论述"此乃生化之真机"，在调理过程中应强化"氤氲运动"，故以"滋阴补肾、活血通络"为协助卵子成功排出的治疗方法，洪丽美常常选用五子衍宗丸加疏肝活血之品。

经前期期间，肾阳逐渐变得旺盛，应顺应其生理变化帮助阳气的生长，治疗方法主要是补肾阳，辅以滋阴、调节气血，促使下一次月经来潮，多采用五子衍宗丸合二仙汤加减。

从而在临床上形成以"阴阳学说"为基础，研究女性生殖周期各个阶段的阴阳增长和衰退，认识阴阳在月经周期中的规律运动，并顺应阴阳的变化选择用药，调节女性生殖周期。

（三）衷中参西，辨证与辨病结合

洪丽美认为辨病与辨证始终是中医学的特色，在临床上常以辨病论治为基础，体现了异病同治、同病异治的辨证施治理念。如胎盘低置、子宫脱垂均属中气下陷，治以益气升提为主。而由于致病因素不同、患者个体差异、环境和诊治情况等不同，一种疾病可存在多种证型。如痛经，可见寒凝血瘀、气滞血瘀、湿热蕴结、气血虚弱等证，但均从属于痛经病，在辨证上应分清虚实、寒热，一般而言，本病实证居多，虚证较少，亦有证情复杂，实中有虚，虚中有实，虚实夹杂者，需知常达变。

随着当今科技不断创新，检查手段日新月异，很多疾病得到更精确的诊断，因此，要充分应用这些科技手段，明确西医的疾病诊断。辅助检查在一定程度上可以指导临床诊疗方向，但中医诊疗活动不能被检查所捆绑，应当西为中用，找出中医诊病的切入点，充分发挥中医药优势，辨证而施治，可采用八纲、脏腑、气血、经络辨证，因人而异，因病而异。由于西医之病有诸多症状，而其症状既可能是中医之病又可能是中医之证，如盆腔炎有发热、腹痛、白带增多、月经失调、炎性包块等症状，这些症状分属于中医学"热入血室""带下病""月经不调""癥瘕"等病证，因此治疗可根据中医之病而辨证论治。针对子宫内膜异位症（以下简称"内异症"）、多囊卵巢综合征、不孕症等疑难疾病，通过西医辨病与中医辨证论治结合取得良好疗效。西医认为内异症是由于部分有功能的内膜周期性出血，蓄积于局部引起周围组织纤维化而粘连，对此，中医认为其病机本质是"离经之血"所致，因此，血瘀是内异症之中医学论病析证的主因。由于血瘀成因不同，临床又有气滞血瘀、寒凝血瘀、气虚血瘀、瘀热互结、肾虚血瘀等证型，而分别采用理气活血、散寒活血、益气活血、清热活血、补肾活血等法治疗。在多囊卵巢综合征、排卵障碍性不孕的辨证治疗中，因西医病因均为下丘脑—垂体—卵巢轴功能失调，中医辨证论治时常根据中医学对该轴功能失调的认识，配合西医的基础体温测量、卵泡监测等检查手段，灵活运用专方如促排卵汤等化裁。

（四）重视肝脾肾，调理冲任气血

洪丽美强调，人体以脏腑经络为本，气血为用，脏腑是生化气血之源，经络是运行气血的通路，妇女的月经、胎孕、产育、哺乳等，都是脏腑经络气血生化作用的表现。妇女以血为本，而血生化于脾，藏于肝，肾为先天之本，为元阴元阳之宅，主藏精，故肝、脾、肾在妇科疾病中具有重要的作用。同时，应当根据妇女不同年龄的生理特点分别重视肝、脾、肾三脏的作用，少女时期着重在肾，中年时期着重在肝，经断之后着重在脾。

肾为先天之本，主藏精，是人体生长、发育和生殖的根本。女子发育到一定时期，肾气旺盛，天癸成熟，冲任通畅，才有月经和孕育的可能。若肾气不足、冲任亏损，便会发生经、孕、胎、产诸方面疾病。因妇女常耗血伤阴，精血同源，所以洪丽美临床多补肾固冲、滋肾养阴、温肾助阳，或温阳行水之法治疗多种妇科常见多发病及疑难疾病。

肝为藏血之脏，其性喜疏泄条达，"肝主藏血，下行胞宫是为血海"，"肝属木，木气冲和条达，不致遏抑，则血脉得畅"。而妇人之身有余于气，不足于血，肝藏血，血伤则肝首先受累，尤其在经行、孕后阴血耗伤，肝阴不足，肝阳偏亢，诸症滋生，加之女性阴性凝结，易于忧郁，气机不利，气病则诸病起。针对此特点，洪丽美临床上重视调理气血，常以丹栀逍遥散为基本方，通过辨证灵活运用，治疗妇科多种疾病。

脾为后天之本，是人体气血生化之源。脾主统血、主运化，妇女以血为本，其月经、胎孕及哺乳等特殊生理状态均以血为用，若是脾的运化功能发生失常，则气血生化之源不足，血海空虚进而引起月经过少甚至闭经等症状的出现。因此，洪丽美重视健脾益胃，培补后天，以供养先天。

诚如上述，洪丽美在崩漏治疗的过程中，她认为青春期患者大多由肾虚引起，少女先天禀赋不足，肾气尚未充盛，冲任功能未健之时，若耗伤精血，则肾阴亏虚，阴虚内热，热伏冲任，迫血妄行，或命门火衰，肾阳虚损，封藏失职，冲任不固，以致不能守宫以固经血，治以补肾、固冲、止血。对于育龄期患者，多数由肝郁肾虚引起，一方面，育龄期妇女家事工作繁杂，导致情志抑郁，肝失疏泄，肝血所化之精不能滋养肾精，以致肝郁肾虚，冲任失固；另一方面，因月经、产育等生理活动易耗血伤精，肾精不能滋养肝血，水不涵木，亦可致肝郁肾虚，冲任失固，治以滋肾、养肝、止血。对于更年期患者，多数由脾肾两虚引起，女子至"七七"之年，处于天癸将绝之际，肾气渐衰，冲任亏虚，肾虚则封藏不固，冲任失约，或忧思劳倦伤脾，脾失固摄，以致冲任不固，血失统摄，治以健脾补肾、固冲止血。

此外，肝之与脾、肝之与肾、脾之与肾之间又相互影响，例如肝之疏泄与肾之封藏功能失调，则可导致女子月经紊乱，甚至影响排卵功能，引发不孕，故在辨证时还应从整体观念把握，才能不失机要。

（五）治疗不孕症，当夫妻同治，重调经种子

不孕症是一个相当复杂的疾病，引起不孕症除多种病因外，还有心理和社会因素。在临证中必须全面掌握有关资料，更要把握一些关键问题，因此，完善相关检查与治疗同步进行，强调夫妻双方同治，在明确女方的不孕原因时，也要重视男方精子质量，经曰"男精壮、女经调"，要求患者夫妻双方一起检查治疗，尽量排除妊娠隐患，提倡优生优育。

洪丽美认为不孕症责之肾虚、肝郁、痰湿、瘀滞，重在调经种子。肾藏精，主生殖，故调经种子重在补肾；妇女以血为本，故调经种子贵在养血；妇女以肝为重，肝郁可致不孕，不孕可致肝郁，故调经种子妙在疏肝；痰瘀凝结，精卵受阻，祛瘀化痰，功在疏通。肾藏精，主生殖，肾虚则阴精不足，生殖功能低下，月经不按期而至，冲任不足，胞脉不荣，则月经失调，不能摄精成孕。只有肾气旺盛，任脉通，冲脉盛，月事方能以时下，从而有子，故调经首重补肾，采用周期疗法，经后期予六味地黄丸加减，以滋养肝肾、固冲调经。待卵泡渐趋成熟，见蛋清样分泌物时，则在六味地黄丸的基础上加用活血化瘀之品，如丹参、鸡血藤等，以促进卵泡突破。黄体期则改用归肾汤，并加仙灵脾、续断、巴戟天等，以温补肾阳，让基础体温维持高相。若未受孕，月经来潮，治宜顺应胞宫藏泻，活血调经，方拟逍遥散加减，并随证加减。

临床经验

（一）重视外治，内外同调

清代吴师机《理瀹骈文》云："外治之理即内治之理，外治之药亦即内治之药，所异者法耳。"洪丽美在临床中常用中药内服配合外治法治疗妇科疾病。她认为在盆腔炎的治疗中，中医药具有独特的优势和潜力，为非创伤性疗法，疗效确切可靠，且经济方便，易受广大患者接受。但由于慢性盆腔炎病情顽固，容易反复，需长期用药，仅靠单一的给药途径是不够的，且长期服用清热解毒、活血化瘀等攻伐之品，常有脾胃受损之虑，对机体正气损伤大，患者也难以坚持服用，这在客观上影响了中药内治法的使用，也恰恰给予了中药内病外治法施展本领的机会。因此，在临床治疗中，洪丽美在辨证使用中药内服的基础上，配合中药灌肠治疗。偏热者，予灌肠Ⅰ号方（败酱草、苦参、蒲公英、紫花地丁、延胡索），以清热解毒；疼痛明显者，予灌肠Ⅱ号方（败酱草、红藤、丹参、三棱、莪术），以清热化瘀止痛；瘀重者，予灌肠Ⅲ号方（乳香、没药、紫草、蒲黄、五灵脂），以活血化瘀消癥。对于子宫内膜异位症，

痛经剧烈者，除中药辨证论治外，配合督脉灸、热敏灸、腕踝针、中药封包等。对于顽固性外阴瘙痒患者，采用中药煎汤熏洗、坐浴以清热除湿止痒。临床近期及远期疗效均明显提高。

（二）治疗胎动不安，当重脾肾，滋先后二天以固冲安胎

肾为先天之本，肾藏精，主生殖，胞络系于肾；脾为后天之本，气血生化之源，养后天以滋先天。洪丽美认为，安胎之法，以补肾健脾、调理气血为主。补肾为固胎之本，健脾为益血之源，理气以通调气机，理血以养血为主，使脾肾健旺，气血和调，本固血充，胎自可安。同时，临证坚持胎动不安的诊治当辨明病在母体还是胎儿。胎元不稳之初及时干预，多可收效显著，继续妊娠；若病程中合并他病，应遵循治病与安胎并举的原则；若胎元殒堕则应及时下胎益母。本病病情变化隐匿，故而辨治此病之时更应谨慎、果断。

现代医学中，胎动不安相当于今之先兆流产，结合妇科彩超、检验技术等现代医学手段，常可进一步找到导致或加重先兆流产症状的相关原因，如合并宫腔积血、母儿ABO血型不合等。洪丽美的团队曾对其进行研究，并针对常见证型总结出不同的治疗处方，取得良好疗效：①采用经验方"固肾安胎饮"（菟丝子15g，桑寄生15g，续断15g，黄芪15g，炒白术15g，蒲黄炭10g，五灵脂10g），治疗肾虚血瘀型先兆流产合并宫腔积血；②采用经验方"茵陈固胎方"（菟丝子10g，茵陈10g，焦栀子10g，桑寄生15g，续断15g，女贞子10g，黄芩炭10g，麸炒白术15g，茯苓15g，泽泻10g），治疗肾虚湿热型先兆流产合并母儿ABO血型不合。

《固肾安胎饮治疗肾虚血瘀型早期先兆流产合并宫腔积血的临床观察》发表于《福建中医药》2021年第1期；《茵陈固胎方治疗肾虚湿热型晚期先兆流产合并母儿ABO血型不合的疗效观察》发表于《福建中医药》2022年第2期。

·摘要：观察固肾安胎饮治疗肾虚血瘀型早期先兆流产合并宫腔积血的临床疗效。对符合纳入标准且不符合排除标准的研究对象，随机分为治疗组和对照组各30例。治疗组予固肾安胎饮治疗，对照组予地屈孕酮片口服治疗。观察两组治疗前后中医证候积分、血HCG值、孕酮（P）值、宫腔积血情况。研究结论：固肾安胎饮是治疗肾虚血瘀型早期先兆流产合并宫腔积血的一种安全有效方法，能够有效改善患者阴道出血情况，缓解相关临床伴随症状，提升血HCG和孕酮（P）水平，促进宫腔积血的吸收。

观察茵陈固胎方治疗肾虚湿热型晚期先兆流产合并母儿ABO血型不合的临床疗效。对符合本研究纳入标准且不符合排除标准的60例患者。随机分为治疗组和对照组各30例。治疗组予中药"茵陈固胎方"治疗，对照组予"地屈孕酮＋维生素C＋维生素E"口服治疗。分别记录两组治疗前后血清IgG抗体效价、中医证候疗效评分。研究结论为茵陈固胎方用

以治疗肾虚湿热型晚期先兆流产合并母儿ABO血型不合，能够有效改善晚期先兆流产症状，在降低血清IgG抗体效价方面可见成效。

（三）治疗绝经前后诸证，重在肝肾

洪丽美善治绝经前后诸证，认为妇人"七七"之年，肾气渐衰，天癸渐竭，冲任亏虚，经水将断，阴阳失衡而发病。"肾为先天之本"，又"五脏相移，穷必及肾"，故肾之阴阳失调，每易波及其他脏腑。而其他脏腑病变，久则必然累及于肾，故本病之本在肾，常累及心、肝、脾等脏，致使本病证候复杂。

年近"七七"，天癸将竭，肝肾阴虚，阴虚生热，相火失于潜藏，虚阳上浮外越，常见烘热汗出，五心烦热；肝阴亏虚，气血不荣，肝失疏泄，易见心烦；肾精不足，髓海不充，易见健忘；肾水不能上济心脉，心肾不交，可见胸闷心悸，寐差多梦。因而总结本病病位主要在心、肝、肾，病性属虚或虚实夹杂。

洪丽美善用经典名方六味地黄丸化裁辨治本病，功在滋补肝肾，养阴和营。方中熟地黄益肾养精填髓；山茱萸滋肾益肝；山药肝、脾、肾同补；茯苓健脾利水，并助山药健运；泽泻泻肾降浊，又制熟地黄滋腻；牡丹皮清热凉血，清肝泻火，"三补三泻"，肝肾同调。再则依据兼症轻重变化施治：失眠者常依辨证巧加百合、酸枣仁滋阴养血安神，或首乌藤通络安神，或予五味子、远志交通心肾、稳心宁神；盗汗烘热重者，常予牡蛎、龙骨收敛固涩止汗，青蒿、鳖甲配伍以清虚热。其间观察患者体质倾向，谨防清泄过度，亦需警惕滋腻过甚。根据临床经验，洪丽美以六味地黄丸为基础方进行加减变化，自拟滋肾疏肝方，处方为熟地黄15g，柴胡10g，枸杞子10g，山茱萸10g，山药15g，生龙骨（先煎）15g，生牡蛎（先煎）15g，百合10g，浮小麦15g，陈皮10g，泽泻10g，茯苓15g，牡丹皮10g，炒酸枣仁15g，醋鳖甲（先煎）15g，目前，其团队正在研究滋肾疏肝方配合八段锦治疗肾虚肝郁型绝经前后诸证的临床疗效。

（四）灵活辨治慢性盆腔炎

慢性盆腔炎是妇科的常见病、多发病、疑难杂症。该病病情顽固，缠绵难愈，病程长，容易反复，常导致慢性盆腔痛、月经失调、痛经、不孕、宫外孕等，严重影响女性的生殖健康和生活质量。洪丽美认为，慢性盆腔炎临床病理因素除涉及湿、热、瘀外，还可兼见因久病伤正而气虚，久病情志不舒而气郁。治疗以清热解毒利湿、化瘀理气止痛为主。常见：①湿热蕴毒证，治以清热利湿解毒，用五味消毒饮或银翘红酱解毒汤加减；②湿热瘀阻证，治以清热利湿，活血化瘀，用败酱汤或清热调血汤加减；③气滞血瘀证，治以行气止痛，

活血化瘀，用四逆散合败酱汤加减。诚如《金匮要略》一书中提到"妇人腹中诸疾痛，当归芍药散主之"。因此，临床上亦常联合当归芍药散加减治疗慢性盆腔炎；若兼见气虚者，酌加黄芪、党参、白术等健脾扶正祛邪之品；气郁者，酌加香附、柴胡、佛手等解郁行气止痛之品。

（五）内外同治，辨治原发性痛经

洪丽美认为，痛经的发生是女性行经前后或经期多因素综合影响导致的结果。快节奏的生活方式、高强度的工作环境、不合理的饮食结构、不恰当的生活习惯等因素常常给人们生理和心理状态带来不同程度的影响。多数情况下，人体具有一定的自我调节功能，不一定会发生疾病。但冲任、胞宫有周期性生理改变，行经前后或经期，胞宫血海经历满盈、溢泄变化过程，若在这一特殊时期，有上述种种影响因素存在，机体的自我调节功能会发生不同程度的减弱，引起冲任、胞宫气血瘀滞而发生痛经。福建省地处东南沿海，水汽充沛，多寒湿之气，同时不良的现代生活方式、生活习惯也使痛经的发病日趋频繁，如夏令炎热易多汗，空调等制冷设备的应用让大多数人长时间地待在空调环境下工作，寒气从脚部、头部、四肢侵入身体。食物冷冻设备的出现，一年四季均可制备冷食，若是摄入过多的冷饮、寒凉食物等，易折损脾胃阳气，加上部分女性为了追求美丽而着装单薄，暴露腰脐、膝盖、脚踝等处，长年累积下来，量变引起质变，易成为寒性体质，寒性凝滞，使气血凝结、经脉阻滞作痛，出现痛经反复发作。洪丽美的团队常采用少腹逐瘀汤加减联合热敏灸治疗寒凝血瘀型原发性痛经，组成为小茴香、吴茱萸、桂枝、当归、川芎、蒲黄炭、五灵脂、乌药、川楝子、延胡索、没药、干姜等，取得良好疗效。

《少腹逐瘀汤加减联合热敏灸治疗寒凝血瘀型原发性痛经临床疗效观察》发表于《福建中医药》2020 年第 8 期。

·摘要：观察少腹逐瘀汤加减联合热敏灸对寒凝血瘀型原发性痛经的临床疗效。纳入符合标准的病例 90 例，随机按 1∶1∶1 分成三组，中药组、热敏灸组、联合组各 30 例。中药组采用少腹逐瘀汤加减，热敏灸组采用热敏灸疗法，联合组在中药组治疗的基础上加用热敏灸疗法，治疗疗程均为 3 个月。观察三组治疗前后痛经程度、痛经症状、中医证候评分、临床疗效等各项指标及安全性。治疗后中药组总有效率 83.33%，热敏灸组总有效率 86.67%，联合组总有效率 96.67%，三组间临床症状疗效有差异（$P<0.05$）。停药随访中药组总有效率 83.33%，热敏灸组总有效率 96.67%，联合组总有效率 96.67%，联合组疗效分别与中药组、热敏灸组比较，差异有统计学意义（$P<0.05$），中药组与热敏灸组疗效差异无统计学意义（$P>0.05$）。结论为少腹逐瘀汤加减联合热敏灸疗法对治疗寒凝血瘀型原发性痛经能够降低痛经程度、痛经症状积分和中医证候评分等，具有较好的临床运用价值。

四 附　录

（一）代表性学术论文

（1）洪丽美，周景花.自拟催生饮治疗过/延期妊娠[J].福建中医药，1998（2）：2.

（2）洪丽美，周景花，蔡芝芬.中西药配合治疗过期流产60例临床观察[J].福建中医药，2002（6）：27.

（3）洪丽美，邱峰.中药治疗药物流产后恶露不绝50例[J].福建中医药，2013，44（4）：13－19.

（4）洪丽美，黄熙理，沈燕慧，等.三联疗法配合清瘀方熏蒸治疗湿热瘀阻型盆腔炎30例临床观察[J].实用中西医结合临床，2015，15（7）：28－29，37.

（5）洪丽美，黄熙理，沈燕慧.中西医治疗盆腔炎临床研究进展[J].亚太传统医药，2015，11（17）：65－66.

（6）洪丽美，黄熙理.小柴胡汤合当归芍药散治疗盆腔炎性疾病后遗症的临床体会[J].中国医药科学，2017，7（20）：48－50.

（7）洪丽美.固阴煎加减治疗肾虚型月经过少的临床效果分析[J].医学理论与实践，2019，32（8）：1207－1209.

（8）沈燕慧，洪丽美.寿胎丸合失笑散治疗肾虚血瘀型先兆流产合并宫腔积血49例[J].光明中医，2019，34（14）：2107－2109.

（9）梁晓璐，洪丽美.子宫憩室的中西医治疗进展[J].中外医学研究，2020，18（2）：183－185.

（10）王依娜，洪丽美.热敏灸疗法治疗妇科疾病的研究进展[J].中医药临床杂志，2020，32（3）：568－571.

（11）洪筱梅，洪丽美.疏肝补肾法治疗肝郁肾虚型月经先期的临床观察[J].福建中医药，2020（8）：51.

（12）王依娜，洪丽美.少腹逐瘀汤加减联合热敏灸治疗寒凝血瘀型原发性痛经临床疗效观察[J].福建中医药，2020（8）：59.

（13）肖毅婷，洪丽美.固肾安胎饮治疗肾虚血瘀型早期先兆流产合并宫腔积血的临床观察[J]. 福建中医药, 2021（1）: 49.

（14）林婉瑜, 洪丽美. 茵陈固胎方治疗肾虚湿热型晚期先兆流产合并母儿ABO血型不合的疗效观察[J]. 福建中医药, 2022（2）: 54.

（15）李佩雯, 洪丽美. 升提安胎饮治疗脾肾两虚型先兆流产合并胎盘低置状态的临床观察[J]. 福建中医药, 2022（2）: 50.

（二）继承人

（1）陈小娇, 女, 漳州市中医院, 副主任医师。

（2）林婉瑜, 女, 厦门市集美区灌口医院, 住院医师。

（整理者：林秀萍　林婉瑜）

黄朝晖

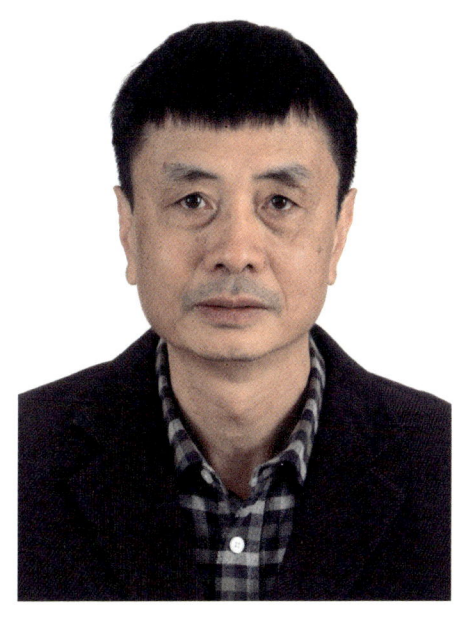

一

医家简介

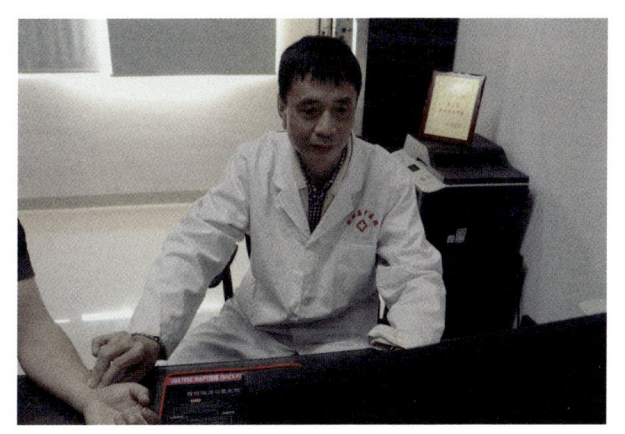

黄朝晖，男，1963年出生，漳州南靖人。主任医师。1986年毕业于福建中医学院医疗系医疗专业，任职于南靖县中医院，曾任南靖县中医院副院长。

曾任漳州市中医药学会第五届理事，漳州市中医药学会第六届常务理事，漳州市医学会第四届内科分会委员，漳州市医学会第五届内科分会委员，漳州市医学会第三届呼吸分会委员，福建省膏方研究会第二届理事会理事。2022年入选国家中医药管理局全国基层名老中医药专家传承工作室建设项目专家名单，第三届漳州市名中医。

黄朝晖对慢性胃炎、胃溃疡、十二指肠溃疡、慢性腹泻、胃肠功能紊乱等胃肠疾病，慢性支气管炎、慢性阻塞性肺疾病、慢性肺源性心脏病、支气管哮喘、咳嗽变异性哮喘等肺系疾病，脑梗死、慢性心功能不全等心脑血管疾病，糖尿病、肝炎、失眠、神经衰弱等病有一定的研究。任职以来发表《胃安合剂治疗疣状胃炎80例疗效观察》等论文10余篇。

二

学术特点

（一）肝脾胃同治、寒热虚实辨证治疗胃病

黄朝晖提出胃脘痛"肝脾胃同治"的观点，依据临床实际，细化为2个重点、4个证型。2个重点：一是脾胃同治，脾主升清，胃主和降，清升浊降，上下通调，胃痛自消，治疗以通降为要，对于病程久、体质弱者，还要善于用补，补的目的是助脾胃升降，这就是所谓"实则阳明，虚则太阴"；二是肝胃同治，胃痛虽属脾胃之病，但与肝脏关系最为密切，脾胃虚弱，肝郁气滞并见之证常有，所谓"土虚木贼"。实践证明，多数胃痛是由情志不遂，肝郁失疏引起的。其病在胃，其本在肝。故治胃痛，应着眼于调肝。把握四个证，即分寒、热、虚、实辨证治之。胃寒，症见胃痛暴作，拘急冷痛，恶寒喜暖，得温痛减，遇寒加重，喜热饮，舌苔薄白，脉弦紧；治宜温胃散寒，理气止痛，方选良附丸合理中汤加减。胃热，症见胃脘灼痛，吐酸嘈杂，腹胀，纳呆恶心，小便黄，大便不畅，舌质红，苔黄腻，脉滑数；治宜清热化湿，理气和中，方选清中汤加减。胃虚之胃气虚者，症见胃脘隐痛，空腹痛甚，得食则缓，喜温喜按，受凉加重，食少神疲，四肢不温，舌质淡，苔白，脉虚缓无力；治宜温中健脾，和胃止痛，方选黄芪建中汤加味。胃虚之胃阴虚者，症见胃脘隐隐灼痛，嘈杂似饥，口干咽燥，大便干结，舌质红少津，或光剥无苔，脉弦细无力；治宜养阴益胃，和中止痛，方选益胃汤合芍药甘草汤加减。胃实之气滞者，症见胃脘胀痛，牵引背胁，情绪波动诱发或导致疼痛加重，嗳气、矢气则痛舒，喜叹息，舌苔薄白，脉弦；治宜疏肝理气，和胃止痛，方选柴胡疏肝散合左金丸加减。胃实之血瘀者，症见胃脘刺痛，痛有定处，按之痛甚，疼痛日久屡发，甚或出现黑便等，舌质紫暗或有瘀斑，脉涩；治宜活血化瘀，行气止痛，方选失笑散合丹参饮加减。胃实之痰饮者，症见胃脘闷痛，胸胁支满，恶心欲呕，肢体困重，舌苔白滑，脉弦滑或沉紧；治宜温阳化饮，燥湿化痰，方选苓桂术甘汤合二陈汤加减。胃实之食滞者，症见胃脘疼痛，胀满拒按，嗳腐吞酸，或呕吐不消化食物，味腐臭，吐后痛减，不思饮食，大便不爽，得矢气及便后稍舒，舌苔厚腻，脉滑；治宜消食导滞，行气止痛，方选保和丸合四磨饮子加减。胃实者，亦可用越鞠丸为通用方加减。越鞠丸出自明代朱丹溪《丹溪心法·六郁五十二》，具有解诸郁之功效。治气、血、湿、痰、火、食六郁之病，而六郁之病以气郁为先，故治郁首当行气，越鞠丸以香附为君行气活血，

疏肝理脾，切贴病机；其他如川芎活血，山栀清火，苍术化痰湿，神曲消积食。气行则血行，气行则痰湿火食之郁俱解。

胃痛又称胃脘痛，脘即是腔，饮食不当、久服伤胃药等，易损胃腔，亦即损伤胃之内膜。随着中医学术的不断进展，护膜一法已形成广泛的共识。近代名医章次公对此有独到的经验，如用凤凰衣配马勃以护膜且能制酸，用赤石脂止血护膜等，别具匠心，每获良效。黄朝晖借鉴前辈经验，常用白及、凤凰衣护膜，白及富有黏性，苦甘涩而入肺、胃经，收敛止血，消肿生肌，临床用于治胃炎、胃溃疡、十二指肠溃疡出血。用白及不仅能止血，且能改善胃脘嘈杂等症状与炎症、溃疡病理变化，是当前胃病"护膜"的良药。凤凰衣即鸡蛋膜，有养阴清肺、敛疮作用，可用于溃疡不敛。

（二）标本兼顾、温清并举治疗慢性腹泻

黄朝晖提出了"标本兼顾、温清并举"治疗慢性腹泻的观点。认为脾虚湿阻是慢性腹泻的主要原因，前人有腹泻"总属脾虚"和"治湿不利小便非其治"之说。湿邪多为内伤致湿，不单与脾有关，与五脏功能失调也有联系。慢性腹泻以本虚为主，治当扶正兼以祛邪。一方面，由于脾不健运，致湿从内生，又因气机郁滞，常湿从热化，甚至热毒蕴结而损伤脉络，形成本虚标实证；另一方面，本与标是互为因果的，如脾虚生湿，而湿盛又反过来碍脾，进一步加重脾虚。所以，治疗上扶正与祛邪，都有助于脾的运化功能恢复。治疗上通常要标本兼顾，温清并举，通因通用。标本兼顾，"形不足者，温之以气"。脾气虚、脾肾阳虚要用"温之以气"的方法以治其本，用益气健脾、温中、升阳等法，使已经失调的脏腑功能得以逐步恢复。益气健脾，用黄芪、党参、白术等；温中健脾，用炮姜、肉桂等；升运脾阳，用升麻、柴胡、防风，用防风取其有"风以胜湿"之意。若患者气滞湿阻明显，要注意"补而勿滞"，需配合健脾理气之品，如陈皮、青皮、砂仁、木香等，使气机通调，血脉流畅。温清并举，脾胃虚弱，运化失司而气滞、湿阻，或郁而化热化火，往往表现为脾虚（或脾寒）而肠热，此时，必须兼清肠中湿热为辅，用败酱草、马齿苋、车前子等。即使病人大便次数较多，若伴有腹胀、腹痛，粪便夹有黏液，也不宜用收涩之法；慢性泄泻多兼有食积、气滞、湿阻、血瘀等标证，对此，须用消食、理气、化湿、化瘀法，用焦山楂、鸡内金、槟榔、枳实、厚朴、苍术、薏苡仁、酒大黄、桃仁等，此即通因通用之意。

（三）以补为主、护膜为要治疗消化性溃疡病

黄朝晖提出了以补为主、护膜为要，治疗消化性溃疡的观点。消化性溃疡，多见于中老年人、长期加班者、饥饱失常者，或长期精神紧张、焦虑或情绪波动的人。消化性溃疡属中医"胃脘痛"范畴，但与一般"胃脘痛"有所不同，主要症状为上腹部疼痛，疼痛常有规律

性，有的症状典型的，表现为得食缓解，或得按、得温缓解。前人云"不通则痛，通则不痛"，一般遵此古训以治胃脘痛，每多取效。但消化性溃疡属虚，为劳累、饥饱失常、焦虑、思虑损伤脾胃之证。虚者当补，若以通治虚，势必虚者更虚，非但无益，反而有损，故溃疡病宜补不宜通。中医认为溃疡无论发生在人体任何部位，都要以补气养血、托疮生肌为治疗原则，补可保护黏膜，促进溃疡早日愈合。自拟消疡散（含生黄芪 0.8g，白及 0.8g，海螵蛸 0.8g，白头翁 0.6g，延胡索 0.6g，三七 0.6g，珍珠粉 0.3g，甘草 0.5g），每服 5g，每日 4 次，调蜂蜜空腹服用。方中用生黄芪、甘草益气健脾，扶正祛邪，现代药理研究证明，黄芪可防止幽门结扎所致的胃溃疡的发生，从而抑制胃液分泌，减少游离酸和酸度；甘草可抑制胃酸分泌，解痉止痛，促进溃疡愈合；海螵蛸、白头翁收敛制酸，减少胃酸对溃疡面的刺激，经药理研究证明白头翁具有调节胃肠蠕动作用和广谱抗菌作用；白及能在胃壁形成药膜，保护溃疡面，白及、三七具有活血消肿、止痛生肌的作用，能促进肉芽组织生长；延胡索有中枢性镇静、安定、止痛作用，并能显著抑制胃酸分泌和降低游离酸和总酸度、使胃蛋白酶活性降低；珍珠能镇静安神，清热解毒，祛腐生肌；蜂蜜能补中润燥，止痛解毒。全方具有止痛镇静，改善微循环和抑制腺体分泌的作用。

（四）治病求本，咳痰喘辨证虚实治疗慢性阻塞性肺疾病

咳嗽、咳痰、咳喘是慢性阻塞性肺疾病的主要症状，多见于老年患者，因其肺肾精气衰弱，阳气不足，卫外不固，易被六淫之邪侵入，感邪之后肺失宣发肃降而咳嗽；脾胃虚弱生内湿，湿聚成痰而咳痰。往往迁延不愈，随着年龄增加和病情的进展，久之就转变为肺源性心脏病，表现为由肺累及心肾而咳喘。黄朝晖从"治病求本"的理念出发，提出治咳重祛邪、治痰重健脾、治喘分虚实的观点。

《河间六书·咳嗽论》言："寒、暑、燥、湿、风、火六气，皆令人咳。"风为六淫之首，易夹其他外邪侵袭人体，因此，外感咳嗽常以风为先导，表现为风寒、风热、风燥等相合为病，但以风寒袭肺者居多。《景岳全书·咳嗽》云："六气皆令人咳，风寒为主。"因此，治疗重在祛邪，以止嗽散为基本方，随证化裁。风寒者，加麻黄、苦杏仁、细辛、紫苏，以益宣肺散寒、止咳平喘之力；风热咽痛者，去陈皮，加前胡、射干、牛蒡子，以疏风清热宣肺；燥热咳嗽者，去陈皮，加桑叶、牛蒡子、南沙参、浙贝母等，以清肺润燥化痰；痰热郁肺者，去荆芥、陈皮，加桑白皮、黄芩、瓜蒌、海蛤壳等，以清热泻肺化痰；肝火犯肺者，加海蛤壳、山栀子，以清热泻肝；痰湿咳嗽者，去荆芥，加半夏、茯苓、厚朴等，以燥湿化痰。

《证治准绳·痰饮》言："痰之生，由于脾气不足，不能致精于肺，而瘀以成焉者也。故治痰先补脾，脾复健运之常，而痰自化矣。"代表方为二陈汤，方中半夏燥湿化痰，是治

湿痰之主药，为君药；化橘红理气行滞，燥湿化痰，为"治痰先治气，气顺痰自消"之意，为臣药；茯苓渗湿健脾，以杜生痰之源，与半夏配伍，体现朱丹溪"燥湿渗湿则不生痰"之理。

实喘以祛邪、治痰为主，祛其邪化其痰，则咳喘自平。临床可结合辨痰施治，如痰黄黏稠，伴咳逆喘息气粗，胸满烦躁，或发热汗出，或微恶寒，溲黄便干，口渴欲饮，舌质暗红，苔黄或黄腻，脉滑数，为痰热壅肺，选用越婢加半夏汤或桑白皮汤加减；如痰稀黏液状伴恶寒发热，头身痛，无汗，咳喘，舌苔白滑，脉浮，为外寒内饮证，宜解表散寒，温肺化饮，予小青龙汤加减。虚喘须标本兼顾，本虚从肺肾气虚、心肾阳虚论治，标实则兼顾夹痰夹瘀之实证。临床亦可结合辨痰施治，如痰如白沫，伴气短难续，咳声低怯，胸满，甚则倚息不能平卧，形寒汗出，面色晦暗，舌淡或暗紫，苔白润，脉沉细无力，为肺肾气虚证，宜补肺益肾，降气平喘，予平喘固本汤合补肺汤加减；如咳痰清稀，伴面浮肢肿，脘痞腹胀，心悸，喘咳不能平卧，怕冷，面唇青紫，舌胖质暗，苔白滑，脉沉虚数或结代，为心肾阳虚，水饮内停，宜温肾健脾，化饮利水，予真武汤合五苓散加减。

慢性阻塞性肺疾病缓解期，需重视培补脾肾及康复调理，以防复发。"脾为生痰之源""肾虚则水泛为痰"，脾虚湿聚生痰而为咳嗽者，面色淡，神倦，脉濡，饮食减少，或饥而不能多食，或食后饱胀，咳嗽表现为痰多、痰色清白。食少者，是胃虚不能多纳；饱胀者，是脾虚运化失常。治宜益气健脾，燥湿化痰，选用方剂如六君子汤、参苓白术散。肾虚、水泛为痰而成咳嗽者，其证与脾虚相近，不同点在于脉象，脾虚湿聚生痰者，脉大而无力，或濡软。肾虚水泛者，脉细小而沉，此乃肾阳亏虚，气化不行，则水液停留，泛滥成为痰饮。治宜温补肾阳，化气行水，选用方剂如金匮肾气丸及右归饮。

（五）情志不遂则心神不安，从肝论治失眠病

失眠是多种因素导致的常见睡眠障碍，中医又称"不寐"。黄朝晖认为夜晚阳气潜藏入阴，人就会进入睡眠状态，失眠基本病机是阴虚不能纳阳或阳胜不得入阴，病位在心而与肝关系最密切。《黄帝内经》曰，"肝藏血，血舍魂"，"人卧则血归于肝"。肝藏血功能与睡眠关系密切，对睡眠起着重要的调节作用。情志不遂则心神不安是导致失眠的最常见病因，从肝论治失眠有重要意义。

肝郁化火型：性情急躁易怒，心神扰动，不易入睡，伴胸胁胀满，善太息，易生气，口苦目赤，不思饮食，舌质红，苔黄，脉弦而数；治以龙胆泻肝汤加减，大便秘结加大黄，胸胁痛甚加香附、郁金。

肝阳上亢型：肝风上扰，心神不宁，失眠多梦，头痛，眩晕，或口苦面红，舌红苔黄，脉弦或数；治以天麻钩藤饮加减，头痛、口苦甚加夏枯草、决明子。

肝血不足型：血不舍魂，心神不安，虚烦失眠，舌红，脉弦细；治以酸枣仁汤加减，口干甚加麦冬、天冬，心悸、易惊甚加柏子仁、远志。

气滞血瘀型：失眠多梦日久，胸胁刺痛，日久不愈，心悸怔忡，唇暗或两目暗黑，舌质暗红，或舌有瘀斑、瘀点，脉涩或弦紧；治以血府逐瘀汤加减，易怒伴口苦甚加龙胆、炭栀子，心悸易惊加远志、茯神。

三

临床经验

（一）胃安合剂治疗疣状胃炎

疣状胃炎又称痘疱状胃炎或慢性糜烂性胃炎，西医多为对症治疗，药物包括制酸剂、H_2受体拮抗剂和质子泵抑制剂，溃疡难愈合或易复发。黄朝晖认为疣状胃炎属中医"胃痛"范畴，症状以胃脘灼痛或隐痛、胀满、口苦、嗳气为多见。脉象弦、滑、数，舌苔以黄腻苔为多见。可伴胃脘冷痛喜温、呕清水、大便清稀等脾寒证；腹胀、纳少等脾虚气滞证；欲呕等痰浊中阻证；胃刺痛、痛有定处等血瘀证。因此，本病主要病机是胃热脾寒，脾虚气滞，痰瘀阻络，以寒热并调，扶正祛邪为治则。

胃安合剂是黄朝晖临床经验的总结。由蒲公英15g、木芙蓉叶15g、党参15g、炙甘草6g、桂枝10g、黄芩6g、牡丹皮6g、香附10g、血竭2g（研吞）、煅瓦楞15g组成。偏寒加高良姜4.5g、吴茱萸1.5g；偏热加川连3g、山栀6g；吐酸加吴茱萸3g、黄连3g、乌贼骨12g；便秘加生大黄6～10g；恶心呕吐加旋覆花10g、代赭石15g；纳呆加鸡内金9g、谷芽15g、麦芽15g；苔腻加厚朴9g、苍术9g；便血加炒蒲黄12g、五灵脂12g。每日1剂，6周为1个疗程。方中用蒲公英、木芙蓉叶清热利湿，解毒消痈，促进胃黏膜活动性炎症的消退；桂枝温脾散寒，黄芩清胃热，辛开苦降，调其升降，寒温并用，和其阴阳，使脾胃功能恢复正常；党参、炙甘草健脾益气，扶正祛邪；牡丹皮凉血化瘀，香附疏肝理气，调和气血；血竭行瘀止痛、和血生肌，瓦楞子制酸兼能祛瘀。用于治疗疣状胃炎及其合并症，具有较好的临床效果，能改善预后，降低病情复发率。

《胃安合剂治疗疣状胃炎80例疗效观察》发表于《实用中医药杂志》1996年第12卷第3期。

·摘要：选取1990年3月至1995年10月南靖县中医院住院或门诊病人110例，随机分为两组，治疗组用中药治疗，与西药治疗对照组对比观察。观察疣状病灶、溃疡病灶改变情况，10个月随访复发情况。治疗组总有效率97.5%。对照组总有效率73.34%。两组比较有显著性差异（$P<0.01$）。两组疣状病灶消失率分别是 87.32% 和 53.4%，有显著性差异（$P<0.01$）。两组溃疡合并症的溃疡愈合率分别是 88.2% 和 79.3%，无显著性差异（$P>0.05$）。两组治疗后 10 个月随访复发率分别是 13.5% 和 60.4%，有显著性差异（$P<0.05$）。研究结论，中医药治疗疣状胃炎及其合并症，疗效好且能降低复发率。

（二）平肝通脉汤治疗急性脑梗死

急性脑梗死是指脑血供突然中断后导致的脑组织坏死，属中医"中风"范畴。黄朝晖认为中风的发生多为情志过极、饮食不节、劳欲过度等，致肝阳暴涨，横窜经脉，直冲犯脑而成。基本病机为阴阳失调，气血逆乱。病位于脑，与心、肝、脾、肾关系密切。气血不足或肝肾阴虚是致病之本，风、火、痰、瘀是发病之标，中风急性期，当急则治其标，以祛邪为主，常用平肝息风、化痰通腑、活血通络等治法。自拟经验方平肝通脉汤，由钩藤 30g、天麻 15g、夏枯草 10g、桑枝 15g、秦艽 15g、穿山甲 6g、地龙 15g、三七 10g、丹参 20g、胆南星 15g、化橘红 10g、石菖蒲 6g、甘草 6g 等药组成。头晕头胀，风阳上亢者，加石决明 30g、代赭石 30g、龟甲 10g；面赤烦躁，热偏盛者，加栀子 10g、黄连 6g；身热烦躁，喉中痰鸣，痰热盛者，加天竺黄 15g、瓜蒌 20g、鲜竹沥 50ml，分 2 次兑服；痰浊阻络，舌强语謇，口角㖞斜者，加全蝎 6g、僵蚕 10g、白附子 10g；腑实便秘者，加大黄 10g、枳实 15g；气短倦怠者，加黄芪 30g、当归 10g；胸闷呕恶，痰湿盛者，加陈皮 10g、半夏 10g、枳实 15g；舌质干红，阴液渐亏者，加芦根 30g、茅根 20g。方中钩藤、天麻、夏枯草平肝息风，秦艽、桑枝入肝经，清热祛风通络，共为君药；穿山甲、地龙、三七、丹参活血化瘀通络，共为臣药；胆南星、化橘红、石菖蒲化痰开窍，共为佐药。诸药合用，共奏息风化痰、活血通脉、化痰通络之功效，用于治疗急性脑梗死有较好的临床效果。

《平肝通脉汤治疗急性脑梗死 32 例》发表于《福建中医药》2006 年第 37 卷第 3 期。

·摘要：选取 1999 年 9 月至 2004 年 10 月南靖县中医院收治的急性脑梗死住院患者 64 例，经 CT 和／或 MRI 检查，符合 1995 年第四届全国脑血管病学术会议制定的标准，排除脑出血患者。采用中西医结合治疗方法，随机分为两组，两组均采用西医常规治疗。治疗组在对照组基础上给予平肝通脉汤；比较两组患者治疗效果。治疗组总有效率 93.75%，对照组总有效率 75.00%，差异有统计学意义（$P<0.05$）。两组治疗前后神经功能缺损评分比较，治疗组治疗前 21.92 ± 5.24，治疗后 10.59 ± 5.32；对照组治疗前 21.83 ± 5.32，治疗后 14.34 ± 6.16；与治疗前比较，$P<0.01$；与对照组比较，$P<0.05$，差异有统计学意义。结论为中西药联用治疗急性脑梗死，能提高疗效，改善神经功能缺损情况。

(三)通栓饮治疗糖尿病并急性脑梗死

糖尿病，中医以"消渴"名之，以多饮、多尿、多食及消瘦、疲乏为主要特征，病变部位在肺、胃、肾，基本病机为阴津亏耗，燥热偏盛。基础研究表明，糖尿病病人血小板凝聚功能增强，胰高血糖素增多使纤维蛋白原增加，血黏稠度增高，这些因素均有利于血栓的形成。黄朝晖认为消渴患者气阴两亏，血行不畅，临床上易发脑络瘀阻而成"中风"（急性脑梗死）。证属本虚标实，气阴两虚为本，瘀血阻络为标。治以益气养阴，滋养脏腑，活血化瘀为法，自拟通栓饮治疗糖尿病并脑梗死之证，收到较好的效果。

通栓饮由太子参30g、当归30g、生黄芪30g、玄参15g、生地黄15g、鳖甲15g、丹参15g、赤芍15g、穿山甲10g、地龙10g、水蛭6g（研吞）等药组成。痰热腑实者，去黄芪，加胆南星、天竺黄、生大黄、芒硝；肝风内动者去黄芪，加天麻、钩藤、石决明、生牡蛎；血瘀化热者，加水牛角、牡丹皮、地骨皮。方中重用太子参、生黄芪、当归益气养阴，活血润燥；玄参、生地黄、鳖甲养阴清热，丹参、赤芍活血化瘀；穿山甲、地龙、水蛭通经搜络。共成益气养阴，滋养脏腑，活血化瘀，调和气血之剂。

《中西医结合治疗糖尿病并急性脑梗塞40例观察》发表于《实用中医药杂志》1997年第13卷第4期。

·摘要：选取2型糖尿病并急性脑梗死80例，分为中西医结合治疗组40例，西药治疗对照组40例。对照组用西药疗法，治疗组在对照组基础上给予自拟通栓饮。治疗组总有效率为95%；对照组总有效率为75%。两组疗效有显著性差异（$P<0.01$），治疗组优于对照组。神经功能缺损改善情况比较（按评分绝对值的平均值标准差改变），治疗组改善幅度为11.33 ± 3.71。对照组改善幅度为6.20 ± 1.69，经统计学处理，差异非常显著（$P<0.01$），治疗组优于对照组。研究结论，中西药联用治疗2型糖尿病并急性脑梗死，能提高疗效，改善神经功能缺损情况。

(四)护肺止血汤合云南白药治疗肺结核咯血

肺结核中医称"肺痨"，常伴咯血之症，属中医"咳血"范畴。黄朝晖认为其基本病机为痨虫蚀肺，肺阴耗损，阴虚火旺，络热血溢。治疗当以益气养阴、凉血清热为原则。本着"急则治标，缓则固本"的原则，他常用云南白药口服以止血化瘀，凉血护络，再投护肺止血汤气阴双补，扶正固本。

护肺止血汤由太子参30g、沙参15g、百合15g、麦冬15g、五味子6g、仙鹤草30g、花蕊石15g、郁金15g、炒藕节15g、枇杷叶10g、海浮石10g、川贝母10g、甘草6g等药组成。每日1剂，水煎分2次服。方中以太子参、沙参、百合、麦冬、五味子益气养阴，凉血止血；仙鹤草、藕节、郁金、花蕊石、云南白药止血化瘀，凉血护络；枇杷叶、海浮石、川贝母肃降肺气，化痰止咳。全方达到标本兼顾、止血不留瘀、治痰不留邪的目的。用于治疗干咳少痰，痰中带血，口干咽燥，潮热盗汗，舌质红绛，脉细数的肺结核咯血（24h咯血量＜100ml）患者。

《中医治疗肺结核咯血34例》发表于《福建中医药》2005年第36卷第2期。

·摘要：探析护肺止血汤治疗肺结核伴小咯血（24h咯血量＜100ml）患者的疗效。选取门诊患者60例，治疗组34例用自拟护肺止血汤合云南白药，对照组西药治疗30例进行疗效比较，观察日咯血量及出血停止时间。结果为治疗组总有效率达97.1%，显效率达67.6%。对照组30例中，总有效率达83.3%，显效率达26.7%。两组总有效率比较无明显差异（$P>0.05$）；两组显效率比较差异有显著性意义（$P<0.01$）。治疗组显效23例，平均止血时间为6.2 ± 1.8d；对照组显效8例，平均止血时间为9.3 ± 3.5d，两组比较差异有非常显著性意义（$P<0.01$）。研究结论为自拟护肺止血汤合云南白药显效率和止血时间均优于西药对照组。

（五）保肝解毒汤治疗抗结核药物性肝炎

肝损伤是结核病化疗过程中并不少见的不良反应。异烟肼、利福平、吡嗪酰胺等常用的抗结核药均可导致药物性肝炎。患者多表现为胁肋隐痛，潮热盗汗，溲黄便干，舌红苔薄或少苔，脉细弦数。黄朝晖认为药物性肝病发生是因药毒伤肝，肝失疏泄，血脉瘀滞或药毒化火，入营、入血或素体脾虚，复因情志抑郁，气机不利，水湿不运，蕴久生热而致病。肺结核的病机为阴虚内热，故肺结核并药物性肝炎，应是阴虚内热在先，肝失疏泄，湿热内生在后。借鉴徐景藩"肝阴宜养，法在柔润"的经验，取其义而不拘其方，自拟保肝解毒汤，用于治疗抗结核药物性肝炎，达到养肝柔肝、疏肝解郁为主，调理脾胃、祛湿解毒的目的。

保肝解毒汤由沙参15g、五味子6g、白芍15g、柴胡10g、郁金10g、太子参15g、山药25g、陈皮10g、绵茵陈10g、紫草10g、大黄5g、甘草6g等药组成。咯血者加仙鹤草30g；咳痰黄黏者加浙贝母15g、天竺黄15g；心烦失眠者加合欢皮15g、知母10g；恶心欲呕者加竹茹10g、半夏10g；肺肾阴虚者加天冬15g、麦冬15g；气阴两伤者加太子参15g、黄精15g；肝气郁结盛者加川楝子10g、延胡索10g；肝血瘀阻者加丹参15g、牛膝10g。每日1剂，每剂药煎2次，滤去药渣，混合得药液约500ml，分早晚2次服。方中沙参、五味子、白芍养阴柔肝补肝；柴胡、郁金疏肝解郁；太子参、山药、陈皮益气健脾消胀；绵茵陈、紫草清热利湿，凉血解毒；甘草对各种药物有解毒之效；大黄荡涤毒热，加速毒物排泄。体现了养阴不忘调气、治肝不忘实脾、扶正不忘祛邪的整体观点。

《保肝解毒汤治疗抗结核药物性肝炎 47 例》发表于《福建中医药》2011 年第 42 卷第 1 期。

· 摘要：探析自拟保肝解毒汤治疗抗结核药物性肝炎患者的临床效果。选取南靖县卫生防疫站及南靖县中医院肺结核初治患者 47 例，按登记序号随机分为治疗组和对照组。化疗方案为 2H3R3E3Z3/4H3R3 的统一标准化方案，均采用 2H3R3E3Z3/4H3R3 短期强化抗结核治疗，且符合药物性肝炎诊断标准。对照组用硫普罗宁保肝治疗，治疗组在对照组基础上加用自拟保肝解毒汤加减治疗。观察 ALT、AST、TBiL 指标变化。治疗组总有效率 95.7%，对照组总有效率 84.8%，两组疗效比较，$P<0.05$，差异有统计学意义。研究结论为对于抗结核药物性肝炎，中西医结合治疗疗效更具优势。

四 附 录

（一）代表性学术论文

（1）黄朝晖，张光霞. 胃安合剂治疗疣状胃炎 80 例疗效观察 [J]. 实用中医药杂志，1996，12（3）：7－8.

（2）黄朝晖，杨苹. 平肝通脉汤治疗急性脑梗死 32 例 [J]. 福建中医药杂志，2006，37（3）：24.

（3）黄朝晖. 中西医结合治疗糖尿病并急性脑梗塞 40 例观察 [J]. 实用中医药杂志，1997，13（4）：16－17.

（4）张光霞，黄朝晖. 中医治疗肺结核咯血 34 例 [J]. 福建中医药，2005，36（2）：29.

（5）张光霞，黄朝晖. 保肝解毒汤治疗抗结核药物性肝炎 47 例 [J]. 福建中医药，2011，42（1）：49.

（6）黄朝晖. 针药并施治疗消化性溃疡并幽门梗阻 52 例 [J]. 实用中医药杂志，1995，11（2，增刊）：10.

（7）黄朝晖. 自拟消疡散治疗消化性溃疡 60 例 [J]. 重庆医学，1994，23（增刊）：328－329.

（8）黄朝晖. 解毒保肝饮治疗慢性铅酒中毒性肝病 32 例 [J]. 江苏中医，1998（增刊：痛证专辑）：70－71.

（9）杨苹，黄朝晖，林媛超. 柴胡桂枝干姜汤治疗慢性心力衰竭的临床疗效 [J]. 深圳中西医结合杂志，2022，32（24）：51－54.

（二）继承人

（1）杨苹，女，南靖县中医院，副主任医师。

（2）林媛超，男，南靖县中医院，主治医师。

（3）陈月明，女，南靖县中医院内科，主治医师。

（4）刘仙凤，女，南靖县中医院内科，住院医师。

（整理者：黄朝晖）

赖林俊

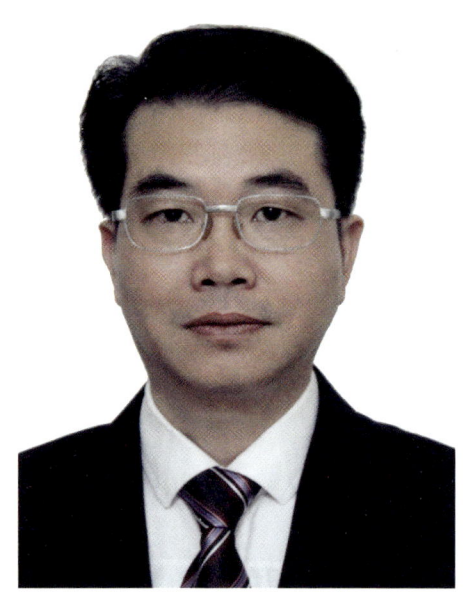

一

医家简介

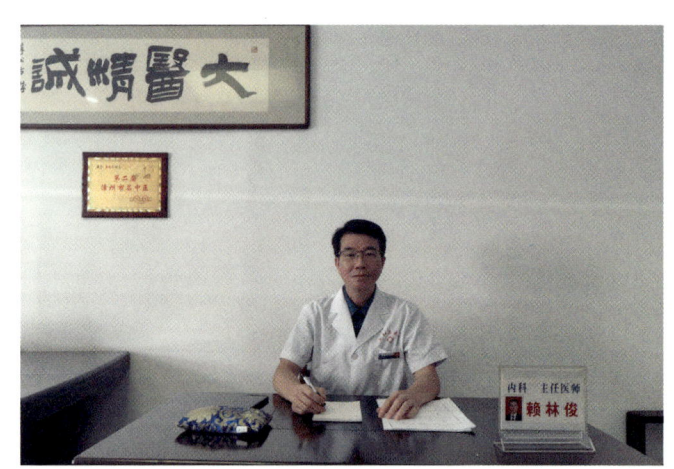

赖林俊，男，1965年出生，漳州平和人。1989年毕业于福建中医学院中医系，现任平和县总医院院长，平和县医院院长，中医内科主任医师。

漳州市中医药学会理事，漳州市第六批专业技术拔尖人才。2011年，被评为"福建省医德标兵"。

2013年，被授予"全省卫生系统先进工作者"称号。第二届漳州市名中医。

赖林俊对脾胃系病证、肺系病证、杂证及高血压、糖尿病、脑卒中后遗症、痛经、更年期综合征、恶性肿瘤等疾病的中医药治疗有较深入研究和丰富的临床经验。参与编写校对《三平寺祖师药方解》，对三平寺祖师药方有深入的研究。在《中医杂志》《临床荟萃》《实用中医药杂志》等发表学术论文20多篇。

二

学术特点

（一）知微见著，从"辨症"到"辨证"

赖林俊认真研究中医诊断学，能够把八纲、脏腑、气血津液、六经、六淫、卫气营血、三焦等多种辨证方式融会贯通，形成整体观的辨证思维，擅长从"辨症"到"辨证"的逻辑推理。通过"四诊合参"收集症状信息，运用各种辨证体系理论，对每个症状逐一进行辨证，确定每一个症状的病因、病性、病位等，同时对体质形态、生活习惯、起居环境等隐性症状也逐一进行辨证。对辨证后的症状进行分类整理，进而推理确定主证、兼证、隐性病证等，精准做到从"辨症"到"辨证"。确定辨证结果之后，根据扶正祛邪、正治反治、同病异治、异病同治等法则，确定汗、吐、下、和、温、清、消、补八法，以及祛风、祛湿、理气、理血、祛痰、开窍、安神、固涩等治法。以法选方，以方遣药。中医贵在辨证，疗效贵在理法方药一致。以证立法，以法组方，组方遣药，做到方证对应，对症下药。

（二）脾胃病论治与"中医平衡法则"

赖林俊经过大量的临床治疗总结出"和为中医治疗大法"，即中医平衡法则。《黄帝内经·素问》言："阴平阳秘，精神乃治；阴阳离决，精气乃绝。"人体维持在阴阳动态平衡状态，则无疾以生。阴阳是指一个互相对立的矛盾双方，或互相制约的两个因素。正气方面如阳气与阴精，邪气方面如燥与湿，病性方面如寒与热、虚与实，病位方面如上与下、左与右、前与后、脏与腑，运动方式如升与降、出与入、收与散等。人体就是由诸多一个个小平衡构建形成的一个大平衡，即"阴平阳秘"。一个小平衡失衡即可产生疾病，临床上常常可见多个小平衡失衡而致病。治疗法则就是调节其失衡以至平和状态，和为治疗大法，即中医平衡法则。下文以脾胃病论治为例阐述。

脾与胃结构部位紧密相连，恒相因而为表里，处于中和的动态平衡之中，是一个整体，功能上相需为用，相互调济，互为因果，互相制约，既对立又统一，是密不可分的整体性功能。病理上脾病必及胃，胃病必及脾，二者不可孤而发病，失其中和为病理特点，同时，在脾胃与其他脏腑关系中，也体现出密不可分的整体性，失其中和，脾胃之为病可波及其他脏腑，其他脏腑之病也会波及脾胃，故脾胃不论结构部位、生理功能、病理特点，都体现出独特的整体观，二者不可分割。因此，治病上也应体现出其整体性，二者不可孤治，应调其双方，使之中和，即用和法使脾胃双方调和以达平衡，所以"和"为脾胃论治大法，其义应为《医学心悟》所言"有清而和者，有温而和者，有消而和者，有补而和者，有燥而和者，有润而和者，有兼表而和者，有兼攻而和者。和之义则一，而和之法变化无穷焉"。和之法是因失衡的对立双方因素变化而不同，虽和之法变化无穷，但调和对立双方以达平衡之意不变。"因"变而"法"变，"法"变而"和"不变。和者，平衡也，既是治疗方法、法则，即中医平衡法则；又是治疗欲达到平衡状态的结果，即阴平阳秘。

（三）沉疴顽疾，从痰瘀论治

赖林俊擅长从痰、瘀论治沉疴顽疾。临床上时常遇见久治不愈，或病程缠绵日久，常规辨证治疗难以取得实效，但从痰、瘀入手辨治往往会有意想不到之功效的案例。百病皆由痰作祟、久病必瘀，痰瘀是脏腑功能失调和气血津液代谢失常所产生的，既是病理产物，也是致病因素。痰瘀二者可单独发病，但常常是互结致病，治痰必顾瘀，祛瘀勿忘痰。临床定要明辨痰与瘀之主次，更要辨明痰或瘀之性质分类，方可化痰祛瘀起沉疴。治痰须知"有形之痰"和"无形之痰"之分。"无形之痰"是以某一特征为主的"有形之痰"证候群表现，故详辨"有形之痰"是关键。痰呈白色是寒痰，痰为白色稀水样是湿痰，痰黄黏稠是热痰，痰黏稠不易咳出者是燥痰，内风外风夹痰为风痰。痰清稀因停留部位不同可辨明"痰饮、悬饮、溢饮、支饮"之不同。在胃肠为痰饮，在胸胁为悬饮，在肌肤为溢饮，在心包为支饮。治疗上有温、清、燥、润、攻、泻、搜风、息风、化痰等方法，审因分治。瘀有血滞与血瘀之异，血滞是血行缓慢不顺畅，血瘀则为滞不行而成块；血滞较轻，血瘀较重；有气滞而血滞者，有寒凝而血滞者，有气虚而血滞者；血瘀有气滞血瘀、寒瘀、瘀热等，不可不辨。血滞宜行，血瘀宜破。气行则血行，有行气、补气，治法有温阳祛寒破瘀、清热凉血逐瘀等。

（四）独创"杂病单一从证治疗法"

中医杂病常常病程长，长期治疗不能完全治愈，复发概率较大，病机复杂，即使用中医理论，也无法完整地解释疾病的原因，但发作时大多数的症状都比较相似，而且有些疾病无法明确诊断，用传统的中医方法无法达到明显的疗效。赖林俊经过大量临床实践，有了独特的见解，他认为中医杂病多数是单个症状突出（杂病主症），但无其他能够互相关联的症状来形成完整的证候群，从而无法进行明确的辨证，这就是中医杂病难治之所在。但只要对杂病主症认真加以单症辨证，使能找出最能解释杂病主症之病因，从单一"主症"到单一"主证"，加以单方治疗，即"杂病单一从证治疗法"，屡屡获得一剂便知的临床效果。例如：赖林俊从痰瘀入手治疗偏头痛疗效满意，自拟方芎蝎芍药汤，川芎 15～25g，白芍 15～30g，全蝎 3～6g，莱菔子 60g；痛经甚或经期头痛，治以吴茱萸汤屡试屡效；痤疮黯红，从血瘀发热证，治以凉血化瘀，选用茜草 15～30g，紫草 15～30g，白茅根 15～30g，鸡血藤 15～30g，金银花 15～30g；手指或脚趾尖皮肤如湿疹，湿热为患，龙胆泻肝汤主之；突发小便频数，无尿痛，血、尿常规等检验检查正常，从下焦湿热证，八正散清热利湿通淋，3剂而愈；皮肤瘙痒无异样，从肺主皮毛，滋阴而润燥，沙参麦冬汤治之；女性更年期综合征潮热甚者，滋阴柔肝，疏肝清热，调以滋水清肝饮，立见其功。

（五）三因制宜，发挥中医特色优势抗击新冠

1. 预防保健处方

新型冠状病毒感染袭来，赖林俊根据平和县地处山区多寒气，百姓农耕劳作体质多虚和不同时令邪气特点，适时制定出不同中医保健方，向全县公开推送服用，并在县医院设置中药煎药室，煎煮保健方药免费提供给全院员工及当地百姓服用，很受群众欢迎，为平和县防疫成果做出应有的贡献。冬末初春，寒气未了，风邪渐盛，推出有益气固表、轻宣表邪之功的保健方，处方为生黄芪12g、防风9g、炒白术12g、芦根12g、紫苏叶9g、甘草6g；初秋夏热尤盛，推出疏散风热、祛暑化湿保健方，处方为桑叶8g、菊花12g、淡竹叶15g、佩兰3g、金银花9g、甘草3g；时令夏热当盛，推出疏散风热中药保健方，处方为金银花10g、连翘12g、桔梗5g、薄荷5g、芦根15g、淡竹叶8g、荆芥5g、甘草5g；秋燥之时，结合当地燥热特点，推出清燥润肺保健方，处方为桑叶10g、苦杏仁6g、栀子5g、黄芪15g、防风12g、沙参20g、甘草6g、桔梗6g、芦根15g。

2. 治疗协定处方

随着新型冠状病毒感染大面积传播，赖林俊牵头组建了中医主任医师专家团队，结合本县区疫情态势、季节变化等特点制定防治新冠病毒感染本土化的防治新型冠状病毒的中药协定方"1号方"和"2号方"。"1号方"主要适应证是热证，如恶寒发热、咽喉肿痛、头身疼痛、咳嗽黄痰或黏稠、鼻塞浓涕等症状。"2号方"主要适应证是寒湿证，如体虚乏力、恶寒身困、肌肉酸痛、咳嗽清痰、鼻塞涕清、食欲不振或腹痛腹泻等症状；或无症状、体虚湿重者，亦可调理服用。"1号方"为金银花15g、连翘15g、板蓝根15g、柴胡20g、黄芩15g、桔梗10g、生麻黄9g、苦杏仁9g、石膏50g、大枣15g、玄参15g、芦根15g、贯众15g、甘草6g、干姜10g，水400ml煎至250ml，渣加水400ml煎至200ml。全方以麻杏石甘汤、银翘散、小柴胡汤加减，方中金银花、连翘辛凉解太阳表热；柴胡、黄芩和解半表半里少阳之邪；石膏清阳明里热；生麻黄发汗以助柴胡清热祛邪；苦杏仁化痰止咳；桔梗、芦根相配清咽利喉可解咽喉疼痛；板蓝根、贯众清热解毒；玄参以防热毒伤津；大枣、甘草益气护胃；干姜性温以解诸药过分寒凉伤及胃气，又可解服药格拒之忧。诸药共达清热解毒之功。"2号方"为藿香9g、佩兰9g、建神曲15g、枳壳9g、荆芥9g、防风9g、生黄芪15g、炒白术15g、炙甘草10g、茯苓15g、姜半夏9g、川芎9g、大枣15g、干姜8g，水

400ml 煎至 250ml，渣加水 400ml 煎至 200ml。全方以藿香正气散、玉屏风散加减，具有益气固表祛风、解表化湿、理气和中之功效。五点建议。①一旦感染，应尽早用药治疗，可以减轻病痛，降低重症发生率。如刚开始发热，或咽喉疼痛，或痰稍黄等，尽早服用1号方。建议服用5～7天，不宜过早停药，以防死灰复燃。②服用1号方退热后，只要还有咳嗽、咽喉痛、痰黄等，可以继续服用1号方。退热后若身体疲倦乏力，痰白清稀，大便溏软，可改服2号方。若服用1号方后，发生腹泻呕酸者，可加服藿香正气水（片）。③没有被感染，平时身体虚弱，湿气重者，可以先服用2号方来补气固表，提高免疫力。2号方也可以祛湿，湿气化解后，即使感染，可以减少聚湿生痰，缩短病程。④没有感染新型冠状病毒，只要有适应证，1号方、2号方都可服用。⑤一旦发生喘证、胸痛等，及时就医。

3."异病同治"防治流行性感冒

流行性感冒根据病毒类型不同分为甲型、乙型、丙型，中医称之为"时行感冒"，如有发热、头痛等症状，根据"异病同治"原则，上文所述1号方仍然适用；如无发热，可选2号方。疫情防控期间，1号方和2号方深受当地百姓信赖，共推送30多万帖。

三

临床经验

（一）辨病与辨证结合治疗消化性溃疡

赖林俊在消化性溃疡（胃溃疡和十二指肠溃疡）的临床治疗方面有着丰富的经验，积极探索中西医结合清除幽门螺杆菌的用药特点，在中医辨证的基础上，加用大剂量白花蛇舌草 30～90g，有较好的治疗效果。消化性溃疡临床可分为活动期、恢复期、静止期。活动期以炎症渗出、局部红肿、时有新鲜出血为主，属于血滞血溢、脉外成瘀；恢复期以溃疡处基底肉芽组织纤维增生为主，属于血滞血瘀相兼；静止期以瘢痕形成为主，瘢痕区血管壁增厚，血管内血栓形成，属于瘀血积聚脉管中的血瘀证。活动期时，病程短者用凉血活血药，丹参 10～12g、牡丹皮 10～12g，入汤剂，每日3次空服；病程长者用祛瘀药，莪术 8～10g、三棱 8～10g、桃仁 6～8g、红花 5～6g，入汤剂，每日3次空服；合并出血者用活血止血药，大黄粉 1～2g、白及粉 2～3g、三七粉 1～2g，每日4次空服。恢复期时，用活血生肌药，乳香 3～4g、没药 3～4g，每日3次空服。静止期时，用破血祛瘀药，莪术 10～15g、三棱 10～15g、桃仁 10～12g、红花 8～10g，入汤剂，隔日1次空服。活血祛瘀药在消化性溃疡治疗中的应用，应在辨病与辨证相结合的基础上，根据病情，分阶段选择活血与祛瘀不同特异性的药物，且应严格掌握其用量、剂型（饮片、粉剂）、服药时间、注意活血与祛瘀有别等规律，均可取得满意的疗效，降低病情复发率。三七有止血之功效，最适宜治疗消化性溃疡活动期出血；其活血化瘀，破旧生新，也有利于胃黏膜修复、瘢痕纤维吸收，使胃及十二指肠局部黏膜结构改变，抵御感染的发生，对其巩固疗效有着重要意义。

《白花蛇舌草治疗消化性溃疡》发表于《中医杂志》2007年第48卷第5期。《活血祛瘀在消化性溃疡中的应用》发表于《临床荟萃》1994年第9卷第19期。《中西医结合治疗消化性溃疡100例》发表于《实用中医药杂志》1995年第11卷第1期。

·摘要：消化性溃疡属于祖国医学胃脘痛范畴，形成原因复杂，治疗方法多样，但疗效多不满意。研究纳入消化性溃疡200例，随机分为治疗组和对照组。对照组单纯采用法莫替丁40mg口服，每日1次，治疗组在对照组基础上加用三七粉1～3g冲服。治疗组总有效率95%，对照组总有效率82%。一年后随访复发率治疗组8%，而对照组为27%。两组治愈率及总有效率和复发率比较均有显著性差异，说明治疗组明显优于对照组。结论为活血祛瘀药三七粉配合法莫替丁对消化性溃疡有较好的治疗作用。

（二）祛邪泻实，补气温阳治疗慢性阻塞性肺疾病

赖林俊在中医治疗慢性支气管炎、慢性阻塞性肺疾病、支气管哮喘等呼吸系统疾病方面积累了大量的临床经验。慢性阻塞性肺疾病可由诸多病因引起的，病程日久，呈进行性发展。中医病证多为虚实夹杂，肺、脾、肾三脏之气虚或阳虚是其根本，实邪诱发致病，以风寒束肺、痰热闭肺、寒痰阻肺等三证多见。祛邪泻实为主，兼顾补气温阳，每每立见其效。风寒束肺证以华盖散合止嗽散化裁，处方为生麻黄10g、苦杏仁10g、甘草6g、紫苏子15g、桑白皮12g、陈皮6g、茯苓12g、桔梗8g、荆芥8g、紫菀12g、百部10g、白前10g；痰热闭肺证以定喘汤合小陷胸汤化裁，处方为生麻黄10g、紫苏子15g、白果6g、甘草6g、款冬花15g、苦杏仁10g、桑白皮15g、黄芩10g、法半夏10g、黄连5g、瓜蒌15g、竹茹15g；寒痰阻肺证以苏子降气汤合三子养亲汤化裁，处方为紫苏子15g、白芥子15g、莱菔子15g、姜半夏12g、前胡12g、厚朴10g、肉桂6g、制附子10g、当归8g、甘草6g、生姜10g、大枣20g。

《中西医结合治疗阻塞性肺气肿196例》发表于《中国医学文摘内科学分册英文版》1999年第16卷。

·摘要：选取1993年12月至1998年2月平和县中医院门诊或住院病人196例，随机分为两组。对照组予抗感染、止咳、化痰等规范化治疗。治疗组在对照组基础上依据中医

辨证，风寒束肺证以华盖散合止嗽散化裁，痰热闭肺以定喘汤合小陷胸汤化裁，寒痰阻肺以苏子降气汤合三子养亲汤化裁。治疗组痊愈 82.7%、好转 13.8%、未愈 3.5%，总有效率为 96.7%；对照组痊愈 52.9%、好转 23.0%、未愈 24.1%，总有效率为 75.9%。治疗组与对照组的疗效有显著差异（$P<0.05$）。结论为中西医结合治疗阻塞性肺气肿较单纯西药治疗有明显的效果。

（三）明辨气、痰、瘀，健脾调肝治疗脑卒中后遗症

脑卒中发生后多伴半身不遂、口㖞或言语不利等后遗症，在西医的治疗基础上，越早结合中医药及康复治疗，后遗症越轻，恢复越快。赖林俊认为脑卒中后遗症病理性质多属本虚标实，本虚以气虚多见，标实则常见于痰瘀互结，伴有气滞。治疗上则当辨清气（气虚、气滞）、痰、瘀之轻重，益气、化痰、祛瘀，佐以理气，诸法有所侧重，联合应用，再加虫类药搜风通络。气虚痰阻血瘀证，治以补气健脾、化痰祛瘀，予补阳还五汤合二陈汤化裁，处方为桃仁 8g、红花 6g、川芎 15g、黄芪 60g、当归 15g、赤芍 15g、地龙 15g、陈皮 15g、半夏 15g、茯苓 15g、全蝎 3g、甘草 6g；气虚重者，重用生黄芪 60～100g，加补血活血、舒筋活络之鸡血藤 30g。气滞痰壅血瘀证，治以疏肝理气、化痰祛瘀，予半夏白术天麻汤合牵正散化裁，处方为半夏 15g、白术 15g、天麻 15g、茯苓 15g、白附子 6g、全蝎 3g、白僵蚕 9g、桃仁 8g、红花 6g、青皮 12g、枳实 15g、甘草 6g；痰湿重者，重用半夏 15～20g、石菖蒲 9g，加和胃化湿、酸能走筋之木瓜 15g；瘀血重者，重用桃仁 12g、红花 10g、川芎 15g、当归 15g；亦根据后遗症不同随方调节遣药，半身不遂者，重用地龙 10g、土鳖虫 6g；口㖞者，重用全蝎 6g、白僵蚕 10g、蜈蚣 3～6g；言语不利者，全蝎 6g，加化痰开窍之石菖蒲 12g、胆南星 3～6g。脑卒中后遗症治疗过程中，重点在健脾调肝，脾土健运，水湿得化，痰结自消，气血生化有常，肌肉充盈，四肢自强。活血祛瘀于无形，肝之气机得于舒畅，藏血行血有度，筋脉得以濡养，经脉活动则自如。

《中西医结合治疗脑血栓 86 例》发表于《中国医学文摘内科学分册英文版》1997 年第 14 卷。

· 摘要：随机选取 1989～1996 年平和县中医院脑血栓住院病人 86 例，在尿激酶溶栓、肝素抗凝等治疗的基础上，结合中药辨证治疗。治疗 30 天进行疗效评定。结果：治愈 49 例，占 56.9%；好转 26 例，占 30.2%；未愈 11 例，占 12.8%。结论为气、痰、瘀是脑血栓的基本病机，也是治疗关键。扩容、溶栓和抗凝与涤痰破瘀殊途同归，补气行气兼治其本，中西医结合治疗疗效提高，致残率显著降低。

（四）补虚泻实，化痰通络治疗恶性肿瘤

恶性肿瘤（癌病）是脏腑组织异常增生，局部肿块逐渐增大。正气内虚、脏腑气血阴阳失调是其主要病理基础。"积之成者，正气不足，而后邪气踞之"，总是本虚标实，初期以标实为主，后期以本虚为主。本虚不外为气血阴阳之虚，标实则为气滞、痰结、血瘀、湿热毒等多因互结。不同脏腑的癌病，本虚标实侧重点是不同的，但都有章可循。肺癌气阴本虚，痰结气滞标实；食管癌阴亏本虚，气滞痰结标实；胃癌气亏本虚，痰瘀标实；大肠癌阴阳本虚，湿热毒瘀血标实；膀胱癌阴亏本虚，湿热毒血瘀标实；肝癌阴亏本虚，气滞血瘀标实。各脏腑癌病的本虚特性应贯穿癌病治疗的全过程，尤其是初期治疗就应注重补其虚，扶正以祛邪是治疗的根本。补气养阴是扶正气而提高免疫力的通法，常用人参（西洋参、移种参）6～10g、太子参10～30g、女贞子15～30g、灵芝15～30g、仙鹤草（脱力草）15～30g，炖有形血肉之品，或直接入汤药，长时间服用。与此同时，赖林俊在攻邪消实方面，用药果敢，有病当之。软化顽痰时，制半夏30～60g、生牡蛎60～120g、瓦楞子20～30g、浙贝母20～30g、夏枯草15～30g；破瘀血时，三棱15～30g、莪术15～30g、桃仁10～15g、红花6～10g；配用虫类药疗效更佳，全蝎6g、蜈蚣6g、地鳖虫10g。

（五）擅用药对屡见奇效

赖林俊擅用药对治疗各种病症，在辨证的基础上加用药对以增强疗效，或根据主要症状特点无须辨证直接用药对治疗，或用药对治疗兼证、杂证等，临床运用药对屡见奇效。在主证单纯明确时，常选用相须药对；在寒热、虚实夹杂、升降出入气机失常时，多选用相反药对；兼症常选用相使药对。根据相关文献资料，列举赖林俊临床运用行之有效的药对。

相须药对：白僵蚕、蝉蜕，祛风除疹，用于风热瘾疹；牡蛎、玄参，软坚散结、消瘤瘿，用于阴虚挟痰热之瘿证。

相反药对：五味子、制大黄，滋肝阳，清湿热，降血清转氨酶；山茱萸、石韦，消除蛋白尿；黄芩、制半夏，辛开苦降，清热降逆止痢，用于湿热所致的呕吐、下利；黄连、厚朴，增辛开苦降之功；肉桂、黄连，辛开苦降，交通心肾，引火归原，用于心肾失交之不寐；蒺藜、骨碎补，沉降补肾不碍疏肝，升散肝热不碍滋肾，用于肾虚肝热之牙痛；玄参、苍术，寒温润燥相济，治夜盲症；生地黄、苍术，滋阴燥湿，滋阴不碍湿，燥湿不伤阴，用于阴虚挟湿之痿病；细辛、五味子，温肺化饮，止咳平喘，一散一敛，有散不伤正，收不留邪之优，用于寒饮伏肺之哮喘；蜈蚣、白芥子，搜风涤痰，用于风痰挟瘀之头痛、痰瘀阻络之痛风、腰腿痛、中风、面瘫、淋巴结肿大、慢性腰肌劳损；威灵仙、地龙，既清外侵风湿热之邪，又除内蕴瘀血之患，用于中风后遗症之半身不遂。

相使药对：鸡内金、槟榔，鸡内金得槟榔之使，消食排食，用于食滞脘腹、胆囊结石或尿路结石。

四 附 录

（一）代表性学术论文

(1) 赖林俊. 白花蛇舌草治疗消化性溃疡 [J]. 中医杂志，2007，48（5）：434.

(2) 赖林俊. 中西医结合治疗消化性溃疡 100 例 [J]. 实用中医药杂志，1995，11（1）：22.

(3) 赖林俊. 中西医结合治疗偏头痛 65 例 [J]. 中国医学文摘内科学分册英文版，1996，13：34.

(4) 赖林俊. 川草乌中毒 9 例临床分析 [J]. 中国中医急症，1995，4：235.

(5) 赖林俊. 活血祛瘀在消化溃疡中的应用 [J]. 临床荟萃，1994，9（19）：21.

(6) 赖林俊. 加减启膈散治疗反流性食管炎 36 例观察 [J]. 实用中医药杂志，2014，1(30)：9.

(7) 赖林俊. 实脾汤治疗乙型肝炎 103 例 [J]. 实用中医药杂志，1995，11（3）：15.

(8) 赖林俊. 从寒、痰、瘀、辨治肺心病举偶 [J]. 中医杂志，2002，43：51.

(9) 赖林俊. 中西医结合治疗阻塞性肺气肿 196 例 [J]. 中国医学文摘内科学分册英文版，1999，16：89.

(10) 赖林俊. 中西医结合治疗脑血栓 86 例 [J]. 中国医学文摘内科学分册英文版，1997，14：182.

(11) 赖林俊. 脾胃不可孤治和为大法 [M]// 江淑安. 中国医论荟萃. 北京：中医古籍出版社，1993：261.

（二）继承人

邓少枫，男，平和县医院中医科，主治医师。

（整理者：赖林俊）

林乔龄

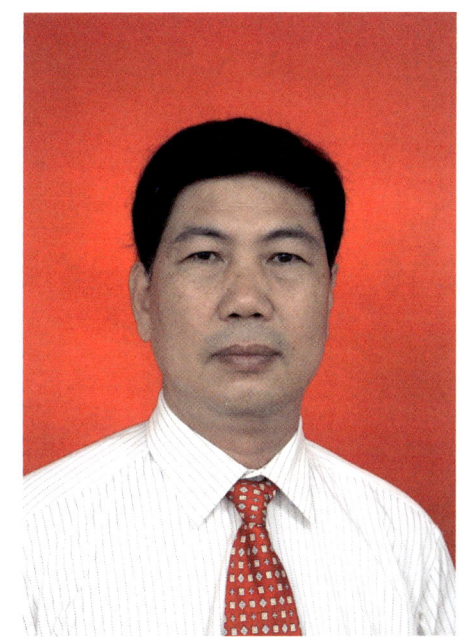

一

医家简介

林乔龄,男,1956年出生,漳州南靖人。1980年毕业于福建中医学院,主任医师,福建中医药大学副教授,硕士研究生导师。曾任漳州市中医院医务科副科长、骨伤科科主任,福建省第四批老中医药专家学术经验继承工作指导老师,首届漳州市名中医。

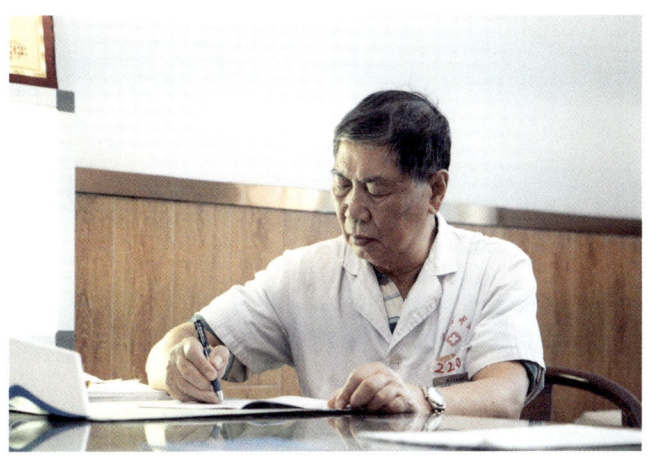

林乔龄受聘新加坡中医学院学术顾问,漳州市中医药学会骨伤专业委员会名誉主任委员。曾任福建省中西医结合学会骨科微创专业委员会委员,海峡南少林手法医学协会理(监)事会常务理事,福建省中西医结合学会理事,福建省中医药学会骨科分会理事,漳州市中西医结合学会理事会副秘书长,漳州市中医药学会骨伤专业委员会主任委员。

林乔龄主编《中医正骨》科普丛书荣获中华中医药学会科普著作奖一等奖;为《中医辨

证专方手册》编委，该书荣获第十五届华东地区优秀科技图书二等奖。研制成功成骨通络丸治疗儿童早中期股骨头缺血性坏死，获漳州市科学技术进步奖三等奖。承担并完成省级科研课题 1 项、市级课题 1 项。撰写 20 余篇论文，发表在国家级刊物和省级刊物。

二

学术特点

（一）骨折早、中、晚三期辨证与"攻、和、补"三法

林乔龄作为第二代章氏学术传承人，继承了章宝春治疗骨折内伤及外治学术思想、经验。林乔龄在伤科骨折治疗中，认为中医内治法对伤科疾患调理很重要，遵循"局部与整体兼顾、外伤与内损并重、固定与活动结合"原则。林乔龄认为骨伤科治疗骨折或脱位后所致肿胀疼痛，功能障碍，凡导致血离经脉、瘀血不散、经络血阻、气血不畅，均可引起脏腑功能发生变化。伤科治疗中，林乔龄传承"血不活则瘀不能去，瘀不去则骨不能接"的思想，以及血与气两者互相联系，气为血帅，血随气行，故伤气必及血，伤血亦必及气。所以治疗上必须活血与理气配合，调阴和调阳兼顾。林乔龄在治疗骨折中按骨折早、中、晚三期辨证，并结合患者实际情况进行辨证加减。林乔龄认为骨折"早期宜攻，中期宜和，后期宜补"。骨折的初期因为外力导致骨断筋伤，经脉受损，血液流至经脉之外，壅塞阻滞，导致气血运行不畅，表现为局部肿胀、疼痛，治宜活血化瘀，消肿止痛。结合患者实际情况进行辨证，有瘀血者宜攻之，攻下逐瘀法为首要治法。跌打损伤后多因瘀血作痛，根据"通则不痛"，若见里实便结，脉弦大或洪数，舌尖红，苔黄糙或腻，应先予通泻大便，泻下瘀血以止痛；大便干结者，在活血逐瘀基础上适当加用大黄、芒硝等泻下药物；大便已通、感遍身瘀滞疼痛者，可用七厘散或泽兰汤；有出血者予止血逐瘀止痛。骨折脱位及肌肉损伤肿痛较剧者，宜用消肿活血汤等。骨折中期内治法，经过初期的攻下逐瘀止痛法治疗后，病情可逐渐好转，故中期以理气解郁为主，配合活血祛瘀，以疏通气血，促进恢复。根据患者实际情况，瘀血未尽，仍然肿痛者，可继续用复方紫金片活血祛瘀止痛；瘀血大部已除，功能未全恢复，伤处隐隐作痛，系伤气为主，应给予理气活血；若以骨折为主，常用接骨丹，以促进骨痂生长；若以伤筋为主，运动功能受影响者，宜加减活血舒筋汤，偏寒者可用小活络丹；对陈旧性损伤及损伤较严重、气血瘀滞凝阻疼痛难以解除者，可用三棱莪术汤。后期用内治法治疗损伤，体质多虚，根据"损者益之"的治疗原则，临床常用补益法，以增强体质，解除后遗症。一般用补益气血或补益肝肾的方药。如长期卧床、身体衰弱、头晕目眩、四肢无力、舌淡苔白、脉沉细者，为

气血虚弱，可用八珍汤或十全大补丸；脾胃虚弱、饮食欠佳者，用健脾理气汤；骨折伤筋后期，常感伤处酸痛无力，因肝主筋、肾主骨，应给予益肾地黄汤或益肾丸，以强壮筋骨；伴关节活动不利，宜给予壮筋益肾汤或复方补筋片，以促进功能恢复。此外，结合闽南地区气候湿热，病多夹湿夹热，骨折后患者常并发有关节活动不利、风湿痛，予补益肝肾、强筋壮骨基础上加用羌活、独活、防风等药物驱逐风湿寒痹。

（二）中医正骨八法基础上的发扬与创新

林乔龄认为伤科的治法有外治法和内治法。内治法指整体治疗，外治法指局部治疗，两者配合应用，才能取得明显效果。外治法在伤科治疗中占有相当重要的地位，甚至是决定治疗成败的因素。常用的有推伤疗法、理筋手法、正骨手法、夹缚固定、药物洗伤和练功疗法。应根据不同的病情和发展的不同阶段选择应用。在正骨手法方面，林乔龄在临床中结合实际情况，在"摸法、接法、端法、提法、按法、摩法、推法、拿法"中医正骨八法的基础上进行总结、创新，尤其在踝关节骨折脱位、跟骨骨折等的正骨手法上表现明显。

在踝关节骨折脱位采用手法复位石膏固定治疗临床实践中，林乔龄根据实际情况，在中医正骨八法基础上优化、总结，将踝关节骨折脱位正骨手法总结如下。

①拔伸牵引。患者平卧，第二助手站立于患肢近端，双手环抱住患肢股骨远端使膝关节屈曲90°持续牵引，第一助手站于患肢远端手持患足对抗牵引2～3分钟，使踝关节脱位、短缩移位及畸形得到初步纠正。继而将患足置于跖屈位牵引以初步恢复外踝长度。②提按旋扣。在两位助手维持牵引的时候，术者一手放在患肢足跟部，将患足足跟向上提拉，另一手放在胫骨远端，将其向下压按，使距骨后脱位得到纠正。第一助手做踝关节屈伸旋转活动，同时术者双掌置于踝关节内外侧，手指环抱踝关节下胫腓联合处行旋扣复位，使下胫腓联合初步复位。③推整复位。在牵引下，伴有外踝旋转移位者，可嘱第一助手轻微旋转足部，在助手旋转足部同时推挤触碰外踝远折端使外踝及下胫腓复位。如腓骨骨折线较高，折端呈背靠背移位者则用回旋手法。最后整复内踝。④端挤屈伸。对于合并有较大后踝骨折块的患者可在俯卧位下复位。嘱第一助手在牵引下将足部端提并且背伸，通过关节囊将后侧骨折块向远端牵拉复位。但仅依靠此手法并不能使较大的后踝骨折块完全复位。此时嘱第一助手在牵引下将足部由背伸位改为跖屈位，放松跟腱。术者下蹲，双手拇指置于跟骨结节上方跟腱双侧，余指环抱前踝部，用拇指将后踝骨折块推挤复位。⑤捏合内翻。最后术者将双手环抱踝关节，对下胫腓联合处再次行扣挤捏合手法以保证下胫腓联合及距骨外侧移位复位。在足部维持牵引、术者双手环抱患踝情况下嘱第一助手背伸、跖屈活动踝关节纠正残余移位，同时术者双手环抱踝部亦能感知是否还有骨擦感，初步判断复位是否成功。随后嘱第一助手将踝关节维

持在内翻背伸位或中立背伸位。⑥维持固定。整复成功后将患肢分别固定于内翻背伸位及中立背伸位。

林乔龄通过临床观察、总结后出踝关节骨折脱位手法复位拔伸牵引、提按旋扣、推整复位、端挤屈伸、捏合内翻、维持固定6步，极大提升了踝关节骨折脱位手法整复成功率，也为学者能更好、更容易地学习、掌握踝关节骨折脱位手法复位方法提供条件。

在跟骨骨折采用手法复位石膏固定治疗中，林乔龄提出拔伸牵引、欲合先离、摇摆触碰等技术操作要领。林乔龄认为手法治疗的着重点在于清楚了解患者在受伤时的体位及力学的传导特点，然后采用手法拔伸牵引逆向复位以恢复跟骨关节面的平滑及其与距骨对位关系，恢复跟骨及周围的解剖关系。手法操作的同时需要时刻把握住恢复跟骨和距骨之间关系的重要性，重点恢复跟骨的骨性结构，包括关节面平整度、Bohler角和跟轴角，精确重建跟骨生理结构。跟骨骨折整复手法重点在于摇摆、拔伸、扣挤。其中，摇摆手法目的在于使骨折端坎插在一起的骨折块初步松解，而拔伸手法则是在摇摆手法后的一种延续性手法，进一步松解断端的同时，一定程度上恢复跟骨的长度和高度。扣挤时，治疗人员两侧大、小鱼际及掌跟部需尽量紧贴跟骨内侧及外侧壁，力度应该循序渐进加大均匀的施力，使跟骨体的横向增宽问题得到恢复。在进行扣挤操作的同时配合适度的拔伸手法，使压缩在一起的骨折块得到充分的分离并再次复位，这样一方面可以尽可能地恢复足弓的生理高度，另一方面可以尽可能地纠正Bohler角。另外，除了扣挤及拔伸操作外，必须同时向内侧、外侧进行适度摇摆手法，主要的意义有两个方面。其一，摇摆的手法可以尽可能地对不平的关节面进行磨造，使其尽可能地变得平整，尽量防止后期创伤性的关节炎的出现；其二，为了使本身压缩、坎插在一起的骨折块松动，利于扣挤及拔伸手法的施展，必须在扣挤及拔伸的同时，予以使用适当的摇摆手法。

林乔龄认为跟骨骨折病人创伤后治疗的主要目的是解决痛苦、防止畸形、恢复肢体的生理功能，然而跟骨与距骨的对位关系对后足的功能恢复起到至关重要的作用。治疗的重点在于恢复跟骨的生理形态及位置，关键点在于其与距骨的对位关系恢复。局部软组织肿胀或者嵌顿于骨折断端的问题也不能忽视，操作时重点考虑下面几个因素。①由于创伤初期一般常合并局部血管软组织的损伤，患处通常肿胀十分严重，如果过分地苛求完美解剖复位，一方面，不一定能达到，另一方面，势必不可避免地使局部损伤加剧，导致肿胀进一步加重、复位操作更难，同时也增加患者的痛苦。②对于一些病例，需考虑局部软组织嵌顿在断端的可能性，手法操作时需先将其从局部断端中解脱开来，手法操作一般可以先加大原有的移位趋势，最后再对骨折块进行逆向手法操作复位，然而这种情况一般难以解决，出现上述情况没办法手法操作治疗的患者建议根据患者情况进行切开治疗。③复位的目的是恢复跟距正常比邻关系，并予以牢固维持固定至骨折愈合。恢复跟骨与距骨的正常位置并且进行一个有效的可靠固定可以为后面早期去除外固定进行关节功能活动创造良好的条件，促进损伤的修复及功能的恢复，因此保持跟距正常位置关系是治疗的关键，手法操作的时候要时刻以这点为关键点。

（三）良好的复位、固定及结构稳定是良好康复的前提

踝关节骨折、跟骨骨折、肱骨近端骨折、桡骨远端骨折、小儿肱骨髁上骨折等均为伤科常见病、多发病。林乔龄认为，应以尽可能小的代价达到治疗目的。通过骨折手法复位石膏固定或多层小夹板固定均可获得满意疗效，降低手术率，减轻患者及家属负担。林乔龄认为骨折治疗的最终目的是功能的恢复，而功能得到良好恢复的前提是良好的复位、固定，并保持结构稳定。在累及关节的骨折治疗中，骨折的稳定不仅依赖于骨性结构的正常解剖关系，还依赖于周围韧带对其的约束作用。诸如膝关节内侧副韧带、交叉韧带对膝关节的稳定作用，肩关节囊及周围韧带对肩关节的稳定作用等。在治疗踝关节骨折中，骨折的解剖复位很重要，诸如外踝复位不佳，出现腓骨短缩及下胫腓韧带损伤未能充分修复，或者下胫腓关节内软组织填塞，踝关节内侧间隙增宽，导致后期创伤性关节炎。而内踝骨折断端软组织嵌插或踝关节内侧间隙软组织填塞及三角韧带损伤未能充分修复，同样会出现踝关节内侧间隙增宽。相对而言，外踝解剖临床意义及重要性较内踝大，所以在治疗中应注意纠正腓骨的短缩、旋转移位，充分恢复腓骨长度。临床实践中发现外踝短缩后距骨向外移位 1mm 就会导致胫距关节接触面积丧失 42%。林乔龄认为骨折的解剖复位固然重要，但韧带的修复对骨折及关节的稳定同样重要。在临床中，林乔龄提出踝关节内侧三角韧带或外侧副韧带未得到良好修复，可导致踝关节间隙增宽，踝关节内、外侧韧带松弛等情况发生。如若出现关节周围韧带松弛，则易出现反复损伤，踝关节不稳甚至创伤性关节炎等情况。故在治疗中，林乔龄强调治疗时要做到骨折与韧带修复并重，即先正确对位，稳妥固定，保证骨折不再次移位，还要允许踝关节在一定范围的活动。通过距骨活动模造，恢复内、外踝生理角度，以及踝穴解剖生理关系。同时在治疗时需遵循骨折与韧带修复并重原则，采用内翻背伸体位固定给损伤的韧带及下胫腓联合修复创造良好条件。通过创造一个良好的修复环境，保障骨折、周围韧带充分修复，从而达到治疗目的。制定详细的功能锻炼计划，通过距骨的模造，恢复内踝、外踝及踝穴与距骨的关系，防止后期并发症的发生，也为后期关节功能恢复提供保障。林乔龄在治疗伤科疾患中，认为需从骨折损伤机制、解剖结构、生物力学方面着手，分析患者受伤姿势、暴力传导方向，充分考虑损伤机制、生物力学及影响骨折复位及稳定的各方面因素，通过逆损伤机制进行手法复位，并采用手法复位后石膏或夹板固定治疗，使骨折达到良好复位、固定，以达到骨折愈合及关节功能恢复良好的目的。

三

临床经验

（一）臂带式鹰嘴钩治疗尺骨鹰嘴骨折

林乔龄通过开展臂带式鹰嘴钩治疗尺骨鹰嘴骨折的生物力学研究，探索臂带式鹰嘴钩治疗尺骨鹰嘴骨骨折的最佳方案。其选用 12 具防腐配对肘关节模拟尺骨鹰嘴的 3 种骨折类型，测量肘关节在不同屈曲角度时骨折断端的应力，以寻求不同类型骨折的最佳固定点。结果显示，3 种骨折的中点组固定，骨折端应变均较远、近点组小，有显著性差异；在 20～25N 固定力时出现临界应力；肘关节在 60°～100°行功能锻炼时，骨折端的应力相较屈肘 90°时的应力变化范围在 25% 之内。表明鹰嘴钩治疗尺骨鹰嘴骨折固定点应选取在骨折块中点，固定力量在 20～25N，肘关节功能锻炼最佳范围在屈肘 60°～90°，此时骨折端的应力符合生理压力的区间，有利于骨折愈合。

（二）消肿活血方治疗下肢深静脉血栓形成

随着近年人工髋关节置换术广泛开展，林乔龄临床中发现下肢深静脉血栓形成是其严重的并发症之一，属静脉回流障碍性疾病，可引发致命的肺栓塞及远期的下肢深静脉机能不全，如果未采取预防性措施，人工全髋关节置换术后深静脉血栓的发生率高达 40%。随着人工关节置换术的开展，术后并发下肢深静脉血栓越来越多。下肢深静脉血栓形成是由静脉血流滞缓、静脉壁损伤和血液高凝状态三大因素共同影响，其导致血小板呈现反应性的改变，使蛋白质 C 减少，进而使其抗凝作用明显减弱，促进凝血的物质浓度相对增高，同时术中输入的较多红细胞或相对的血容量不足，术中损伤组织释放的组织因子大量进入血液循环中，从而出现高凝状态；术后患者卧床、制动，致使静脉回流缓慢，促使血液凝滞在静脉内，激发静脉血液中的细胞因子、血小板等大量聚集，从而引起大量的坏死细胞堆积，进而造成血管内膜或内皮细胞损伤，激活人体凝血程序，形成血栓。行人工髋关节置换术的病人，从中医角度分析，林乔龄认为下肢手术创伤，脉络受损，血溢脉外，离经之血即停滞不通而为瘀，瘀血阻滞，气机不利，血脉痹阻，津液聚而为湿，寒湿瘀结，阻滞脉络。气滞血瘀是基本病机，故活血化瘀通脉是预防的基本原则。活血化瘀通脉配合清热利湿消肿可以有效降低下肢深静脉血栓的发生。林乔龄在临床治疗股骨颈骨折行人工关节置换手术中使用消肿活血方加减预防人工髋关节置换术后下肢深静脉血栓取得良好疗效。消肿活血方由黄柏、续断、赤芍、当归尾、土鳖虫、忍冬藤、人中白、薏苡仁组成，具有养血活血化瘀、消肿利水止痛、滋阴等作用。方中当归甘、辛，温，既能补血又能活血，"使气血各有所归，亦血中之圣药也"，赤芍，性味苦寒，泻性多，能凉血活血化瘀，当归和赤芍二者相配，动静配合，静中有动，体现在补血又能行血，动中有静，体现在行血又能补血；人中白具有清热解毒、祛瘀止血功效，配合黄柏具有清热滋阴、泻火解毒、祛瘀功用；土鳖虫具有破血祛瘀、接骨续筋的功效，用于治疗骨折筋伤，肢体肿胀等症，配合续断可以达到补肝肾，强筋骨，续筋接骨，活血化瘀；忍冬藤能清热通络止痛，薏苡仁渗水利湿，舒筋，二者配伍渗水利湿，清热通络，达到消除患肢肿胀。本方整体以活血化瘀、消肿止痛为主要作用，补中有泻，泻中有补，补而不滋腻，泻而不伤阴。现代药理学对消肿活血方加减的认识，当归、赤芍具有扩张血管，改善外周循环，抗血小板聚集和抗血栓形成作用；土鳖虫、人中白（富含尿激酶）具有抗血小板聚集和抗血栓形成作用；续断具有抗炎、止血镇痛、促进骨折愈合的作用；薏苡仁能阻止或降低骨骼平滑肌挛缩且有解热镇痛作用；忍冬藤具有抗炎、解热作用；黄柏具有抗炎解热、抗血小板聚集作用。林乔龄通过临床观察应用消肿活血方加减对人工髋关节置换术后深静脉血栓形成的预防作用，达到减少由创伤、手术及术后等各因素产生的下肢深静脉血栓发生率。

（三）成骨通络丸治疗小儿股骨头缺血坏死

林乔龄在治疗小儿股骨头缺血坏死中，先后对股骨头缺血坏死发病机制、介入治疗股骨头缺血坏死观察股骨头血供及血管病变、儿童股骨头缺血坏死病理机制等进行研究。林乔龄认为儿童股骨头缺血性坏死发病机制归结起来，主要有创伤直接损伤股骨头供血动脉，造成血流中断、静脉回流障碍，导致股骨头髓腔或关节内压力增高、血黏度增高，使供给股骨头的血管发生栓塞和缺血致血流受阻等，治疗的主要目的是清除影响骨骺发育和塑型的不利因素，促进其自限过程并防止股骨头骨骺变形、半脱位和骺板早闭等并发症。通过研究发现，小儿股骨头缺血性坏死的发病过程中经历了一个共同的过程，即骨质疏松期。林乔龄认为儿童股骨头缺血性坏死的主要证候为气滞血瘀、络阻骨死。治疗上应以通络活骨、活血祛瘀为主，在充分了解儿童股骨头缺血坏死病理变化基础上研制出成骨通络丸治疗小儿股骨头缺血坏死，取得良好疗效。成骨通络丸由川芎100g、当归100g、鳗鱼头（干粉）100g、赤芍100g、鸡血藤100g、巴戟天100g、骨碎补100g、续断100g、茯苓100g、泽泻100g、熟地黄80g、血竭3g、自然铜150g等药组成。成骨通络丸以四物汤加鸡血藤、血竭以养血、活血、化瘀；以巴戟天、骨碎补、自然铜、续断等补肾、强筋续骨；茯苓、泽泻利水健脾。诸药合用，共奏活血化瘀通络、补肾强筋之功效。予成骨通络丸口服治疗小儿股骨头缺血坏死，每日3次，4~7岁患者每次6g，8~12岁每次10g，3个月为1个疗程，配合皮牵引，重量2~3kg，屈髋20°，外展15°，牵引时间1~3个月。下地行走时3个月内禁止跑、跳等剧烈运动。治疗期间，患者在床上行髋关节前屈、蹬车主动功能活动及股四头肌收缩锻炼，避免负重。通过临床观察，成骨通络丸能有效减轻股骨头缺血性坏死发病过程中骨密度降低的病理改变，通过改善股骨头局部内环境，促进骨坏死再生，重建股骨头血运，有效防止儿童股骨头缺血性坏死。通过临床观察，多数患者在服药治疗1个疗程后，疼痛症状明显减轻，关节功能及活动度明显改善。1～5年随访优良率达94.87%，疗效可靠。林乔龄认为，在使用成骨通络丸治疗小儿股骨头缺血坏死，辅以外治卧床制动、牵引，可以减轻股骨头所受机械应力，保持其外形，有利于血液循环改善和患肢短缩及骨盆代偿性倾斜的纠正。同时借助牵引力量，可缓解肌肉的痉挛，将股骨头受压力降低到最低程度，有助于股骨头的塑形。患者年龄越小、病程越短、分型越轻，则预后越好，应力争早期明确诊断，及时采取有效中医药及制动方法治疗。这种无损伤疗法不破坏关节囊和髋关节周围的组织结构，没有手术后的瘢痕，可保持髋关节的组织结构功能，特别是塌陷的股骨头经无损伤治疗后，大部分可使股骨头不再继续塌陷，对股骨头的骨量、强度、刚度等生物力学性能的改善有重要意义，预后效果令人满意。林乔龄在治疗疾病过程中，根据患者证候进行辨证施治处理。经过中医辨证，方证对应，中医在疾病治疗方面有立竿见影的效果。

（四）手法复位石膏固定于内翻背伸位治疗旋前型踝关节骨折脱位

林乔龄在临床实践中发现旋前型（旋前外展型、旋前外旋型）踝关节骨折整复后在不同固定体位上治疗效果差异明显。林乔龄在进行临床研究中将旋前型踝关节骨折患者随机分组，在骨折手法复位后分别固定于内翻背伸位及中立背伸位，通过临床观察、验证并得出旋前型踝关节骨折脱位手法复位石膏固定于内翻背伸位可取得较好疗效的结论。林乔龄认为旋前型踝关节骨折一般内侧三角韧带损伤或内踝骨折、外踝骨折或外侧副韧带、下胫腓联合损伤、后踝骨折并存。当石膏外固定于内翻背伸位时，三角韧带松弛，内踝骨折块不受牵拉，能有效纠正内踝骨折块因三角韧带牵拉所致的向内下方及旋转移位，并可使内踝骨折块及三角韧带在无应力下修复。同时，内翻的距骨与内踝关节面紧密接触，纠正内踝向外移位趋势。踝关节内翻使外侧韧带紧张，患者行足趾跖屈、背伸及踝关节内、外翻静力性练习时，腓骨长短肌及拇长屈肌在一定程度上收缩，牵拉向外上移位的外踝骨折块，并使外踝骨折块复位，同时也能充分恢复外踝的长度。外踝骨折块通过内翻位外固定石膏的挤压，可使外踝骨折块与距骨关节面紧贴，保证踝穴平整。通过扣挤下胫腓联合使下胫腓联合紧密对合复位，既纠正因踝关节背伸所导致的下胫腓联合增宽，又为下胫腓联合的充分、无张力下原位修复创造良好的修复条件。背伸位固定时可以使踝关节后方的关节囊紧张，可通过后方关节囊牵拉作用将较小的后踝骨折块复位稳定，同时也使距骨较宽部分进入踝穴，保持踝穴的最大生理宽度及外踝的外展角度，为以后踝关节背伸功能的恢复提供条件。内翻背伸位固定不足之处在于当合并有较大的后踝骨折块时，位于后侧较大的后踝骨折块可因为后侧关节囊紧张牵拉而发生旋转移位，出现后踝关节面不平整，也可能出现距骨向后上脱位。

（五）屈肘旋前位超腕关节石膏托固定治疗儿童肱骨髁上骨折

林乔龄在临床工作中除了对踝关节骨折整复后固定体位的研究总结，还对其他骨折，诸如小儿肱骨髁上骨折手法复位固定体位进行研究。肱骨髁上骨折是儿童常见的一种骨折，占儿童四肢骨折的3%～7%、肘部骨折的55%～80%，多发生于5～12岁的儿童，特别多见于5～7岁的男孩。肱骨髁上骨折分为伸直型和屈曲型，其中伸直型多见，伸直型又可分为尺偏型和桡偏型。预防肘内翻的发生必须贯穿于骨折复位、固定等治疗全过程中，良好地复位和有效地固定是预防肘内翻发生的关键。林乔龄在临床治疗中发现小儿肱骨髁上骨折手法整复肘关节功能位固定（屈肘中立位）治疗儿童肱骨髁上骨折，其肘内翻发生率仍较高，根据儿童肱骨髁上骨折并发肘内翻的发生机制，改用屈肘旋前位超腕关节石膏托固定的方法治疗儿童肱骨髁上骨折。通过前臂旋前时肱尺关节外展，尺侧副韧带紧张，向下牵拉骨折远端，同时肱尺关节尺侧张开，桡侧关节面紧密接触，作用力通过关节面向上传递使张开的桡侧两断端靠拢，对骨折远端起稳定作用，固定牢靠，治疗方法方便安全，损伤轻，费用少，骨折愈合及肘关节功能恢复好，肘内翻发生率低，在临床上取得较好疗效。

四

附　录

（一）主要学术著作

（1）《中医正骨》，主编，2001年由福建科学技术出版社出版。

（2）《中医辨证专方手册》，编委，2002年由人民军医出版社出版。

（二）代表性学术论文

（1）林乔龄，吴丽莎. 中西医结合治疗儿童股骨颈骨折[J]. 中国中医骨伤科，1994，2(2)：41－42.

（2）林乔龄等. 儿童股骨头缺血性坏死38例治疗分析[J]. 四川中医，1997，15（4）：46－47.

（3）林乔龄，吴丽莎，麦少卿.697例股骨干骨折治疗体会[J]. 福建中医药，1997，28（6）：18.

(4)林乔龄,李民.儿童股骨头缺血坏死病理机制研究进展[J].福建中医药,2000,31(5):41—42.

(5)林乔龄,张嵩图,陈联源,等.股骨头缺血坏死发病机理的实验研究[J].中国骨伤,2001,14(3):150—151.

(6)林乔龄,张嵩图,李民,等.臂带式鹰嘴钩治疗尺骨鹰嘴骨折的生物力学研究[J].中医正骨,2001,12(8):9—10.

(7)林乔龄,孙克民,郑亚明.成骨通络丸治疗儿童早中期股骨头缺血性坏死38例[J].中国骨伤,2003,16(7):400—401.

(8)林乔龄,林俊东,赵洪涛,等.介入治疗股骨头缺血坏死28例(34髋)临床分析[J].中国骨与关节损伤杂志,2009,24(11):1040—1041.

(9)林乔龄,张飞,李民.成骨通络丸治疗儿童股骨头缺血性坏死69例报告[J].中医药通报,2010,9(4):47—48.

(10)林乔龄.股骨头坏死血运观测报告[J].中国骨与关节损伤杂志,2010,25(10):97—98.

(11)林乔龄,李民,魏双胜.不同固定位置治疗旋后外旋型踝关节骨折的病例对照研究[J].中国骨伤,2012,25(1):39—41.

(12)林乔龄,李民,陈志.消痹方对兔膝骨性关节炎软骨下骨 Cyclin D1 mRNA 的影响[J].中国医药指南,2014,12(34):59—61.

(三)继承人

(1)陈盛,男,漳州市中医院,副主任医师。

(2)王九龙,男,南靖县中医院,主治医师。

(3)陈志,男,漳州市中医院,主治医师。

(整理者:陈志 陈盛)

林石明

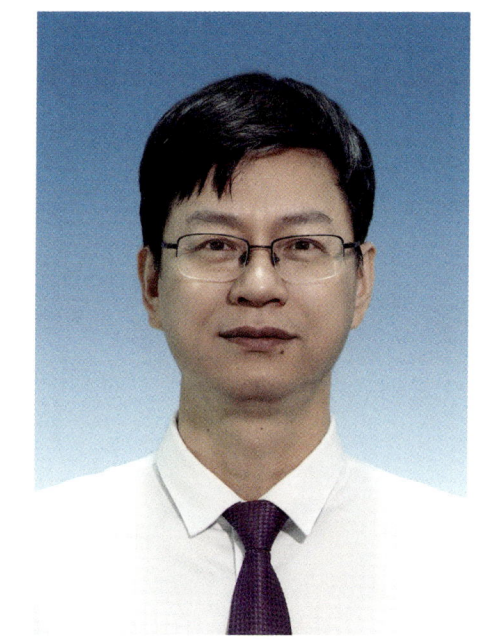

一

医家简介

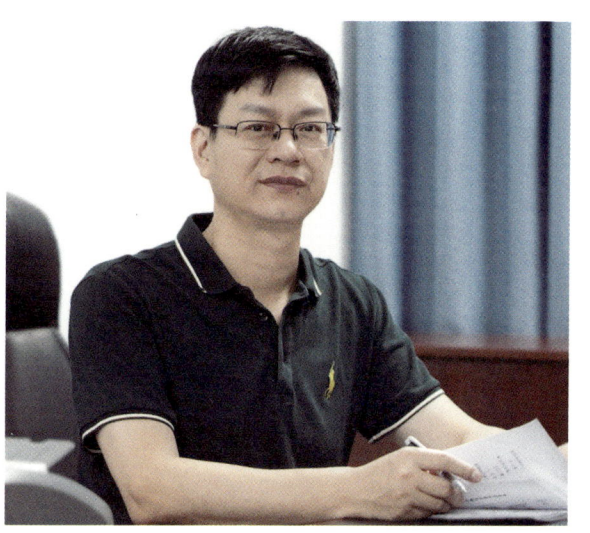

林石明，男，1971年出生，漳州龙海人。1993年7月毕业于福建中医学院针推系，2003年7月研究生毕业于福建中医学院中医骨伤专业。现任漳州市中医院院长，主任医师，福建中医药大学教授、硕士研究生导师。

担任中国民族医药学会骨伤科分会副会长，福建省中医药学会骨伤科分会副会长，福建省医学会运动医疗分会副主任委员，福建省中医药学会康复分会副会长，福建省中医药学会中医经典分会副会长，福建省医师协会常委，中华中医药学会整脊分会常委，世界中医药学会联合学会医院管理分会常务理事，福建省医学会骨科学分会委员，漳州市中医药学会会长，漳州市康复医学会会长，漳州市医学会骨科分会副主任委员，漳州市人工关节置换质控中心副主任。

林石明注重临床工作,擅长应用中医药和针灸正骨推拿手法治疗骨伤疑难杂症。主持省部级科研项目1项,主持和参与厅级科研项目12项,在省级以上专业刊物发表论文30余篇,参与编写《骨质疏松性骨折》。曾荣获漳州市科学技术进步奖三等奖2项。第二届漳州市名中医,漳州市第一批市级D类高层次现有人才。

学术特点

(一)脏腑为纲,气血为治,骨伤三期辨证用药

林石明认为骨伤科疾病的三期辨证不仅要关注疾病所处阶段,还需重视不同阶段脏腑、气血病理状态与疾病之间的联系。

脏腑与损伤骨病的关系尤为密切,或因外部损伤牵延脏腑,引起脏腑的功能失调,或因脏腑本病,影响外在骨病损伤表现。"骨借髓以强,身凭足以任","肾在体合骨",均说明骨禀肾气而为用。"肝在体合筋",肝血充盛,肌筋关节才强健有力,活动自如。"肾之合骨也,其荣在发,其主脾也",肾中精气受后天脾胃运化水谷精微滋养。肝肾同源,脾胃健旺,化源充足,气血充盈,则肝肾有所滋,筋骨有所养。心主血脉,肺主宣发,与生命活动息息相关,总而言之,伤科疾病的发生与脏腑联系紧密,尤以肝、肾、脾、胃为著。

"气为血之帅,血为气之母",二者相辅相成。气血循行于周身,周流不息,外而充养皮肉筋骨,内而灌溉五脏六腑。气血调和则人体正气旺盛,气血不和则百病丛生。《伤科补要治伤法论》明确提出"夫跌打损伤,坠堕磕碰之证,专从血论",《正体类要》中也记载:"余治百余人,其杖后血气不虚者,惟此一人耳",由此可见,气血在骨伤科疾病中的重要地位。

林石明认为,骨伤科疾病多因外伤暴力作用于机体,导致骨断筋伤、脉络受损,必然影响气机运行、血液输布,故损伤初期多见气滞血瘀之证。正如《诸病源候论》所言"若因坠落损伤,即血行失度,随伤损之处,即停积",表明了伤科疾病多由瘀血诱发。结合"被人扭按甚重,努力恚怒,以伤其气血,瘀血归肝",故损伤初期宜采用"攻"法,治以疏肝理气、活血化瘀、止痛消肿。损伤中期,瘀未尽去,新骨待生,气血不和,经络不通,或伴胸胁满闷,腹胀纳呆,肝木失疏,犯及脾胃。若继用攻破之药则恐伤及正气,故用药以"和"为主,治以调肝和胃、调和气血、通经活络、接骨续筋。损伤后期,久病体虚,肝血不足,失于濡养,致筋脉拘急,关节不利,肾精虚损而髓亏,脾虚而气血生化乏源,气血亏虚,虚中有滞,

易产生各种并发症，故用药以"补"为主，治以补益气血、强筋壮骨，寓补于通，辨证施治，方能取得较好的疗效。

（二）外治之法，内治之理，药物与手法相结合

"外治之理即内治之理，外治之药亦即内治之药，所异者法耳。医理药性无二，而法则神奇变幻。"林石明认为，内治与外治殊途同归。外治与内治在医理与药性上并没有本质的区别。施法之要，首当辨证，辨明证之阴阳、寒热属性，病位之表里、脏腑。辨证的准确是论治的前提，医者必须全面观察，掌握病情，辨证分明，才能使理、法、方、药无误。

"肢体损伤于外则气血伤于内，营卫有所不贯，脏腑由之不和。"林石明认为骨病和创伤虽见于局部发病，但从整体观念看，"外伤筋骨，内动脏腑"，影响的又何止是局部功能。《黄帝内经·素问·刺要论》云："肉伤内动脾，筋伤内动肝，骨伤内动肾。"也说明外部受伤可内及脏腑，反之脏腑功能是否健全也会影响到外伤的修复。故治疗方法上，包括但不限于内服药物与外敷药物、外治整复、正骨手法等同用，既用药物辨证施治，又注意以手法等接骨理筋、活节通络，做到不走迂途，直而能致，见患治患，取效尤捷。正如《理瀹骈文·略言》所论："久病多从外入，故医有外治法，经文内取、外取并列，未尝教人专用内治也。"外治之法，法在神奇变换，疗法多样，在临床应用时要根据损伤的轻重、性质、部位等各种具体情况恰当选用合适的方法。常见的外治法有手法（整复、针刺、推拿、按摩）、药物（熏洗剂、外敷散剂、膏剂）、器械（固定、牵引、器具矫形）、导引（太极拳、八段锦）等各种方法。如运用章氏正骨及理筋手法，采用多层小夹板固定，配合内服中药、外用洗伤、推拿等治疗手段，治疗四肢骨折脱位效果显著；巧用熏洗法、针刺法治疗风寒湿痹症、慢性劳损等。林石明始终强调，外治法与内治法一样均根植于丰富中医理论的土壤之中，只有对中医理论典籍的阅览理解达到通彻之后，方能"诸书皆无形而有用，操纵变化自我，虽治在外，无殊治在内也"，在施治之时才可以"补内治之不及"而"与内治并行"。

（三）中医西医各有优势，轻重缓急择善而为

林石明认为由于近现代历史条件的限制，特别是科学技术水平的制约，中医传统正骨技术的发展受到局限，一些好的学术思想没有先进的手段去实现。在防治骨伤疾病方面，中医、西医各有所长。中医作为中国人民长期和疾病作斗争的经验总结，具有其独特的理论和临床体系，西医对疾病、人体均有着客观、细致而深入的认识。中、西医的矛盾冲突，也正是两者互补之处。中、西医可以取长补短，共同发展。西医的手术可满足骨折后解剖对位，中医则可在恢复、促进骨折愈合上发挥其巨大潜力，尤其从全面考虑疾病上重视软组织等也正是西医难以独善其身的。在伤病的治疗中，更应重视两者的结合，充分利用现代医学的成果和

检测手段，诸如影像学检查、实验室检查等方法提供客观的依据，借用先进手段实施"制器以正之"的学术思想。以中医的"筋骨并重"思想为指导，在整个治疗过程中，注重"整体观""辨证论治"，权衡手术与非手术治疗的利弊。充分发挥中医药在康复中的作用，对于防治组织粘连、恢复组织功能有独到之处。传统的体育康复方法不仅对损伤局部有效，对整体机能皆有益。从预防着手，以中医的思想、方法等进行锻炼，用西医的手段测量和监测锻炼的效果，对预防疾病和保持健康有着现实意义。

根据"急则治其标，缓则治其本"的中医治则，林石明主张对某些慢性疾病在急性发作期，以西药治标控制急性期病情，缓解后再以中医药辨证施治巩固疗效，防止复发。林石明治疗股骨头坏死、腰椎间盘突出症等疾病，镇痛消炎药常为首选药物，可扭转病势，迅速控制病情，缓解患者疼痛。缓解期则采用补肾活血、益气健脾、调养气阴等中药以固本，不仅能减轻药物带来的副作用，同时还能增强临床疗效。常用肾气丸加丹参、牛膝、杜仲等药物补益肝肾，活血化瘀，不仅可以缩短药物的使用时间，还可以有效缓解患者行走困难、活动受限等症状。如出现慢性疼痛、辗转不愈时，可以采用中药外用、针灸、推拿等传统疗法，发挥中医的优势，此为取长补短。

（四）天人合一，顺时而治

"天人合一"思想是中国哲学思想，在儒、道、释等诸家各有阐述。林石明认为，中医骨伤科学中，很多疾病的病因之一是外感时邪而发，此应之于天时。结合中医的整体观念，林石明认为人因外感时邪发病，应当追寻溯源，从病因入手，开阖泄邪。颈椎病属中医"项痹"范畴，正气不足，筋骨失养，为发病的内在因素，感受风寒湿热为外因，病机为经络阻滞，气血运行不畅。《黄帝内经》云"顺天之时，而病可与期，顺者为工，逆者为粗"，"谨候气之所在者而刺之，是谓逢时"。灵龟八针法是古代的时间针灸学，它是在"天人相应""因时治宜"理论指导下产生的，结合人体奇经八脉气血的会合，取其与奇经八脉相通的八脉交会穴（交经八穴），利用腧穴气血运行旺盛的时间进行针刺，以冀调整十二正经和奇经八脉的经气平衡，达到治病的目的。

临床经验

（一）复方补筋片治疗肾虚血瘀型膝骨关节炎

林石明认为膝骨关节炎为本虚标实之证，肝肾亏虚为本，气滞血瘀为标，临床上辨证以肾虚血瘀之证型最为常见。膝骨关节炎隶属于中医"骨痹""痹证"的范畴。而骨的生长发育及强健盛衰与肾精的盈亏有着密不可分的联系。正如《黄帝内经·素问·肾气通天论》所云："肾气乃伤，高骨乃坏。"膝骨关节炎常见于中老年人，中老年肾中精气日渐衰败，髓海失去充养而日渐空虚，故骨关节日渐脆弱。而《类证治裁·痹证》曰"痹久必有瘀血"，《医林改错》云"由瘀至痹"，说明瘀血既是骨性关节炎的病理产物，又是其致病因素。故林石明认为中老年素体肝肾亏虚，加之外邪入侵，阻碍气血的运行，气滞血瘀，故而发为本病。因此，中医对肾虚血瘀型膝关节骨性关节炎的治则是补肝肾、强筋骨、止痹痛、活血化瘀。复方补筋片是漳州市中医院骨伤科章宝春的经验方，由肉苁蓉、牛膝、菟丝子、五加皮、蛇床子、熟地黄、山药、党参、当归、木瓜、牡丹皮、木香、沉香等药组成。其中党参补中益气，肉苁蓉补肾阳，益精血，共为君药；牛膝活血通经，补肝肾、强筋骨，为臣药；菟丝子具有补肾益精之功效，五加皮功效主要为祛风除湿、补益肝肾、强筋骨、通利血脉，蛇床子具有温肾壮阳、散寒祛风燥湿之效，熟地黄养血滋阴、补精益髓，山药具有益气养阴、补脾肺肾作用，当归补血活血止痛，牡丹皮清热凉血、活血散瘀，木香与沉香均有行气止痛作用，共为佐药；木瓜舒筋活络，为使药。诸药合用，共奏补肝肾、强筋骨、益气养血、活血化瘀、行气止痛之功。复方补筋片治疗肾虚血瘀型膝骨关节炎通过减轻膝关节内无菌性炎症反应程度，从而能消除或减轻膝关节疼痛症状，改善关节活动功能等获得满意的临床疗效。

《复方补筋片对肾虚血瘀型膝骨性关节炎 IL-1β、TNF-α 干预作用的研究》发表于《中医药通报》2012 年第 11 卷第 5 期。

·摘要：观察复方补筋片对肾虚血瘀型膝关节骨性关节炎患者血清和关节液中 IL-1β、TNF-α 水平的影响，探讨复方补筋片的作用机制。纳入肾虚血瘀型膝关节骨性关节炎患者 60 例。随机分为两组，治疗组口服复方补筋片；对照组口服壮骨关节丸，治疗周期均为 4 周。所有患者分别在治疗前及治疗周期结束 1 周内测定血清和关节液中 IL-1β、TNF-α 含量。结果为在降低肾虚血瘀型膝骨性关节炎患者血清和关节液中 IL-1β、TNF-α 含量比较，$P<0.05$，有差异性，治疗组疗效优于对照组。治疗组与对照组在临床疗效方面比较，$P<0.05$，有差异性，治疗组疗效优于对照组。研究结论为复方补筋片可能通过降低关节滑液中 IL-1β、TNF-α 含量，从而保护膝关节软骨及软骨下骨，改善膝关节骨性关节炎患者的症状。

（二）腰椎定点斜扳法治腰椎间盘突出症

林石明认为推拿手法整复是治疗腰椎间盘突出症的常用手法，而其中腰椎斜扳法是主要手法。椎间盘突出后，会造成局部缺血、瘀血，瘀则不通，代谢物质不断堆积，神经鞘膜缺氧继发炎变而产生根性症状；同时腰突患者常伴有脊柱旋转侧弯，局部椎管内的鞘膜囊处于扭转状态，加剧了原本处于炎变状态的脊膜和神经根鞘膜的张力，进一步加重了神经根刺激症状。腰椎斜扳法通过手法扭转作用，在病变椎间盘上产生剪应力和张应力，使椎间盘反复发生应变，促使髓核部分回纳或其与神经根的相对位置发生改变，减少神经根所受到的压迫刺激，加速其功能恢复。但是传统腰椎斜扳法存在作用力点不明确的缺点，所以林石明在20世纪90年代，率先对腰椎斜扳法进行了改良，采用腰椎定点斜扳法进行整脊，从而提高了疗效。定点斜扳法一方面可提高手法作用的准确性，另一方面还可准确客观判断手法成功与否，不仅可减少手法用力的盲目性和患者痛苦，还可提高疗效。手法操作时，动作要熟练、灵活、敏捷，用力要轻重适当，要做到"法使骤然人不觉，患如知也骨已拢"。手法切忌粗暴、用力过猛，以免损伤周围神经、血管，增加患者的痛苦。

《腰椎定点斜扳法治疗腰椎间盘突出症50例疗效观察》发表于《中医正骨》1997年第3期。

·摘要：报告了就诊于漳州市中医院的50位伴有脊柱旋转侧弯的腰椎间盘突出症患者，采用腰椎定点斜扳法的治疗方法，结果显示，50例患者中，痊愈34例，好转14例，未愈2例，总有效率96%。治疗次数最少3次，最多40次，平均25次。结论为腰椎定点斜扳法治疗腰椎间盘突出症有良好的临床效果。

（三）中西并用阶梯治疗膝骨关节炎

林石明认为，膝骨关节炎（knee osteoarthritis，KOA）是临床上常见的退行性疾病，在我国的老年人群中发病率极高，严重影响患者的工作生活，其病理特征是软骨退变、骨赘及关节间隙变窄等，临床多表现为关节疼痛、肿胀及活动受限。KOA患者在系统保守治疗无效，但又未达到膝关节置换术的指征时，根据阶梯治疗的原则，临床上多选择行关节镜清理术，关节镜清理的优势在于软组织损伤小、操作直观、时间短等，但是单纯关节镜清理治疗KOA易出现效果欠佳，因为这类患者软骨退变、关节囊、韧带退变都明显加重，单纯清理并不能逆转这些病理改变。所以临床上有部分患者在行关节镜清理术后仍有肿胀、疼痛等不适症状，或者症状缓解时间太短，降低患者对手术的满意度。林石明考虑KOA属于中医"痹证"范畴，多属本虚标实、虚实夹杂。KOA患者多为中老年患者，中老年人易肝肾亏虚所致筋骨不荣。因而提出运用中药对患者"肝肾亏虚"这一基本的病因病机进行治疗，通过"补益肝肾、祛除痹邪"来使患者的功能和症状得到好转。消痹方是林石明的团队总结漳州市中医院名老中医章宝春临床经验得出的方剂，全方具有补益肝肾、祛风除痹、活血祛瘀的功效，林石明的团队常采用消痹方联合关节镜清理术治疗肝肾亏虚型膝骨关节炎，处方为巴戟天、淫羊藿、白芍、青风藤、两面针、白术，取得良好疗效。

《消痹方联合关节镜清理术治疗肝肾亏虚型膝骨关节炎临床研究》发表于《新中医》2022年第19期。

·摘要：观察消痹方联合关节镜清理术治疗肝肾亏虚型膝骨关节炎的疗效。选取80例肝肾亏虚型膝骨关节炎患者，按随机数字表法分为观察组与对照组各40例。对照组给予膝关节镜清理术治疗，同时给予常规药物止痛及康复训练；观察组在对照组基础上加服消痹方。观察两组临床疗效及安全性，比较两组术前、术后1个月、术后2个月的Lysholm膝关节功能评分、疼痛视觉模拟评分法（VAS）评分的变化。结果显示，术后1个月、术后2个月，两组Lysholm膝关节功能评分均较术前升高，观察组Lysholm膝关节功能评分均高于同一时间段对照组，差异均有统计学意义（$P<0.05$）。术后1个月、术后2个月，两组VAS评分均较术前降低，观察组VAS评分均低于同一时间段对照组，差异均有统计学意义（$P<0.05$）。术后，观察组临床疗效总有效率为95%，对照组为90%，两组比较，差异有统计学意义（$P<0.05$）。术后，两组治疗安全性比较，差异无统计学意义（$P>0.05$）。结论为关节镜清理术联合消痹方治疗肝肾亏虚型膝骨关节炎的疗效较好，可提高术后膝关节功能，缓解关节疼痛。

（四）灵龟八法治疗神经根型颈椎病

林石明认为人因外感时邪发病，应当追寻溯源，从病因入手，开阀泄邪。颈椎病属中医"项痹"范畴，正气不足，筋骨失养，为发病的内在因素，感受风寒湿热为外因，病机为经络阻滞，气血运行不畅。《黄帝内经》云"顺天之时，而病可与期，顺者为工，逆者为粗"，"谨候气之所在者而刺之，是谓逢时"。所以，他常结合五运六气特点进行处方用药，用灵龟八法进行针灸治疗，灵龟八法是古代的时间针灸学，它是在"天人相应""因时治宜"理论指导下产生的，结合人体奇经八脉气血的会合，取其与奇经八脉相通的八脉交会穴（交经八穴），利用腧穴气血运行旺盛的时间进行针刺，以冀调整十二正经和奇经八脉的经气平衡，达到治病的目的。灵龟八法开穴针刺法指根据灵龟八法针法开穴规律，逐日按开穴的时辰进行针刺。

《后溪穴灵龟八法开穴针法治疗神经根型颈椎病60例》发表于《福建中医药》2016年第47卷第3期。

·摘要：观察后溪穴灵龟八法开穴针法治疗神经根型颈椎病对比针刺双侧颈3～7华佗夹脊的临床疗效。选取治疗组、对照组病例各60例。灵龟八法开穴针刺法根据灵龟八法针法开穴规律，逐日按开穴的时辰进行针刺。对照组针刺双侧颈3～7华佗夹脊。观察症状、体征以及功能状态，评价共有3项症状（颈肩部的疼痛和不适、上肢的疼痛和麻木、手指的疼痛和麻木）、工作与生活能力、手的功能、4项体征（Spurling试验、肌力、感觉、腱反射）。疼痛程度评定采用目测类比定级法（VAS）。两组均在治疗前1天和治疗结束后第2天清晨，空腹抽取静脉5ml的血，3000r/min离心10min，取血清2ml，密封好后置于-20℃冰箱保存待测。用双抗夹心Elisa法检测血清P物质与IL-8的含量，观察治疗前后血清中P物质与IL-8含量的变化。结果为治疗组总有效率达93.33%，对照组总有效率达83.33%。结论为后溪穴灵龟八法开穴针法治疗神经根型颈椎病疗效确切，治疗组疗效优于对照组。

四

附 录

（一）代表性学术论文

（1）林石明，李兆文，林俊山，等．复方补筋片治疗肾虚血瘀型膝骨性关节炎30例疗效观察[J]．福建中医药大学学报，2013，23（1）：60－61．

（2）林石明，李兆文，陈明，等．复方补筋片对肾虚血瘀型膝骨性关节炎IL－1β、TNF－α干预作用的研究[J]．中医药通报，2012，11（5）：48－51．

（3）林石明，李兆文，陈鲁峰，等．颈康片对退变颈椎间盘髓核超微结构影响的实验研究[J]．中国中医基础医学杂志，2014，20（4）：470－473．

（4）林石明，李兆文，林俊山，等．颈康片治疗神经根型颈椎病的临床研究[J]．内蒙古中医药，2013，32（14）：3－4．

（5）林石明，李兆文，赵学田，等．神经根型颈椎病中医证素特点的临床研究[J]．内蒙古中医药，2013，32（27）：5－6．

（6）林石明，钟晓辉，黄泽荣，等．关节镜下清理术配合下肢洗伤方熏洗治疗膝关节骨性关节炎31例[J]．福建中医药，2010，41（3）：32－33．

（7）林石明，钟树玉，张嵩图．复方补筋片治疗绝经后膝骨性关节炎患者的临床疗效研究[J]．光明中医，2016，31（4）：476－478．

（8）林石明，陈联源，郑玉堂，等．小切口治疗后交叉韧带胫骨起点撕脱骨折[J]．中国骨伤，2007，20（12）：862－863．

（9）林石明，许书亮，李兆文，等．颈痛宁对颈椎间盘髓核炎症介质影响的实验研究[J]．中医药学刊，2004，22（11）：2043－2046．

（10）林石明，司在武，吴平，等．接骨丹对自体肌腱重建前交叉韧带术后关节功能及 TNF－α、IL－1β、MMP－2 表达的影响 [J]. 国际医药卫生导报，2020，26（1）：21－26.

（11）林石明，徐展堂，李兆文. 腰椎定点斜扳法治疗腰椎间盘突出症 50 例疗效观察 [J]. 中医正骨，1997（3）：35－36.

（二）继承人

（1）欧清彬，男，漳州市中医院，副主任医师。

（2）司在武，男，漳州市中医院，主治医师。

（3）陈少宗，男，漳州市中医院，住院医师。

（4）洪武智，男，漳州市中医院，住院医师。

（5）张雯婷，女，漳州市中医院，住院医师。

（整理者：司在武　刘乃靖　郑晓强　张雯婷）

陶黎敏

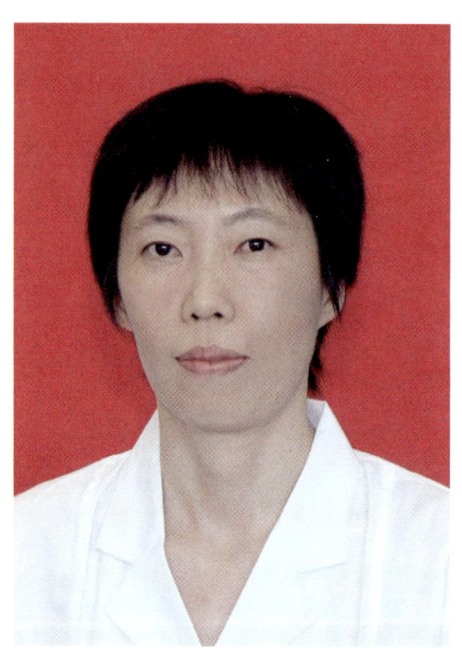

一

医家简介

陶黎敏，女，1961年出生，江西进贤人。1984年7月广西中医学院医疗系本科毕业，肛肠科主任医师，漳州市中医院肛肠科原主任。

陶黎敏曾任中华中医药学会肛肠分会第六届常务理事，福建省中医药学会肛肠分会副主任委员，福建省中西医结合学会肛肠病学分会常务委员，

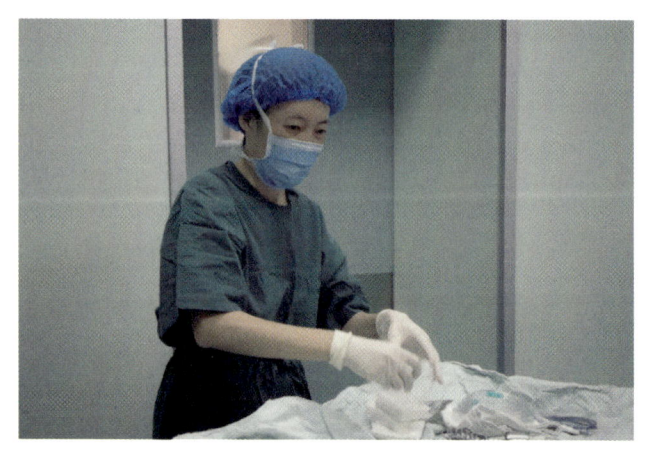

漳州市中医药学会常务委员，漳州市中医药学会肛肠专业委员会主任委员，漳州市医学会医疗事故技术鉴定专家库成员。

中医肛肠病是一门古老而新兴的学科，具有完整的医疗实践和理论体系。作为漳州肛肠病学科带头人，陶黎敏注重对中医典籍的学习和研究，努力探索传承与发展的重要课题，注重传统师承与现代医学教育相结合，从理论研究、诊疗技术、用药方法、非药物疗法等方面

全方位开展临床研究、改进创新。主持漳州市自然科学基金研究及漳州市科协重大课题研究，参与国家自然科学基金研究及福建中医药大学校管课题研究多项，在《中国肛肠病杂志》《实用中医杂志》《河北中医》《医学理论与实践》等期刊发表论文20余篇。2021年获漳州市第二届工匠奖，2022年获第三届漳州市名中医。

二

学术特点

（一）强调"三因制宜"，清热利湿治其标，健脾益气固其本

疾病的发生、发展与转归因时令气候、地理环境、体质强弱的不同而不同，因而疾病的诊疗也必须因人、因时、因地制宜，才能取得预期的治疗效果，这是整体观念和辨证论治在肛肠病治疗上的体现。陶黎敏认为福建省临海，天气多潮湿，外邪多湿热，湿性趋下，肛肠疾病部位属下焦，多为湿热下注而致，故治疗方法上以"清""收""敛""涩"为主，达到清热利湿、收敛固涩之效。根据中医"五味"理论，酸味收涩，故中医治疗内痔出血脱垂、脱肛等疾病时常应用酸味药为主药的中药制剂。根据病因病机，疾病发生有一个根本的因，即体内正气不足，所谓"正气存内，邪不可干"，"邪之所凑，其气必虚"。脾失健运则人体正气不足，抗病力弱，肛肠病用药多苦寒，易伤脾胃，因此，陶黎敏认为，尽管清热利湿在疾病初期治疗中往往不可或缺，但不能长期服用，必须中病即止，太过即伤其正。她主张疾病后期或稳定期应注意健脾益气为治，以固其本。在药物治疗的同时，陶黎敏深入探讨手术方法的创新，不断优化和改进消痔灵硬化注射的浓度、剂量和方法。近十余年来，从广泛使用结扎到联合使用连发式套扎器套扎；痔上黏膜吻合器吻合使手术越来越简便、快捷、安全，特别是吻合器运用于Ⅰ～Ⅱ度直肠脱垂患者能大大增强远期疗效；在复杂性肛瘘手术中摸索出了保留肛门括约肌的松紧双挂线法；在非药物疗法上，不但有传统的熏、蒸、浴、泡、敷，还有艾灸、激光浴及微波治疗等。这些整体化治疗充分体现了继承与发展，坚守传承不守旧，创新不忘"治本"的理念。

（二）中学为体，西学为用，内外兼治"消、托、补"

陶黎敏擅长辨证治疗肛肠疾病，主张肛肠疾病需局部与整体兼顾，内外兼治。提倡能药就药，不能药者方才施以手术治疗。她强调要把肛门局部的问题当一个整体来看，同时强调局部的问题要从整体观念来剖析。在临床实践中，她坚持中学为体，西学为用。她认为西医是以解剖、生理、病理等为基础，强调局部的结构认识。中医是在整体观念指导下认识局部的，

二者是相对的，也是相辅相成的。她认为肛瘘可发生于肛周各个不同的肛周间隙，应该从肛门局部整体去认识，以保护肛门形态、功能为先，同时也应注重对肛门局部病灶的处理，保护肛门局部的整体性。她擅长在肛瘘手术中应用中医挂线、拖线等方法，避免直接切开瘘管，利用药线祛腐生肌引流的原理巧妙地减少肛门局部损伤，最大程度保护肛门局部的功能。在对痔疮的治疗中，她注重对肛门皮桥的保护，提倡小切口、留皮桥、分段结扎等微损伤理念，保护肛门功能，注重随访，观察远期疗效。她倡导择机而治，内外兼顾，肛肠疾病的治法不外乎内治、外治两种，常以"消、托、补"等治疗方法为纲。应该摆正手术治疗与药物治疗在肛肠疾病诊疗中的位置，方能体现中医肛肠之特色。何时用药、何时用刀应该根据疾病发展的不同阶段，结合个体具体问题，进行具体分析，局部辨病与整体辨证相结合，内外兼顾，择机而治。内治，调其体质以治其本；外治，让药力直达病所以治其标。《外科启玄》说："消者灭也，灭其形症也，如形症已成，不可用此法。"她认为肿疡初起阶段，多以热毒蕴结、经络阻滞为主，重在消散，应以清热解毒化瘀之消法，内治结合外敷药物以消肿，如内服七味消毒饮和外敷三黄膏等；成脓之后，当及时切开，托毒外出，内外合治，当用透脓散加减，同时还当分清是透托还是补托；脓溃成漏，当以手术治疗，结合外用药物换药治疗，创面生长后期当养阴生肌结合青蒿鳖甲汤内治加速康复。她认为能够灵活运用"消、托、补"治法对肛肠疾病的诊疗有着非常重要的作用，如《外科启玄·明内托法论》言"托者，起也，上也"。托法在临床上应准确分辨疾病的发展阶段，辨清虚实才能知道需运用透托还是补托。透托法以透为主，以补为次，主要适应证为邪毒亢盛，而正虚不明显之邪盛虚少证；补托法以补为主，以托为次，用于正气不足，不能托毒外达者。因此，中医人临证要有整体观，要充分运用好中医的辨证论治，专科病尤为如此。

（三）肛门恰是耐"脏"地，"抗菌疗法"莫滥用

陶黎敏始终坚持能中不西的治疗原则。尤其反对滥用抗生素。她认为肛肠疾病外因多为感受暑湿燥火、饮食不节、嗜食醇酒、生活无规律、妊娠分娩等所致，基本病机是湿热下注，气滞血瘀，用药当清湿热，调气血，疏经络。内因多为先天不足、年老体衰、情志失调等，基本病机是气血亏虚，肝失疏泄，用药当补益气血，疏肝理气。根据中医理论，首先采用中医药进行治疗。例如，诊治便血患者，从不使用西药止血，而是根据辨证，采用中药治疗，取得很好的疗效。

传统观念认为肛门很"脏"，做完手术都应使用抗生素，不然伤口容易感染。陶黎敏却认为肛门恰是个很耐"脏"的器官，肛门直肠在长期与肠内细菌的和平共处中形成了天然保护膜屏障，保护着它不被细菌侵害，故术后一般无需使用抗生素，临证几十年中未出现感染

病例。因肛门受针刀之损，术后局部血瘀气滞，血瘀化热，出现肛门烧灼痛，故术后予中药肛门坐浴、口服，达行气化瘀、清热凉血之效，从而减少了抗生素的使用率和耐药性的产生，利于患者术后康复，充分发挥了中医药的优势。

陶黎敏也不摒弃西医治疗方法，中、西医是两种不同的医学体系，作为自然科学，服务的都是患者。中医理论贯穿着朴素辨证法，而西医理论的基础是唯物论。中医更偏向经验医学，以宏观的方式观察疾病；西医更偏向实验医学，以微观的方式观察病变。从理论及实践上讲，二者结合起来是可行的。提倡中医的同时，不杜绝西医的治疗方法。鼓励肛肠科医师认真学习、熟练掌握中西医知识，取二者之长为己所用，做到古今为用，洋为今用，中西医结合，自主创新。在痔瘘病的临床工作中，常采用手术的治疗方法和传统中医药的治疗方法，这就是中西医结合的体现。她认为临床要以人为本，治病救人，在临床工作中发掘中医精华，如果单用中医未成功，就要选择中西医结合的方法，鼓励年轻医生利用现代科学整理提高，创造新的治疗方法。

（四）重视"血、脱、痛"之症，不治无症状之"痔"

陶黎敏在治疗痔瘘疾病方面，积累丰富的经验，创立富有特色的痔疮治疗原则。第一重视痔的治疗，不能认为痔疮是小病而忽视；第二不能见痔治痔、见痔就手术；第三功能和外形必须兼顾。她强调应以人为本，综合考虑，能保守治疗的不手术治疗，以缓解痔的症状为治疗目的；需要手术者，应严格把握其适应证，即以不治疗无症状的痔为原则。提出"谨慎比盲目好，节制比冲动好，做小比做大好，引流比根治好"的防治理念。

"筋脉横解，肠辟为痔"，痔的发生与血管扩张、排便困难有关。陶黎敏认为"血（便下鲜血）、脱（肛门肿物脱出）、痛（肛门疼痛）"是痔疮的常见症状，必须加以重视。治疗上应分清患者的病证，随其病机而施予清热、凉血、散瘀、消肿、除湿、升阳、补益气血等相应的治疗，则病可治愈。她认为痔的脱出症状是"气虚不举"的结果。根据中药"酸可收敛，涩可固脱"的理论，遵循"下者举之"的非手术治疗原则，用中医消痔灵注射疗法及中药口服、外用熏洗等综合治疗方法治疗脱垂性痔、直肠脱垂等，收到较好治疗效果。临床上，痔疮便血导致的中、重度贫血患者并不少见，痔疮便血多为慢性失血，患者代偿能力较强，凝血功能正常，治疗上能缓不急，西医对该类患者一般都会给予输血治疗，但陶黎敏认为，痔性出血多为气虚不能摄血，当塞流止血防脱，可先行中医消痔灵4步注射疗法以止血，再根据辨证辅以中药补益气血。这样既能达到止血之功，又能避免输血所带来的风险，减少临床用血，将血液留给更需急救的患者。

（五）坚持"四不同"原则，注意肛管皮肤保护

在肛肠疾病中，手术治疗是常用的治疗方法。由于肛门局部的特点和手术视野的局限，

有些人术中不注意肛管皮肤保护，对肛管皮肤切除过多，出现肛管狭窄；或术时使用痔硬化剂过量，易出现肛管过度硬化或肛管溃烂而狭窄。肛周脓肿，肛瘘手术完全切开，使手术创面过大，术后易出现肛管缺损，陶黎敏对专科手术操作主张"能少不多"原则，要求手法要轻巧细致，手术切口对肛管组织损伤宜少、出血宜少，注重肛管口径的保护，她常说保护肛门要和保护我们的眼睛一样重要，对可能发生肛管狭窄的病例采用松解和指扩法结合术式，总结了"四不同"原则，体现出手术细节变化的巧妙之处：①切口长短不同，掌握"宁长勿短，宁窄勿宽"的原则；②结扎平面不同，"大高小低"不要在同一平面上；③结扎大小不同，不要钳夹过深，夹了过多肌层组织；④注射深浅不同，重点注射黏膜下层和固有层。对肛瘘弯曲病变范围大的采用低切高挂，部分切开保留皮桥及保留括约肌术式、多切口引流术式等，减少术后并发症、后遗症发生。

三

临床经验

（一）清利湿热，活血化瘀在肛肠病治疗中的应用

临证上陶黎敏注重中医整体观念和辨证论治的发挥，强调"谨守病机，整体辨证，标本同治"。她认为肛肠疾病的病变部位虽在局部，但与脏腑功能息息相关。局部检查非常重要，在局部检查确诊后应根据全身的情况进行辨证论治，内外兼治才能取得速效。她认为漳州气候温热潮湿，饮食多厚味肥甘，湿热之病常见。肛肠疾病部位属下焦，湿与热结，下迫大肠，变生诸痔。邪热湿毒，留而不去，滞气凝血，引起脏腑经络一系列病理变化，使经络交错而成瘀血之变。正如《圣济总录·伤寒统论》所言"毒热内瘀，则变为瘀血"。《丹溪心法·痔疮二十六》也提出"盖热则血伤，血伤则经滞，经滞则气不运行，气与血俱滞，乘虚而坠入大肠，此其所以为痔也，诸痔久不愈，必至穿穴为漏矣"。综上所述，陶黎敏认为湿热为漳州地区肛肠病常见病因，瘀血为肛肠病常见病变。

针对湿热下注、气滞血瘀的基本病机，陶黎敏强调"治法总要，大抵以解热，调血，顺气先之"。虽然疾病早期也用苦寒之药，但须中病即止，辨证之中伍入健脾之品。她善用清湿热，调气血，疏经络，佐以健脾气。临床上，内治善于使用参苓白术散加二妙散和桃红四物汤加减化裁；外治善于使用坐浴方化裁、三黄膏、生肌玉红膏等对症治疗。

《脏腑湿热与痔》发表于《亚洲医药》1997年第8卷第9期。

· 摘要：从理论上阐述了五脏六腑湿热与痔的发生发展关系，显示湿热致瘀是肛肠疾

病发生的重要机制。痔疾之初多为邪热湿毒，加之脏腑本虚，一旦入侵人体，瘀阻脏腑，则引起脏腑经络一系列病理变化，宿滞大肠、肛门变生诸痔。"治法总要，大抵以解热、调血、顺气先之"。病之初当清肺、脾、肝、肾经之湿热，病之末多为气滞血瘀，此时当活血化瘀为主。

（二）重用白芍治疗慢性功能性便秘

慢性功能性便秘又称习惯性便秘、单纯性便秘，主要表现为持续的排便困难，排便次数减少或排便不尽感。临床上常用肠动力药如西沙必利加泻剂等长期服用，但长期使用泻剂会导致泻剂性肠病，服用蒽醌类泻剂超过3个月即会出现结肠黑变病。陶黎敏认为临床上习惯性便秘多为虚证较常见，往往是气阴两虚证较多，或热病津伤，或素体阴虚、津液亏损，或年老体虚、阴血不足，或饮食不节，过食燥热之品等耗伤津液，继而气虚推动无力，肠道失濡养而发病。她提倡以扶正为主，补气养阴兼以清热，反对一味攻伐。《丹溪心法·燥结》云："如妄以峻利药逐之，则津液走，气血耗，虽暂通而即秘矣。"年老津液干枯者，不可图一时之快，误用峻下通泻之法，否则易致津气亏耗，便结于肠。治宜"除温益燥，和中益气"，"法当补养气血使津液生则自通"。常用"增液汤"施以增水行舟，滋阴救液，凉血清热，生津润燥。临床上，陶黎敏用中药辨证施治治疗慢性功能性便秘，在辨证论治的基础上重用白芍，用量20～60g，取得了良好疗效。白芍味苦、酸，性微寒，归肝、脾经，"是手足太阴引经药，入肝脾血分"，具有缓急止痛、养血柔肝、敛阴止汗之功。张仲景在《伤寒论·太阴病篇》曰："太阴为病，脉弱，其人续自便利，设当行大黄、芍药者，宜减之，以其人胃气弱，易动故也。"可见白芍有降下、"易动"之功，能疏泄腑气而通大便，且无复发之虑，屡用屡效。

《不同剂量白芍对慢性功能性便秘的治疗作用》发表于《中国肛肠病杂志》2008年第28卷第8期。

· 摘要：通过对50例慢性便秘患者临床辨证使用不同剂量白芍取效不同。结果显示，常规剂量组（10～15g）疗效不明显，有效率5%；中等剂量组（20～30g）有效率46.2%；大剂量组（35～60g）有效率88.2%。结果表明，白芍通便疗效明显，且随着剂量的增大疗效增强，作用缓和，无副作用。

（三）疏肝补脾法治疗肠易激综合征

肠易激综合征（IBS）是消化系统常见的功能性疾病。属中医的"腹痛""泻泄"范畴。临床以腹痛多见，其次是腹泻、黏液便、排不尽感、腹胀、便秘，常伴肠外症状如烦躁易怒、忧思过度、失眠等。依中医理论，本症的发生多为情志失调或思虑太过。"脾病者……虚则腹满肠鸣，泄食不化"。《景岳全书·泻泄》云："盖以肝木克土，脾气受伤而然。使脾气本强，即有肝邪，未必能入，今即易伤，则脾气非强。"陶黎敏认为本病因肝气郁结，肝郁脾虚或饮食不节，虾蟹厚味，损伤脾胃，或湿阻中焦，脾失健运，使中焦气机不利而腹痛、腹胀；脾胃运化失职，清浊不分，水注大肠而成泻泄，中州湿盛，泻液积聚，下泻大肠而大便黏液；肝郁化火，肝阳上亢而出现肠外症状如烦躁易怒、失眠、口苦等。本症的发生其本在脾，标在肠，制在肝。治疗上以疏肝、柔肝、平肝为主，辅以健脾化湿、理气止痛，佐以涩肠止泻。她以疏肝补脾立法，药用固肠止泻丸化裁。方中木香长于行气止痛，辛，苦，温，归脾、胃、大肠、胆经，用于肝胆湿热气滞的脘腹痞闷、泄泻、里急后重等；乌梅酸、涩、平，能涩肠止泻、生津，对气虚脾弱的泄泻可涩之；干姜温中祛寒，治脾胃虚寒泻泄；黄连苦寒，清热燥湿解毒，为治肠炎、痢疾的要药，配木香调气行滞，后重自除。诸药配伍寒温得当，辛开苦降，对肝郁脾虚之腹痛腹泻有良效。

《固肠止泻丸治疗腹泻型肠易激综合征36例》发表于《中国肛肠病杂志》2006年第26卷第7期。

· 摘要：通过临床观察36例腹泻型肠易激综合征患者，其中男14例、女22例，年龄20～74岁。病程0.5～20年，全部病例均经肠镜检查无黏膜损害及肠壁结构缺陷，无器质性病变。粪便常规检查，细菌培养3次以上无异常，排除痢疾、肠寄生虫病。固肠止泻丸治疗组与对照组用黄连素、谷维素治疗对比，治疗组和对照组疗效分别为91.7%和68%。结论为固肠止泻丸对腹泻型肠易激综合征有较好的治疗效果。

（四）益气升举固脱加疤痕四联疗法治疗直肠脱垂

直肠脱垂是指排便时直肠黏膜部分或全层向下移位脱出肛门，中医称为"脱肛"，是肛肠慢性难治性疾病，极易复发。不完全性直肠脱垂多见于小儿，发病高峰为0.5～2岁，完全性直肠脱垂多见于壮老年，发病高峰为40～70岁的成人。陶黎敏认为本病多为先天禀赋不足，或后天失养、妇女多产等，导致脏腑气虚无力，固摄不能而举之无力，中气不足为本，肛肠下陷脱出为标，多伴有乏力、多汗及其他部位脱垂等症状，结合"损则益之"的中医治则，当标本兼治，益气升提治本，涩肠固脱治标。用经方补中益气汤加减，配合局麻下直肠黏膜下消痔灵液注射（包括直肠黏膜下注射和直肠周围间隙注射）和黏膜下"8"字短缩缝合及肛门环缩术对Ⅰ～Ⅱ度直肠脱垂（脱出6cm以内的），盆底功能尚好的患者或年老体弱有基础病不能耐受损伤较大手术的患者可以用此损伤小的内外兼治的方法，临床证明疗效确切，安全可行。补中益气汤方中重用黄芪为君药，升阳固表；党参、白术、炙甘草补气健脾，为臣药；血为气之母，气虚时久，营血亏虚，故用当归养血和营，协党参、黄芪补气养血；陈皮理气和胃，使诸药补而不滞；并以少量升麻升阳举陷，引阳明之气上行；柴胡疏肝理气，引少阳清气上行，协君药共同升阳举陷，使机体脾胃气机升降有序，气机条畅，长期松弛的直肠、盆底肌更有收缩力，使脏腑功能恢复，减少直肠脱垂的再发率。

《疤痕固脱四联术配合中药治疗直肠脱垂的临床研究》，为漳州市自然科学基金项目（ZZ2017J15），论文发表于《医学理论与实践》2019年第32卷第12期。

·摘要：从16例Ⅱ度直肠脱垂患者用本术式与其他三联术式临床治疗对比观察治疗率无差异，但能减少术后复发率及术后并发症。本课题组复发率为12.5%，对照组复发率为37.5%；本术式操作简便，创伤小，费用低，疗效确切，值得推广。

（五）倡导良好生活习惯，防治并重

肛肠疾病的发病与饮食不节、生活无规律、排便习惯不良、妇女分娩等密切相关，防患于未然对减少肛肠疾病的发生意义重大。陶黎敏主张平时避免过食辛辣刺激性食物，如避免过量饮用醇酒，饮白酒一般不宜一次超过150～250g；在闽南地区，夏季气候炎热不宜过食辛辣之辣椒、胡椒等。多食蔬菜、水果、粗粮，鱼肉蛋奶也是人体必需的营养物质，荤素搭配要均衡才能保持大便润滑通畅。养成良好的生活习惯，不要熬夜，晚上一般不宜超过12点入睡。养成良好的临厕习惯，不要过度用力和久蹲久坐排便，一般临厕最好不要超过5分钟。保持肛门清洁，有条件时便后用温水坐浴清洗。伏案工作人员不宜久坐超过1小时。积极锻炼身体，增强体质，提高抗病能力。每次门诊时她都会不厌其烦地交代患者认真做好这些预防措施，未病先防，小病防变是为上策。"医乃仁术"，"夫医者，非仁爱之士不可托也"，因此，医者不但要有精湛的医术，更要有仁爱之心，以负责、热情的态度对待病者，心身同治效力百倍。正如《青囊秘录》指出"善医者先医其心，而后医其身，其次则医其病"，先辈们已体验到了心身同治的效力。

四

附　录

（一）代表性学术论文

（1）陶黎敏.脏腑湿热与痔[J].亚洲医药，1997，8（9）：457－458.

（2）陶黎敏，陈火根，祝明珠.固肠止泻丸治疗腹泻型肠易激综合征36例[J].中国肛肠病杂志，2006，26（7）：58－59.

（3）陶黎敏等.肛肠科特殊病例[J].辽宁中医杂志,2005,32（增刊）：146.

（4）陶黎敏,祝明珠,陈火根,等.不同剂量白芍对慢性功能性便秘的治疗作用[J].中国肛肠病杂志,2008,28（8）：25－26.

（5）陶黎敏,陈火根.综合疗法治疗成人完全性脱肛3例[J].实用中医杂志,2011,27（9）：607.

（6）陶黎敏,洪杨华,陈火根.肛周子宫内膜异位症误诊分析[J].实用中医杂志,2012,28（10）：873.

（7）陶黎敏,叶志君,洪杨华,等.疤痕固脱四联术配合中药治疗直肠脱垂的临床研究[J].医学理论与实践,2019,32（12）：1860－1862.

（二）继承人

（1）陈尔东,男,漳州市中医院肛肠科,副主任医师。

（2）洪杨华,女,漳州市中医院肛肠科,副主任医师。

（整理者：陈尔东　洪杨华）

王致道

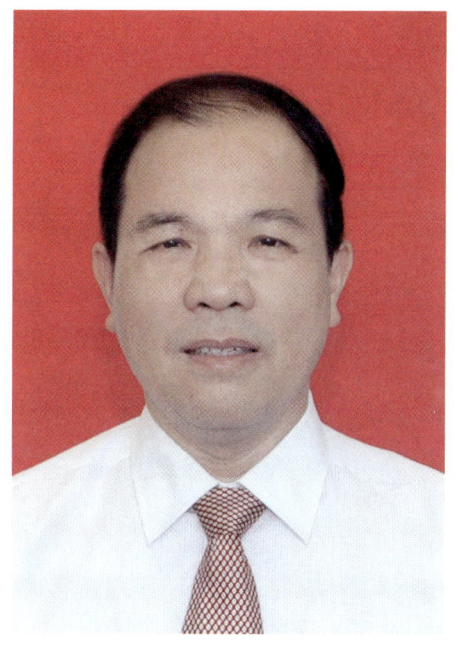

一

医家简介

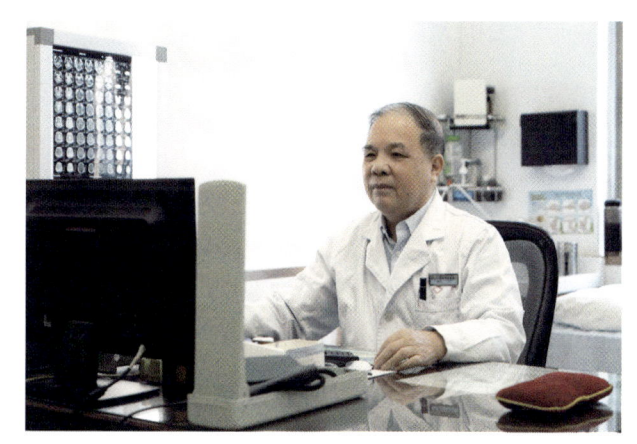

王致道，男，1949年出生，宁德蕉城人。中医内科主任医师，首届漳州市名中医。1976年毕业于福建医科大学中医系中医临床专业，分配在宁德地区医院工作，1983年调入龙溪地区中医院，曾任漳州市中医院内科主任。

王致道为福建省中西医结合学会神经病学分会常务委员，福建省中医药学会中医内科分会委员，漳州市医学会神经病学专业委员会副主任委员等。

1984年以来，在全国各级正式刊物发表学术论文20余篇，副主编著作1部。《中药"息风定痫片"为主治疗癫痫病临床观察》获得漳州市科学技术进步奖三等奖。《辨证治疗外感发热600例初步总结》获漳州市科学技术进步奖二等奖，有11个临床经验方载入《中国中医秘方大全》。5篇师承指导论文及11篇医案被收入《福建省现代中医医案医话》一书。

二 学术特点

(一)"治未病"思维在痛风性关节炎治疗中的应用

治未病是中医理论的重要思想。《黄帝内经·素问·四气调神大论》曰:"是故圣人不治已病治未病,不治已乱治未乱,此之谓也。"张仲景在《金匮要略》中,以肝、脾为例对治未病做了形象的阐述,曰:"夫治未病者,见肝之病,知肝传脾,当先实脾。"王致道认为中医学重视对疾病的预防,强调疾病早期诊治,防止疾病的发生、发展与传变。中医学"治未病"的思想经过历代医家的不断研究,其理论得到了逐渐深化和提高,在慢性疾病的预防、治疗和康复中,未病先防、既病防变和瘥后防复这三个"治未病"的内容得到了广泛重视和应用。他以"治未病"思维指导痛风性关节炎的诊治,获得较好的临床效果。

痛风是由嘌呤代谢紊乱所致的慢性疾病,属中医"痹证"范畴。临床上可分为高尿酸血症期、痛风急性发作期、间歇期、慢性期。其临床特点为高尿酸血症及由此引起的反复发作性痛风性急性关节炎、痛风石沉积、痛风石性慢性关节炎和关节畸形,常累及肾脏,引起间质性肾炎和尿酸结石形成。对本病应尽早治疗,阻断其滑向痛风石及慢性关节炎、肾脏病变期,要注意以下三点。①未病先防,重视诱因。该病之病因病机为先天禀赋不足、后天饮食不节、嗜食肥甘厚味等,导致脾失健运,湿热内生,诸症候丛生。必须立足"治未病""截断扭转"之治疗原则。对高尿酸血症期,因其多数患者无症状而被忽略,但现代医学研究表明,高尿酸血症期日久易引起体内尿酸盐结晶,从而引起急性痛风性关节炎,此期病机多为脾失健运,治疗上方可取自拟"痛风方"(白术、茯苓、甘草、车前草、白扁豆、薏苡仁、萆薢、桑枝)加减久服,健脾利湿,排尿酸。"治未病"以杜绝痛风病的发生发展。②既病防变。病程日久,尿酸盐结晶沉淀可导致骨关节破坏、变性,因此,急性关节炎期多伴有下肢关节红肿热痛,痛如刀割,小便黄赤,舌红,苔黄厚腻,此为疾病发生发展的危险因素,病机属湿热痹,以清热利湿,消肿止痛,方药用盐黄柏、苍术、薏苡仁、牛膝、忍冬藤、豨莶草、海桐皮等。如口渴甚者,加石膏、知母;全身关节疼痛者,选用当归拈痛汤(升麻、葛根、黄芩、苍术、白术、茵陈、苦参、车前草、当归、炙甘草)化裁,疗效显著。以"扭转截断"急性期症状防止疾病进一步发展、破坏器官组织。③瘥后防复。痛风性关节炎多为慢性病程,易反复发作,因此,待关节痛消失后,可返回服用"痛风方"。"治未病"宜耐心长期巩固治疗,否则仍会复发。此外,平素注意起居饮食,避免饮食鱼虾等高嘌呤食物、酗酒、过度劳倦等。

（二）活血祛瘀法治疗出血性中风

中风病是以突然昏扑、不省人事，或口眼㖞斜、语言不利、半身不遂为主症，古贤先辈将之分为中经络、中脏腑。根据其病因病机证候，中经络者用祛风通络，养血和营，方选大秦艽汤、天麻钩藤饮之类；中脏腑阳闭者用安宫牛黄丸，阴闭者用苏合香丸之属。随着现代医学诊断技术的提高，将中风分为"出血性中风"和"缺血性中风"两大类型。王致道认为按祖国医学理论，颅内血肿当为离经之血，瘀血不去，则诸症不除，治疗当以活血消瘀为主法，兼顾其他，主张出血性中风关键在于尽早消除颅内血肿的治疗理念。

对出血性中风的治疗，人们总担心活血消瘀法治疗会致再出血而畏惧不前。王致道认为这是用西医的观点对活血消瘀法的误解。祖国医学早就有"见血莫止血，首当祛瘀""活血可以止血"和"瘀血不去，则出血不止，新血不生"等论述，精辟地说明了活血消瘀有消除瘀血（血肿）、制止出血和促进再生的良好作用。现代医学研究也表明，活血消瘀可以改善微循环，使侧支循环开放，毛细血管网增加，出血部位或梗死区周围的血管压力下降，有利于防止再出血和增加梗死区的血供，有利于血肿的吸收。王致道根据全国中医学会对中风的诊断与评判标准，用活血消瘀法为指导，仿《金匮要略》之大黄䗪虫丸、抵挡汤等方之意，自制"愈风散"，方由水蛭（野生为佳）、土鳖虫、大黄、白芍、胆南星、天麻等药组成，由制药厂组成散剂，温开水冲服或鼻饲。临床观察本药药性缓和，无毒副作用，应用于出血性中风（急性期），有显著改善症状、缩短疗程和消除颅内血肿的作用，蛛网膜下腔出血除外。愈风散适宜脑内中小量出血不宜手术者。另因脑出血者，多因肝肾亏虚，肝风内动，风阳上亢，血菀于内，需注意不可选用辛温燥热之活血药，如川芎、当归、三棱之类。此外，愈风散尚有降低血脂与血黏稠度的作用，对高脂血症与高黏血症的病人亦有很好的疗效。

（三）肝脾同治，涤痰通络治疗重症肌无力

重症肌无力是一种影响神经肌肉接头传递的自身免疫性疾病，主要特征为受累骨骼肌极易疲劳，经休息后有一定程度的恢复。目前，该病的现代医学确切发病机制仍不十分清楚。临床上因其发病年龄的不同及受累肌群的范围和程度的不同，其临床表现和病程各异。目前，现代医学治疗本病仍缺乏特效疗法，而运用中药治疗本病，近年来取得较好的疗效，无论从近期或远期疗效来看，用中医治疗本病均具有优势。

重症肌无力属祖国医学"痿证"范畴。其主症以肌肉痿软无力为特征，按中医理论"脾主肌肉"故归于"脾胃病"之列。治疗上自《黄帝内经·素问·痿论》云"治痿独取阳明"以降，至今仍多沿用此从脾胃论治，然临床获效不甚满意。王致道经过临床观察，本病除以重剂健脾益气汤外，还应佐以平肝息风兼祛瘀、涤痰通络，疗效方较显著。经曰："肝为罢极之本。"

肢体运动的能量来源全赖于肝的藏血充足和调节血量的作用，当肝脏有病之时，则可见筋力不健、运动不利或手足震颤、肢体麻木等症。又云："诸风掉眩，皆属于肝。"本病临床见症常有眼睑下垂，中医以"睢目"名之。其病因病机主要由人体血气虚，肤腠开疏，风邪客于胞睑所致，故又称"侵风"。病人除或有吞咽困难，或见全身乏力，易于疲劳等症外，还多兼有眼胞跳动，或全身肌肉瞤动，或步履蹒跚、摇晃不稳等，病变部位在肝，即肝风内动之征象。《丹溪心法》对本病就有"湿痰、瘀血"等证候之分，倡用二陈、四物之类。王致道认为本病为疑难病，病程多冗长，缠绵难愈，多数患者或见面色晦滞，或形体肥胖，或舌质暗红，或暗淡苔厚、脉沉迟或弦涩等瘀血痰郁之象。治疗本病除"独取阳明"，药用补气健脾，重用黄芪（30～120g）、党参、白术；佐以平肝息风，可选天麻、蜈蚣、全蝎、珍珠母、牡蛎等；化痰通络，可加陈皮、半夏、茯苓、胆南星之类，久病并有肝肾亏虚者，可加枸杞子、巴戟天等，补而不腻，温而不燥。应用于临床有较好的效果。

（四）"风、痰、瘀"治疗癫痫之关键；间歇期需辅以补脾胃

癫痫，西医的病因分为原发性与继发性，病因症状极为复杂，祖国医学归为痫证，描述症状与西医的全面性强直—阵挛发作相类似，即发作时突然扑倒、昏不知人、口吐涎沫、两目上视、四肢抽搐或口中如猪样叫声，或咬舌、小便失禁、移时苏醒，可反复发作，时间不等，每因气候变化、外感劳倦诱发。近年来研究证实，各种原因导致免疫功能紊乱是癫痫发作的重要原因之一，长期使用抗癫痫西药的患者又可致免疫功能低下，使许多癫痫病例成为难治性。而中药治疗癫痫有维护免疫系统内环境稳定性，增强机体免疫力，提高抗感染力，又可抑制抗原抗体的免疫反应，故具有抗癫痫作用。

王致道根据长期临床观察，发现痫证各阶段有本虚标实之不同，治法上有偏颇侧重，急性发作时多为标证、实证，间歇期为正气亏虚不足表现。标证表现在急性发作期，其症状如上所述。急性发作期的症状表现当属肝风内动，痰（热、火）迷心窍，久病必有瘀，因此，要紧紧把握住从风、痰、瘀治疗用药，方药可用自制息风定痫片，药物组成为天麻、白芍、全蝎、石菖蒲、胆南星、三七之类。痰热明显者可用《金匮要略》之风引汤（大黄、干姜、龙骨、桂枝、甘草、牡蛎、寒水石、滑石、赤石脂、紫石英、石膏）杵碎，取适量井水煮三沸，温服。方中天麻、白芍、全蝎、石菖蒲等平肝息风、止痉定痫，现代药理研究表明，以上诸药有较强的中枢镇静及抗惊厥作用。石菖蒲、胆南星涤痰醒脑；三七活血化瘀，符合"治风先治血，血行风自灭"之理论，现代药理研究表明，活血化瘀药具有改善脑血循环和血氧供应，增强机体对缺氧耐受性，有促进癫痫缓解的作用；黄精、白术、枸杞子、人参等补肾荣脑、益气健脾培其本。全方谨守病机，标本兼治，制成药片长期服用方便，临床观察无毒副

作用。部分间歇性患者有精神疲惫、头晕乏力、纳食欠佳、舌淡、脉象细弦弱，或无证可辨，但可根据"邪之所凑，其气必虚""正气内存，邪不可干"的经典原则灵活加用人参、白术、茯苓、枸杞子、山药等，或用四神汤炖母鸭肉食疗；也可与抗癫痫西药结合应用，扬长避短，既克服中药控制本病症状起效缓慢，又减少西药用量，大大减轻用药后的副作用，故获得满意的结果。祖国医学对人体疾病的诊治强调"整体恒动观"，治病应注重辨证论治。王致道体会本病症状大致雷同，但由于每位患者患病的病因不同、个人体质的强弱差异、病变脏腑各有偏颇，处方用药时，仍需灵活辨证，适当配合汤剂取效更佳。当然，癫痫病多数难治，缠绵日久，可适量配合抗癫痫西药，取长补短，提高疗效，减轻药物毒副作用，除此之外，对部分继发性癫痫病因的对症治疗亦不可少。

（五）辨证论治配合手法复位治疗良性位置性眩晕

眩晕是目眩与头晕的总称。目眩即眼花或眼前发黑，视物模糊；头晕即感觉自身或外界景物旋转，站立不稳，如坐舟车，二者常同时并见，故统称为"眩晕"。历代医家对本病多有论述，病因以风、火、痰、虚为共识，病机有邪袭太阳、邪郁少阳、上干空窍、脾胃阳虚、清阳不升、阳虚水泛、上犯清阳之不同。并积累丰富的治疗经验，如小柴胡汤治少阳眩晕、大承气汤治阳明腑实之眩晕、真武汤治少阴阳虚水泛之眩晕。

王致道对良性位置性眩晕进行治疗观察，对本病成功进行手法复位后会出现持续时间不等的残余症状患者约占61%，主要表现为走路不稳，漂浮感，非特异性的头晕，头部昏沉感，常被描述为"晕车感""醉酒感"，再查变位试验已无旋转感和眼震，部分患者伴有紧张不安、焦虑、恐慌、失眠，严重影响生活质量。良性阵发性位置性眩晕复位后残余头晕已成为临床需要面对和关注的问题之一。目前认为复位后残余头晕的原因可能与半规管仍残留有耳石碎片、椭圆囊结构改变或松动、前庭功能受损或受抑制、精神心理因素、病程长、年老病多、女性生理特征等有关。从残余头晕症状的患者来看，头重如裹、昏昏沉沉、身体困重、胸痞纳呆、懒言少动、恶心均符合水湿痰饮困阻之表现，观察其舌脉，亦多见舌质胖、苔白腻、脉弦滑。病机乃晕动频作，耗气伤阳，中阳不足，健运失司，气不化水，聚湿成痰，阻滞中焦，清阳不升，虚风内扰故头晕。自拟"眩晕方"，其中泽泻、白术为君药，剂量取张仲景原方5∶2之配比。白术健脾燥湿化痰，泽泻加强利水渗湿之力；辅以天麻、钩藤平息内风；陈皮、半夏健脾行气，和胃降逆，燥湿化痰。头痛、目赤口苦加石决明、菊花、黄芩、葛根；心烦多梦加生地黄、百合、酸枣仁；气短肢软乏力加党参、黄芪。全方健脾燥湿，化痰息风，方证相应，能有效缓解或消除患者残留头晕症状。

三

临床经验

（一）外感高热重剂柴胡

自叶天士语出"柴胡劫肝阴"之后，禁锢着人们的思想，数百年来许多医患畏柴胡如火，常弃之不用，或用亦寥寥几分不过钱，现在的教科书，其剂量也限制在5～10g。王致道以为不然。特别是临床见外感高热之疾，不必拘泥于用量"不过钱"之说，尽可投以大剂量柴胡，每日量可用30～60g，则力宏效速。其依据有三：一考柴胡，早在《神农本草经》被列为上品药，东汉张仲景在临证中，每每用大剂量柴胡，每日量少则四两，大则八两、半斤，如大小柴胡汤、柴胡桂枝干姜汤中的柴胡量均为半斤（折合现代约111g）。二是经过长期的临床实践，近期已有一些著名老中医亦提出若为清热透邪，日常用量需30～60g，王致道多年来治疗外感高热，每每投以大剂北柴胡（不拘产地）疗效显著，只要辨证准确无误，处方配伍得当，从未见服后大汗淋漓致虚脱之危象。少数患者服药后，汗出较多，补充些液体或佐适量洋参代茶即无妨。此外，王致道治疗乙型急、慢性肝炎时，每于方中加入北柴胡10～15g，有久服3～6个月者亦未见"劫肝阴"之弊。三据现代药理实验，柴胡的退热作用与其剂量成正比，如胡氏等药理研究表明，柴胡的提取物对动物体内腺苷酸环化酶有双向调节作用，即较低浓度呈现激活，较高浓度时呈抑制活性的作用。而柴胡退热、镇静、抗炎、促进胃肠溃疡愈合及调节免疫系统功能的作用，与腺苷酸环化酶的抑制有一定关系。另有人实验大剂量的柴胡煎剂（每1kg煎剂含5g柴胡生药）对人工发热的家兔有解热作用，柴胡的毒性很小，其乙醇浸膏对小鼠皮下注射，最小致死量1.1ml/10g（10%水溶液），柴胡苷对小鼠口服之半数致死量为4.7g/kg。因此，临床运用柴胡不必"畏之如火"，除小儿、孕妇用药酌减外，皆可因证大剂量施用。

《谈外感高热用大剂量柴胡的体会》发表于《福建中医药》1995年第26卷第4期。

·摘要：中药柴胡作为发散风热药已为人们所共识，但在临床应用中有关剂量及毒副作用方面至今仍存在着争议。王致道据临床应用柴胡治疗外感高热的经验，提出临床应用大剂量柴胡的辨证依据是外感热病体温在39℃以上，患者自觉高热，寒热往来，或畏冷发热或高热微感恶风（寒）为主症即可应用。另还需因人、因症不同恰当配伍组方，常以小柴胡汤为基础方化裁。对持续高热，热势缠绵者，经用大剂柴胡，热势渐平之后，视临床见症需续服3～5剂或更长时间，或逐渐减量，不可骤然停药，以防发热复燃。

（二）葛根芩连汤加味治疗上消化道出血

葛根芩连汤是清里解表之剂，用于治上消化道出血，取异病同治之理。黄芩、黄连清热燥湿，泻火解毒，治血热妄行；葛根解肌退热，生津止泻，临床观察似有止便血之效；地榆炭凉血止血，泻火敛疮，动物实验有使凝血时间及出血时间缩短的作用，初投药时宜重用至30g，待血止后再逐渐减量；于苦寒之品中反佐以小剂量干姜2～3g，温中散热；木香行气止痛，解除平滑肌痉挛；白芍养血敛阴、柔肝，以防木来乘土，有人研究其对大鼠有抗炎作用，对应激性胃溃疡有预防作用，并有抑制胃液分泌及胃肠运动功效。诸药配合严谨，标本兼治，清热化湿，凉血止血，解痉止痛，达到止血之目的。本方治疗急性上消化道出血（脾胃湿热型）疗效确切，且无毒副作用。但由于为汤剂，虽加减应用灵活，但对一些出血来势凶险，特别是又吐又泻患者，恐生脱证危及生命，往往先用西药而失去观察机会。深感剂型改革刻不容缓。大黄粉治疗上消化道出血已得到临床首肯，但王致道体会到本药常使年迈或素体脾胃虚弱者大便次数增多及阵发腹痛，患者不易接受。近几年来专投治湿（实）热型出血者，大黄粉治疗逊于葛根芩连汤加味组。是否受其产地来源不定影响，有待探讨。

《葛根芩连汤治疗上消化道出血80例》发表于《新消化病学杂志》1996年第4卷第12期。

·摘要：葛根芩连汤治疗脾胃湿热型上消化道出血，案例用葛根芩连汤加味治疗上消化道出血（脾胃湿热型）为实验组，大黄粉治疗为对照组。诊断以柏油样大便、大便隐血试验阳性（或取吐咖啡样胃内容物）为依据，排除因饮食所致的假阳性，并以有中焦脾胃湿热征象者为观察对象。全部病例出血前或后均查过内镜。葛根芩连汤处方为葛根15g，黄芩10g，黄连6g，地榆炭30g，干姜2～3g，木香5g，白芍15g。每日1剂，水700ml煎至350ml，分2次冷服。大黄粉每次3g，每日3次，冷开水调服。两组均酌情配以补液、输血、生脉针静滴等对症治疗。36h内未见转机者加用止血药等划归无效病例。有效病例中，葛根芩连汤加味组，大便隐血转阴时间1.8～16d，平均为5d；大黄粉组，大便隐血转阴最快者为2.5d，最慢者为17.5d，平均6d。按国家中医药管理局医政司的评判标准，总有效率前者为81.3%，后者为53.7%（$P < 0.05$）。结论为葛根芩连汤治疗脾胃湿热型上消化道出血较大黄粉有显著的临床效果。

（三）温中止泻汤治疗重症伪膜性肠炎

重症伪膜性肠炎多为危重患者颅脑手术后加气管切开，多重细菌感染所致，特别是铜绿假单胞菌感染为多，因此，不得不使用多种强力抗生素治疗，这又导致了肠内菌群失调，产生难辨的梭状芽孢杆菌繁殖，而其毒素侵犯结肠，累及小肠，引起急性黏膜坏死，纤维性渗出性炎症。如出现严重并发症中毒性巨结肠、麻痹性肠梗阻、肠穿孔时，病死率可达到16%～22%。其主要症状是腹泻，其次是腹痛、恶心呕吐、发热，严重者常发生低血压、休克、严重脱水、电解质紊乱等。王致道认为此类疾病，为多种原因导致正气亏损、中州虚衰，《黄帝内经》所谓"中气不足，溲便为之变"，症见大便稀溏、失控、失禁等。每因护理翻身拍背，粪便溢出，每日多则10～20次，甚则无法计算，导致患者身体更加虚衰，护工疲惫，西药疗效不佳。除大便性状改变外，病人多身体羸弱或腹胀如鼓，叩诊如鼓音，舌淡胖或淡红，苔厚腻浊兼黄，脉滑沉按无力，证属虚实夹杂。治疗首先要抓住中焦脾胃。本证患者多为神志不清，或因"气管切开"不能主诉，多为家属、主管医师代诉，所以望、闻、切诊至关重要。有极少数因粪块所致，热结旁流，不适合用中药，从肛门抠出硬粪块即可。王致道多年来诊治过百余例此类患者，均确诊重症病例，并用过万古霉素及止泻西药等均未有明显效果，用中药治疗效果显著。温中止泻汤组成为党参、炒白术、干姜、地榆炭、炙甘草、肉豆蔻、炒扁豆、薏苡仁、焦四仙、神曲、煨葛根。本方崇理中汤意，温中补虚，并重用地榆炭意在止泻，再加焦四仙助脾运消化，加薏苡仁淡渗利湿，利小便以实大便，葛根升清以降浊。服用首日及次日，每天可服用2剂，分多次（每日5～6次），鼻饲。部分患者3～4剂即可见效。煎药不便者，改用颗粒剂，疗效亦显著。大便气味奇臭熏人又黏滞者，加黄连、秦皮；鼻饲流质饮食，隔餐反抽仍不消化并有呃逆者，加炙旋覆花、柿蒂、代赭石，方中焦四仙量不可减少；腹胀如鼓，肠鸣音减弱者，加四七汤（紫苏梗、姜厚朴、姜半夏、茯苓、炒莱菔子）；肛门红赤溃疡者，清洁后，予以中药消炎散外用对症处理。

《自拟"温中止泻汤"治疗重症伪膜性肠炎》收录于《福建现代中医医案医话》第449～450页。

·摘要：随着社会发展，医疗水平的进步，以往的医学难题会得到解决。颅脑术后加气管切开施以重剂抗生素后而衍生的重症伪膜性肠炎困扰医生、患者已久；西医对于此类以腹痛、腹泻为主要症状的肠道炎症，一般以对症治疗如抗炎、止泻为主，然疗效不显；随着现代科技的发展，中医医疗水平的进步，西医考虑中医疗法之后，故请王致道会诊，王致道诊治百余例此类疾病之后，自拟"温中止泻汤"（党参、炒白术、干姜、地榆炭、炙甘草、肉豆蔻、炒扁豆、薏苡仁、焦四仙、神曲、煨葛根）针对其正气亏虚、中州虚衰之病机辨证论治，往往取得显著疗效。

（四）颈动脉给药治疗脑血管疾病

随着人民生活水平的提高，脑梗死的发病率亦随之增高，王致道以临床诊治中风经验，其中缺血性中风占多数。采用中西医结合疗法，根据患者的病程、症情等不同，配伍相应不同的西药组方1号、2号、3号。超早期入院（病情一般选6h以内）的脑梗死患者，采用川芎嗪加尿激酶、普鲁卡因1号方，每日1针，3日后改用2或3号方；对于急性期或亚急性期或恢复期，患者表现为肢体偏瘫，又反应迟钝，精神萎靡不振，动作迟缓的选用川芎嗪加克林澳注射液，胞二磷胆碱的2号方；对于仅肢体偏瘫，其他并发症较少的用川芎嗪加肌氨肽苷等3号方；对于凝血四项中，纤维蛋白原增高者加用东菱克栓酶，每次5Bu，每日1次，用2～3日，急性期常规对症治疗仍按传统方法。以患病对侧颈动脉为主，相当于甲状腺软骨突出部位，水平线上下1～2cm颈动脉处，5～5.5号针头垂直进针，缓慢推注12～15min，每日注射1次，1周后改为隔日1次，14次为1个疗程，评定疗效。根据辨证佐以中药口服。根据中风患者的病情症状各异，同中有别，按中医学的辨证论治精神，对于肝阳暴亢、风火上扰型的给予中药龙胆泻肝汤合星蒌承气汤化裁；阴虚风动型的授以镇肝息风汤加味；风痰瘀血、痰阻经脉处以十味温胆汤加珍珠母、牡蛎等；肝阳（火）暴亢、阴虚风动者给予天麻钩藤饮、羚角钩藤汤进退，气虚血瘀者以补阳还五汤加枸杞子、巴戟天等。临床上观察本疗法效果显著优于传统的静脉注射及口服给药。经注射1～3次后有部分患者肌力分别不同程度提高1～2级；部分急性进展型脑梗死患者治疗后下肢肌力从0～2级提高到4～5级，步行出院；小部分脑梗死或脑出血后遗症患者治疗后肌力再次提高2级，明显提高生活自理能力。溶栓患者22例中有6例经治疗后肌力完全恢复正常，这是以往传统疗法难以达到的。有几例患者首次治疗后，症状改善，肌力上升，但偶见肌力反弹，有下降至治疗前水平，是否为再灌注损伤，或血管开通后再闭塞，机制不明。

《中西医结合颈动脉给药治疗脑血管疾病102例》发表于《辽宁中医杂志》2005年第32卷第12期。

·摘要：当前，由于科学技术突飞猛进，由此产生的先进设备如CT、MRI、DSA等广泛的应用，使脑血管疾病的诊断非常容易，但对本病的治疗则显得相对滞后。传统治疗中风的药物多从静脉及消化道途径进入体内，但药物是全身分布并在肝脏部分代谢，再经过血脑屏障。真正到达脑组织中的浓度仅为用药的10%左右。从颈动脉给药，则脑内病灶处药物可达到较高浓度。有人研究证明，此法比静脉注射浓度高出190%～280%，且无首过效应，并可减少药物对全身的副作用。王致道小组用以上方法结合中医辨证论治治疗脑梗死及脑血管疾病后遗症102例，总有效率90.2%，与传统的给药方法53例总有效率78.5%，有明显提高，无效10例，其中诱发脑出血3例，待进一步探讨。

（五）调气血利水道治疗水肿病

水肿是体内水液滞留，泛滥肌肤，以头面、眼睑、四肢、腹背，甚至全身浮肿为特征表现的一类疾病。在南宋时期严用和以降，将水肿分为阴水、阳水两大类，阳水又分为风水泛滥、水湿浸淫，常用越婢加术汤与五苓散、五皮饮治疗。把阴水分为湿热浸淫、脾阳不运及肾阳衰弱，常用疏凿饮子、实脾饮、真武汤之类治疗。随着时代的变迁，人类寿命的延长，此类辨证论治方法已不适用于现代水肿病治疗法则。王致道认为诊治水肿病不能以阴水、阳水分类者，如"脑栓塞形成"后或心肺功能不全等病出现双下肢肿，踝以下明显，似泡水肿胀之馒头，按之凹陷，双下肢重着，如贯五千钱，步履蹒跚；《金匮要略》云"血不利，则为水"，故用当归芍药散和防己黄芪汤加减（处方为当归10g、白芍10g、炒白术10g、茯苓30g、泽泻30g、酒川芎12g、香附10g、炙甘草5g、防己10g、黄芪30g、薏苡仁15g、玉米须15g、路路通10g）。方中重用茯苓、泽泻，协白术以健脾利水；现代有人研究证实泽泻有利尿消肿之功，且无排钾之弊。全方合用有调气血、利水道之功效，达到消除水肿疗效；再如对肾病综合征伴低蛋白血症、全身重度水肿患者进行病机分析，多为疾病日久，伤及中焦，脾胃亏虚，运化失常，据五行相克，土虚水侮，故而水饮内停。王致道临床上用五皮饮（陈皮、茯苓皮、生姜皮、五加皮、大腹皮）加白术配合鲤鱼熬汤食疗，可健脾行气利水，消除疾病水肿症状。此二方对属上方病机相类似者，临床验证有显效。

《水肿》收录于《福建现代中医医案医话》第140页。

·摘要：水肿病，自唐宋时期严用和以降，将之分为阳水与阴水两大类，阳水者用越婢加术汤等，阴水者用疏凿饮子、实脾饮、真武汤之类，现代教科书亦以此为蓝本编写。由于时代的变迁，人类寿命的延长，王致道认为，以上对水肿的辨证论治方法已有其局限性。今辨证多见心、脑、肺及循环系统疾病引起的水肿，不以阴水、阳水来划分（着重应从"气与血"调治），"血不利，则为水"，倡用《金匮要略》当归芍药散合防己黄芪汤加减。肾病综合征，低蛋白水肿者，用五皮饮加术、鲤鱼类主之，避免了用西药利尿剂治标不治本及药后尿意频频、电解质紊乱等副作用。

四

附　录

（一）主要学术著作

(1)《内科辨病专方治疗学》，编委，1998年由人民卫生出版社出版。

(2)《成方新用治验大全》，编委，1994年由中国中医药出版社出版。

(3)《巫百康临床经验集》，副主编，1997年由厦门大学出版社出版。

（二）代表性学术论文

（1）王致道，戴舜珍，谢谓南，等．活血消瘀法为主治疗出血性中风 18 例临床小结 [J]．福建中医药，1992，23（5）：1－2．

（2）王致道，曾凯军，杨丽阳．中药息风定痫片为主中西医结合治疗癫痫大发作 [J]．中华实用中西医杂志，1999，12（6）：945－946．

（3）王致道，余天福．谈外感高热用大剂量柴胡的体会 [J]．福建中医药，1995，26（4）：50．

（4）王致道，郑美惠．葛根芩连汤治疗上消化道出血 80 例 [J]．新消化病学杂志，1996，4（12）：704．

（5）王致道，杨丽阳．自拟"平肝梦醒汤"治疗小儿夜惊梦游症的体会 [J]．实用中西医结合杂志，1997，10（24）：2423．

（6）王致道，郑美惠．"柴胡杖金汤"为主治疗急性胰腺炎疗效观察 [J]．中国中西医结合急救，1996，3（9）：413．

（7）王致道．尚尔寿教授治疗肝硬化腹水的经验 [J]．中医研究，1989，2（2）：27－29．

（8）王致道，李雪琴，曾凯军．溶栓合剂经颈动脉给药治疗急性脑梗死疗效观察 [J]．中国中医急救症，2008，17（12）：1664－1665．

（9）王致道，曾凯军，杨丽阳．治疗脑血管疾病中药注射剂的应用体会 [J]．浙江中西医结合杂志，2004，14（2）：118．

（10）王致道，曾凯军，李雪琴，等．中西医结合颈动脉给药治疗脑血管疾病 102 例 [J]．辽宁中医杂志，2005，32（12）：1273－1274．

（三）继承人

（1）李雪琴，女，漳州中医院脑病科，主任医师、硕士研究生导师。

（2）涂燕芬，女，漳州中医院脑病科，副主任医师、硕士研究生导师。

（3）颜光华，男，漳州中医院脑病科，主治医师。

（4）郑素玉，女，漳州中医院脑病科，主治医师。

（5）陈桂邦，男，漳州市东铺头社区卫生服务中心，副主任医师。

（6）沈建平，男，漳州市诏安县中医院，副主任医师。

（7）曾艺真，女，漳州市诏安县中医院，副主任医师。

（整理者：施春鸿　肖鹏彬）

谢 强

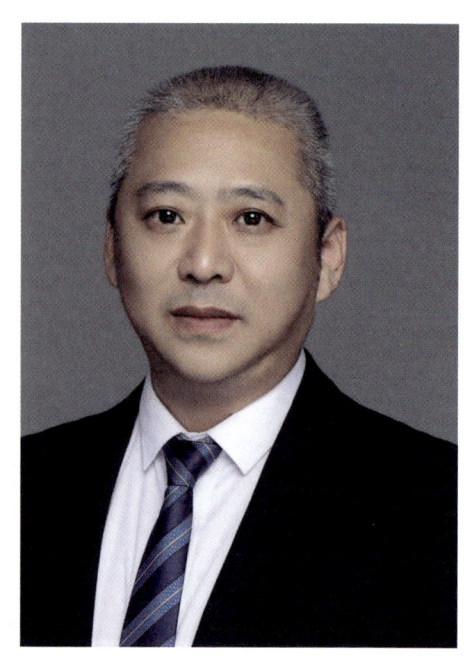

一

医家简介

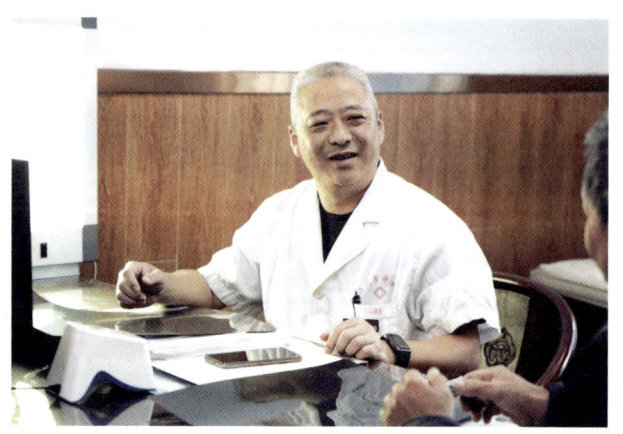

谢强，男，1969年出生，龙岩新罗人。主任医师。1992年毕业于福建中医学院骨伤专业，福建中医药大学硕士研究生导师，现任漳州市中医院骨伤科主任，第三届漳州市名中医。

中国中西医结合学会烧伤专业委员会委员，福建省中西医结合学会第一届烧伤病学分会副主任委员，海峡南少林手法医学协会常务理事，漳州市中医药学会秘书长，漳州市中医药学会骨伤专业委员会副主任委员，漳州市医学会骨科分会委员。

长期从事骨伤科工作，对南少林骨伤科流派情有独钟，是漳州章宝春骨伤学术流派第三代传承人，章宝春骨伤流派传承工作室主任。擅长手外科、显微修复外科领域，在本地区率先开展儿童断指再植、多指断肢再植、皮瓣移植修复、复杂骨软组织缺损等专业领域内高难度手术。在开展相关现代医疗技术的同时充分发挥中医药优势，有效地提高了疗效。鉴于其在手外科领域的卓越成就，2015年受命于国家中医药管理局，负责主持中医临床诊疗规范化项目《中医临床诊疗指南·指骨骨折》的制订工作。参加工作以来，在省级以上医学刊物发表论文30余篇，其中作为第一作者10余篇。

二

学术特点

（一）老年骨伤患者"不独气血，尤重脏腑"

《正体类要》言："肢体损于外，则气血伤于内，营卫有所不贯，脏腑由之不和。"阐明了局部损伤可以导致机体内脏功能失调。谢强认为骨伤科疾病虽常见外伤，肢体局部受损，但外伤要反映于内，内伤要反映于外，辨证上要秉持整体观念，着手于局部，落眼于整体，才能使疾病得到更好的治疗，尤其是老年患者和身弱体衰之人。

三期辨证是针对伤科疾病的最常用辨证体系，在损伤后的不同时期，病理病机有着规律性的变化。应根据不同时期的病机变化，施以不同治法。在损伤早期，气滞血瘀是损伤后机体的基本病机病理，常采用活血化瘀、攻下逐瘀或破血逐瘀之法。谢强观察到中国正逐步进入老年社会，老年人外伤是时下骨伤科医师面临代的巨大挑战。由于老年人的体质特点有别于普通成人，因此，对肢体损伤的遣方用药，除了以三期辨证为指导外，因时、因地、因人制宜地辨证用药才更能发挥疗效。如在老年人群中最为常见的髋部骨折，骨折后虽也可见局部肿痛、舌下瘀斑、脉弦等气滞血瘀之症，但细察之下，伤肢肿胀却痛觉不甚，舌脉瘀象，却多见舌色较淡、脉显沉细等气血不足之象。由于老年人气虚津亏多见，加上卧床、饮食不节等原因，便秘、谵妄也非少见。谢强认为老年骨折患者初期施治时不论病情轻重，不辨脏腑虚实，一味施以活血行气、破血峻下之品并不可取，应着眼于整体观念，强调对脏腑气血盛虚情况的辨识和对症治疗。

谢强通过临床观察，指出老年人骨伤后多有脏腑功能虚衰，气血不足。需要在三期辨证的基础上结合老年人的体质特点，少以峻下之品，适当给予益气补血行血之品。另外，老年人本就易多思虑，肝气郁结，肝木乘脾，外力损伤进一步影响虚弱的脾胃，导致脾胃功能下降，故腹胀纳差等症常见。据此，谢强早期用药在活血化瘀的基础，常伍疏肝理气、补益脾胃之品，以逍遥散（柴胡、当归、白芍、白术、茯苓、生姜、薄荷、炙甘草）加减治疗。气滞血瘀者，加川芎、桃仁、红花等；肝气郁结者，加陈皮、木香、郁金等；气血虚衰者，加熟地黄、黄芪、党参等；大便秘结不通者，加火麻仁、郁李仁、酸枣仁等。降低了老年骨折患者在保守治疗或围手术治疗期间的并发症发生率，有效改善预后。

（二）气机变化，注重"玄府"开阖

通过系统观察和分析气机与骨伤疾病的关系，深入探讨气机失调对骨伤疾病的影响及其在治疗中的作用。谢强发现很多患者伤后出现气机闭阻之象，甚至重用活血化瘀之品，早期肿胀、郁闭之象仍明显，特别是对局部创伤较重的患者，常有药力难以发挥的现象。谢强遍寻古籍，受"玄府理论"的启发，运用"玄府理论"在诸多骨伤科疑难疾病的诊治中取得良好疗效。

"玄府"最早见于《黄帝内经》，"所谓玄府者，汗空也"，"上焦不通利，则皮肤致密，腠理闭塞，玄府不通，卫气不得泄越，故外热"。金元刘完素对"玄府"概念加以发挥，其曰："然玄府者，无物不有，人之脏腑、皮毛、肌肉、筋膜、骨髓、爪牙，至于世之万物，尽皆有之，乃气出入升降之道路门户也。"可见刘完素眼里的"玄府"非单指"汗孔"，为人体至微至小，内通气液，以通利为用，存在于机体各处的微观结构。刘完素还提出玄府病理变化，描述了玄府闭密的临床表现，同时提出"宜以辛热治风之药"的基本用药原则。谢强通过系统学习玄府相关理论文献，结合临证思辨，将玄府理论与临床辨证相结合。在一些疑难的创伤、疮疡疾病的诊疗中取得良好疗效。对于创作后持续肿胀不退者，谢强认为肢体受损，局部骨折、筋伤肉眼可见，但不可见的是"玄府"亦受损，导致"玄府"闭阖，气血运行通道闭阻，即使用以活血化瘀的药物仍然难以通畅气血，导致肿胀不退。因此对于伤后早期肢肿严重患者，谢强在辨证用药时，佐以麻黄、细辛、防风等辛散之药，以开通"玄府"，更快促进局部肿胀的消退。对于损伤后期，骨折筋伤经治之后，有些患者会出现肢体持续肿胀不退或反复肿胀的情况。谢强认为虽筋伤骨折已愈，但"玄府"未开，功能失用是造成损伤后期肿胀不退的原因。因此，对于此类患者，谢强主张后期用药需要在补益气血的基础上，关注"玄府"功能的恢复，必要时加麻黄、细辛等开通"玄府"。

糖尿病足是糖尿病患者中常见的并发症，由于长期高血糖导致血管、神经、免疫等多系统功能受损。据统计，现在国内新发糖尿病患者数量每年增加500万人，目前已经达到1.14亿人，其中有10%～25%的糖尿病患者有发生糖尿病足的风险。糖尿病足发展成溃疡后，创面不愈合是临床治疗的重大难点。由于糖尿病人的表皮组织糖基化、局部神经损伤、微循环障碍等原因，糖尿病足一旦发生溃疡，则病程迁延，难以愈合，有药石难达之感。谢强在"玄府理论"的指导下对糖尿病足的中药治疗进行深入研究，他发现糖尿病足溃疡的愈合过程并不是一个平滑的曲线，而往往是经历一个平台阶段后，在某个时刻突然像"打开某个开关"一样启动修复程序，创面快速修复。他认为糖尿病足以阴虚为本，燥热为标，或因痰湿闭阻，或因气郁气闭，这是导致"玄府"闭阖不通的病理基础。"玄府"闭阖，则气血、药石难达病灶，皮肤无以滋养重生。于是谢强在对糖尿病足患者的辨证用药治疗过程中，佐以麻黄、细辛、防风等辛散之药以开通"玄府"，打开创面修复的"开关"。明显缩短了创面修复的时间，提高了临床治愈率。除此之外，在"玄府理论"的指导下，谢强还成功治愈了多例无名肿毒、肢体疼痛等疑难病证，丰富了"玄府理论"的临床运用范围。

（三）重视呼吸吐纳，加速术后康复

功能锻炼在中医称之为练功疗法。中医认为伤后气滞血瘀会导致局部肿胀疼痛，损伤后期如瘀血不祛则影响筋脉骨骼的濡养，导致肌肉萎缩、骨不愈合、筋脉挛缩和关节僵硬等并发症。功能锻炼既能推动气血流动，达到活血化瘀之功能，也是强健肌肉、通利关节的必要手段。南少林骨伤科流派历来重视骨折筋伤后的功能锻炼，传承自章宝春、林如高等南少林骨伤流派名家的练习功疗法，形成了一套完整的理论体系和一系列操作性强的练功方法。谢强认为不同时代面临的临床挑战不同，人们对于功能康复的需求不断提高，相关的指导理论和具体操作应该与时俱进，以适应时代的需求和追求更好的疗效。

加速术后康复（ERAS）是指以降低并发症的发生、促进患者快速康复为目的，控制炎症，减少应激反应，并应用一系列具有循证医学依据且多学科参与的围术期优化处理措施。该理论的提出，促使业内在如何完善整个治疗体系的诸多方面做了长足的努力，如镇痛技术的发展、多学科协作模式的探讨、手术技术和手术器械的完善等。谢强则在如何通过优化功能锻炼方案，促进患者，特别是老年患者的快速康复方面做了长足的努力。骨折后局部需要有效的固定制动，以减轻疼痛和减少继发损伤。既往骨折后患者常常被要求静养，却忽略人体气血变化对术后功能恢复不良的继发影响。谢强强调骨折后即应开始功能锻炼，在继承章宝春气功练习的基础上，设计了一套操作简单、易于掌握的呼吸吐纳法以调节气血运行、锻炼内脏，恢复人体的正常功能。通过呼吸吐纳的练习，显著降低了心肺及消化系统的并发症，也明显改善了术后的肢体功能恢复。

该呼吸吐纳法的操作要点总结如下。

屈髋再平卧，体态要舒松。

呼吸慢而稳，还要长细匀。

吸时感腹隆，呼时感胸陷。

吸求身体稳，拱背不挺胸。

呼求尽所能，小腹亦发力。

（四）练功着眼点从"单块肌肉"到"肌肉链"

即使骨折在手术后得到精准和有效的固定，后期也获得充分的愈合，局部关节活动能力和肌肉力量也得到完全恢复，但肢体的功能仍或多或少地残留部分障碍或疼痛等后遗症状。后遗症状可在伤处，也可在远离伤处的其他部位。谢强认为既往对于创伤后功能康复的认识更多地集中在受伤局部或邻近关节，关注受伤局部关节活动度和活动方式的改善，以及局部肌肉力量的恢复。忽视了人体日常动作的完成并不是由"孤立"的单一或数个肌肉简单叠加，或每个关节独立运动的结果，而是某一组或几组在结构上存在一定联系的肌肉，有序协调一系列关节活动才能完成人类日常中的诸如行走、蹲起、举手等基本运动，又或是协调控制一系列的关节位置，才能让人类维持基本的站立、端坐等姿势。如日常最基本的动作——行走，是一个需要协调且有序地调动诸多肌肉，让髋、膝、踝甚至脊柱诸多关节完成精细动作的极其复杂的程序。谢强认为创伤虽然发生在某一个局部，但创伤造成的功能障碍其实是整个骨关节和肌肉"链条"的功能障碍。或因同处一个功能不良的"链条"而受到影响，或因创伤后对相邻关节甚至整个肢体的制动和失用，临床上可常见在远离创伤局部的其他肌肉、关节的功能障碍。当局部的创伤经治疗修复后，这个"链条"的功能因为其他成员的功能障碍而不能正常完成其负责的运动，于是就表现为创伤局部治愈后仍然遗留的功能障碍。所以临床中会发现很多膝关节损伤后恢复不良的患者，局部关节活动、肌力均无明显异常，但当我们评估其髋周肌肉功能时，会发现髋部的某部分肌肉功能不良。恢复这一部分的肌肉功能才能最终改善膝关节的症状。

谢强认为骨科功能康复的对象是整个人体的某个运动功能，而不是某个关节或某个肌肉。如果只着眼于创伤局部，无异于盲人摸象，不得其全貌，自然也与真实失之千里。当我们把目光放向整体时，其实我们会有另外一个挑战，就是怎么在这个整体当中去精准地发现主要矛盾，从而精准而快速地缓解患者的病痛。这就需要我们有更丰富的知识储备，进行更细致的观察评估。

临床经验

（一）解剖学指引下精准外固定，最大限度保留肢体活动功能

传统小夹板外固定的作用机制在于配合压垫使用，实现对骨折端的局部挤压、固定作用，可以实现不跨关节的固定。但实际应用过程中，由于软组织在夹板与骨骼之间形成阻隔，骨

折端因受到来自肌肉牵拉的固有移位趋势，夹板固定失败，特别易发生在邻近关节部位的骨折。因此，在骨折复位后，除了骨折端的形态和局部软组织情况，相关肌肉的牵拉也成为主要的致畸力量，这种致畸力量，临床上难以进行可视化评估，而是需要在解剖学基础上进行相应的逻辑分析才能得出。

运用小夹板固定各类型骨折，谢强强调既要根据骨折后的骨折端移位情况合理配合压垫使用，同时也要重视复位后骨折端因受到肌肉牵拉力的再移位趋势，对关节进行适当的摆位和必要的活动限制。例如，肱骨三角肌粗隆以下骨折，排除因骨折端固有内收趋势外，骨折近端由于受三角肌的牵拉，有向外展的趋势，单纯的夹板固定由于软组织的阻隔，难以保证抵销三角肌强大的力量。在夹板非跨关节固定后，谢强提倡配合肩关节外展支具使三角肌松弛，减少骨折端的再移位风险。再比如锁骨骨折复位，传统应用"8"字绷带外固定，可以有效纠正其短缩移位。由于骨折近端受到来自胸锁乳突肌向上方向的牵拉，而骨折远端则承受上肢重力所带来的向下移位的外力，"8"字绷带外固定并不能有效拮抗此外力而容易出现上下方向的骨折再移位。再加上肩关节前屈后伸运动过程中锁骨的旋转活动，也要求对肩膀关节的活动有一定的限制。谢强主张在传统"8"字绷带外固定的基础上辅助患侧的三角巾加强悬吊患肢，以适当制动并适当上抬锁骨远断端，通过"以远求近"的方法消除远近端上下移位的趋势，有效降低骨折断端再移位的风险。对于下肢胫腓骨上段、下段及踝关节骨折的外固定治疗，谢强也根据局部解剖特点，充分认识传统夹板外固定的固有缺陷，通过在其基础上结合其他有与其互补作用的外固定方式，切实提高骨折端稳定性，降低了骨折畸形愈合的发生率。

（二）利用便捷材料，精准外固定治疗指骨骨折

手部具有灵活复杂的功能，其解剖和临床诊疗相对于骨科其他疾病也有着明显的特殊性，因此，手外科在诸多医疗机构常以独立的亚专科形式存在。谢强对手部的创伤疾病有着独到的见解。

指骨骨折外固定在临床操作中是最为棘手的难题，虽然对骨折局部的解剖、生物力学等研究已较为深入，外固定的操作原则也十分成熟。但由于手指相对细小，而且碍于其他手指的干扰。其临床上的具体操作十分困难，时常为便于操作，不得不将其他手指一并固定，严重影响手部的功能和后期康复。谢强针对该临床问题，结合手指肌腱、韧带的解剖特点，创新性地设计了利用安瓿瓶作为外固定支撑物，结合胶布绷带的缠绕固定指骨骨折。不仅固定效果良好，在预防指骨骨折的成角畸形、旋转畸形方面与传统外固定相比，有着明显优势。而且该固定方法可完成伤指单指固定，在固定期间，能最大程度地保留患肢的功能，也减少了因长时间固定后多指均出现僵硬而严重影响手部功能的情况。

以近节指骨骨折为例，谢强固定指骨骨折具体操作概括如下。患者坐位，腕关节轻度背伸，掌指关节、指间关节屈曲45°位。操作者一手握住患者手掌，拇指与食指对捏固定近节指骨骨折近端。另一手捏持骨折远端，牵引后根据骨折情况实行折顶、端提等手法复位后。持近端的手捏持于骨折端两侧临时固定骨折端后，嘱患者轻度屈伸患指，并于屈曲位确认轴线对准舟骨结节，以及甲板平面与邻指平行。初步判断复位满意后，取一直径略大于患指近指间关节长度的安瓿瓶（除去瓶口铝盖）置于伤指根部掌侧，使掌指关节及近指间关节半屈曲位（约45°）恰与安瓿瓶贴敷。取两条形胶布，一条沿伤指轴线贴于指背面，并经过舟状骨结节；另一条则取与之相垂直方向粘贴固定（视骨折端稳定情况，必要时将邻指与伤指并列固定于安瓿瓶上），最后再以绷带缠绕固定。此固定方法取材方便，可以根据不同患者大小的手使用不同大小的安瓿瓶。最重要的还是便于在固定的同时评估伤指轴线，使操作大大简化，而且稳定性好，大大减少了再移位的风险。

（三）经络理论指导冲击波循经治疗跖筋膜炎

冲击波治疗技术因其具有破坏感觉无髓神经纤维、刺激退行性组织中的血管新生、改善局部血液循环、促进无菌性炎症消退、促进损伤组织修复与再生、阻断痛觉传递以减轻疼痛等作用机制，在对跟腱炎、肱骨外上髁炎、冈上肌腱炎等各种软组织慢性损伤性疾病的临床治疗中具有方便、安全、疗效好、显效快、易于被患者接受等优势。国内专家共识推荐其用于软组织慢性损伤性疾病。足底筋膜炎（plantar fasciitis，PF）又称跖筋膜炎，现代医学认为它是由于持续异常应力导致足底筋膜慢性无菌性炎症。中医理论对该疾病所属的"筋痹"范畴的认识并不局限于病灶局部。"经络理论"将对疾病的病机病理用"整体观念"的形式呈现，在此基础上形成的治疗方案必将有别于基于局部病灶病变的治疗方案。《黄帝内经·灵枢》云："足太阳之下……转筋，踵下痛……足少阴之筋……与太阳之筋合……并太阴之筋……其病足下转筋，及所过而结者皆痛及转筋。"可见该病发生与足少阴肾经、足太阳膀胱经关系密切。冲击波治疗的操作方法虽有别于传统针灸，但其止痛作用，从中医学理论"通则不痛"的角度上讲，患者经治后局部疼痛缓解，也可解释为冲击波在其中发挥了"通"的作用。为了增强疗效，谢强提出冲击波循经治疗软组织慢性损伤性疾病的理念，将冲击波应用于对疼痛局部的治疗改进为将其应用于对疼痛局部所在经络的治疗。该创新性应用方法的理论基础除了来源于传统中医的"经络理论"，同时也得到了运动康复的"肌筋膜链理论"的支撑。"肌筋膜链理论"认为人体的运动单位不是单一的肌肉，而是由肌肉、韧带及相关软组织按照特定的排列而形成的肌筋膜链。每条肌筋膜链通过筋膜直接连接或通过生物力学间接连接勾织成网状。从该理论出发，有学者提出足底筋膜与跟腱之间形成足底筋膜—跟腱复合体，它们是协同工作的同一运动单元，若小腿肌肉紧张痉挛，则会引起跟腱挛缩，进而牵拉足底筋膜而引起疼痛。

四

附　录

（一）代表性学术论文

（1）谢强，许晓光，王保乔，等.中西医多技术联合治愈化脓性汗腺炎1例报告[J].中国烧伤创疡杂志，2021，33（6）：425－427.

（2）谢强，郭世明，张嵩图，等.章氏正骨手法复位夹板固定和切开复位钢板内固定治疗骨质疏松性肱骨外科颈骨折的比较[J].中国现代医生，2021，59（26）：98－102.

（3）谢强，刘艺祥，谢伟清.手部多发掌骨骨折术后的功能康复指导疗效[J].中外医学研究，2013，11（34）：44－45.

（4）谢强，钟晓辉，刘艺祥，等.后内侧钢板在胫骨平台Schatzker Ⅴ、Ⅵ型应用[J].中国中医药现代远程教育，2011，9（22）：32－33.

（5）谢强，杨源中，林伟栋，等.经尺骨鹰嘴截骨入路治疗肱骨髁间骨折[J].中国骨与关节损伤杂志，2005（7）：477－478.

（6）谢强，陈联源，魏军成.漳州市健康人群定量超声骨量峰值研究[J].中国骨质疏松杂志，2004（2）：178－180，219.

（7）谢强，章谨，胡伟宏.232例肱骨干骨折治疗体会[J].福建中医药，1999（1）：36.

（二）继承人

（1）谢伟清，男，漳州市中医院骨伤科，副主任医师。
（2）许晓光，男，漳州市中医院骨伤科，主治医师。

（整理者：许晓光）

徐宪席

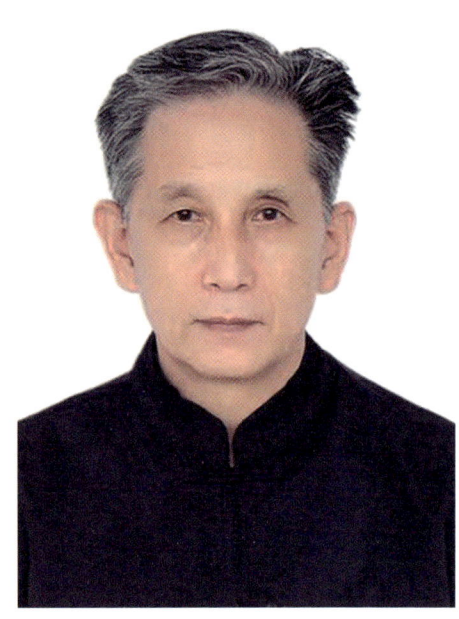

一

医家简介

徐宪席，男，字伟夫，1946年出生，龙岩永定人。其父徐美如为当地负有名望的老中医，擅长内科、妇科、儿科等疑难杂症诊疗。徐宪席高中毕业后，便在其父指导下学习中医经典，熟悉临床诊疗工作。1979年参加福建省"从集体所有制和散在城乡的中医中吸收中医药人员充实加强全民所有制中医机构"

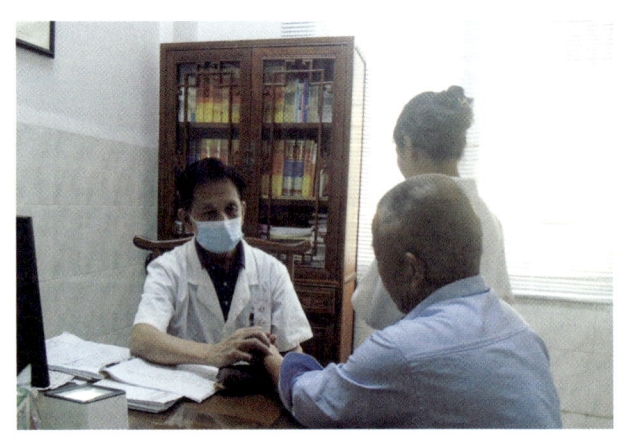

的选拔考试，被录用为中医师，分配在长泰县岩溪镇中心卫生院中医内科工作。1995年评聘为中医副主任医师。首届漳州市名中医。在省级以上专业刊物及学术会议发表论文20余篇。

二

学术特点

徐宪席师古而不泥古，潜心研读《伤寒论》和《金匮要略》，从组方原则、药物比例和主证辨识等角度，深入探讨经方的治疗理念。他认为"方有合群之妙用，药有个性之专长"。方证对应，是经方用药的显著特征。一味药的变化，甚至一味药剂量的变化都会产生新的方剂。无论方剂大小，都与证密切相应，正是这样组方的严谨性，为显著疗效和可重复性提供了保证。临床上，他灵活地把方证对应的理念与辨证辨病相结合，寻求特异性的方证组合应用于临床，以求"简、便、验、廉"的治疗效果。

徐宪席认为在理、法、方、药确定之后，决定疗效的关键是药物剂量，故有"剂量是名医不传之秘"的说法。病重药轻或病轻药重都是医家大忌，尤其对急危重症，若用常规剂量，这样无异于杯水车薪。按《中华人民共和国药典》规定的安全剂量，这样群体化的治疗，会忽视个体间的差异，临床效果也必然受到影响。故他提出了"个体化治疗"的思路，根据病情和体质强弱，选择剂量的大小，在临床应用中屡见良效。他常说"临床时既要有将军之胆识，也应有婆婆之细心"，大剂量的应用要方证对应，才能"有故无殒，亦无殒"。

"圣人不治已病治未病"。徐宪席认为"治未病"强调的是未发生疾病前要慎于养生，防止疾病的发生。而养生之法在于"法于阴阳，和于数术，饮食有节，起居有常，不妄劳作"。从临床实践出发，徐宪席创立"自然疗法"的养生模式，推而广之，并收到较好的效果。其特点是动静结合，形神共养。具体做法有三：一是养形以动为贵，通过运动锻炼、活动肢体、舒展筋骨，以流通气血，改善微循环，使形体得到调养；二是养神之道在于静，在按摩穴位时结合意守穴位上的指头以加强入静，通过静养来保养神气，神气清静内守，精气亦随之和顺充满，故有养生莫若养神；三是科学养生保健，科学养生保健要做到精神养生、起居养生、饮食养生。只有神形共养才能健康长寿，若不注意科学养生保健，当人体出现亚健康状态或疾病后，再来练养生保健的自然疗法，则需较长时间，等待调动、发挥体内的"阴阳自和"，才能达到祛病康复。故在练养生保健的自然疗法时要三者同时进行，且坚持不懈，才能在锻炼中获得效益。正常人锻炼之可健康长寿，有疾病的人配合锻炼可祛病延年。

三

临床经验

（一）消痈汤治疗肠痈（急性化脓性阑尾炎）

消痈汤系徐宪席的家传验方，处方组成为金银花120g、当归60g、蒲公英30g、玄参30g，具有清热解毒、消痈止痛之功效。方中以金银花为君，《本草纲目》称之为忍冬，言之忍冬茎叶及花功用皆同，为消肿散毒治疮之要药，用量都以四两或五两计，相当于

120～150g；当归为臣，《本草纲目》记载其治痈疽，排脓止痛；玄参、蒲公英具有清热解毒、消痈散结之功效，为佐、使。徐宪席认为临床应用要根据痈肿发生的部位和发生、发展的不同阶段对症用药，方能取得满意的疗效。若腹痛欲呕者，合黄连汤；疼痛厉害者，合活络效灵丹；腹痛不甚，以腹部脓肿（包块）为主者，合薏苡附子败酱散，有发热者不用或少用附子，重用败酱草，也可加石膏清内热，石膏主腹中坚痛，不必忌用石膏；若服药有腹泻，加干姜甘草汤以温中散寒而止泻。随证用药须遵"病与方相应者，乃服之"。

消痈汤中的当归用量60g，系超大剂量，在教科书中也少有记载，为保证疗效及安全性，徐宪席认为需注意以下几点。首先，掌握药物的适应证和禁忌证，先服药1天，视病情再服药。其次，遵《伤寒论》调胃承气汤的煎服法，少量频服、温服，1天剂量分作2剂煎，每剂又分2～3次温服。为防止大剂量苦寒或辛凉服后引起腹胀满、腹泻，徐宪席仿《伤寒论》栀子干姜汤用干姜温中散寒之意，加甘草、干姜同煎服，则可减少副作用。

（二）胡麻丸治疗老年性慢性支气管炎

胡麻丸系徐宪席家传验方，由其父徐美如于20世纪60年代，老年性慢性支气管炎群防群治中，经多次筛选，以中草药蜜制成丸而成。

慢性支气管炎是由感染或非感染因素导致的气管、支气管黏膜及其周围组织的慢性非特异性炎症，属于中医学"咳嗽""痰饮""哮证""喘证"等范畴。其主要病机为外感邪气、内伤情志、饮食不节等原因导致的肺气失宣，痰湿内停，脏腑功能失调。徐宪席认为其乃本虚标实之复杂证候，标实由痰瘀郁滞，本虚是肺、脾、肾虚损。因此，攻逐重剂并非所宜，应扶正祛邪，缓以图治。胡麻丸选用具有祛瘀化痰，降气平喘，补益肺、脾、肾功效的药物，其中枝香草，漳州本地群众称之肺痈草，用于肺痈咳喘及跌打损伤的治疗；佛掌榕，民间用于治劳伤咳嗽，有健脾化湿之功，素有"南芪"之称；胡颓子叶，《本草纲目》记载其主治肺虚短气，喘咳剧者；枇杷叶，乃化痰止咳降逆之中药；买麻藤，味苦、涩，性微寒，具有清热消肿、止咳化痰的功效，民间用治支气管炎、肺炎。上药经水煎浓缩以炼蜜为丸，既方便贮存又增其补益之功。胡麻丸对老年性慢性支气管炎的治疗，有较好的疗效。

《胡麻丸治疗老年性慢性支气管炎66例》发表于《福建中医药》1998年第29卷第4期。

·摘要：慢性支气管炎、肺气肿引起的咳嗽，属于"内伤咳嗽"范畴，其病机转化，既可由肺及脾肾，又可由脾、肾及肺，病变主要在肺，涉及脾、肾等脏，病理复杂，虚实并存，慢性反复发作，难取速效。用药忌宣散伤正、耗气伤阴，当标本兼治。胡麻丸方中用佛掌榕治劳伤咳嗽，有健脾化湿之功效；胡颓子叶治肺、肾虚，气咳喘日久者，以炼蜜为丸，补益肺、脾、肾以治其本；配伍枝香草、枇杷叶、买麻藤以化痰、降气止咳治其标，且以炼蜜为丸共扶正以祛邪，缓以图治。通过临床观察治疗肺、脾、肾虚型的慢性支气管炎、肺气肿总有效率84.48%，但临床中对于痰热壅肺以及急性发作或兼并发症时，不可用胡麻丸进行治疗。

（三）薏苡仁药食两用的临床经验

薏苡仁，性凉，味甘、淡，归脾、胃、肺经。《神农本草经》谓之上品，久服轻身益气，有利水渗湿、健脾止泻、排脓、解毒、散结等功效，主筋急拘挛、风湿痹。现代药理研究表明，其有提高免疫、降糖、调脂、抗肿瘤、抗炎、镇静、镇痛以及抑制肌肉收缩等作用。

徐宪席根据药有个性之专长，认为薏苡仁可常服、久服，治疗以下的疾病。①以其有轻身益气、健脾利水之功效，用于血脂异常患者的治疗，可以常服、久服，若结合山楂每次3～5片，每日3次开水浸泡作茶饮，连渣服更佳，如结合适宜运动效果更好。②取其解毒散结，可常服又不损正气，用于治疗肺部粟粒小结节、息肉、囊肿、体表疣的治疗。可以研粉末服，也可以煮粥服。肺部小结节可配伍怀山药、浙贝母；息肉配伍山楂；囊肿配伍昆布、海藻；体表疣单用薏苡仁即可。③其主筋急拘挛，除痹，用于治疗肌肉拘挛疼痛，关节酸痛，尤其对双下肢肌肉痉挛性酸痛用薏苡仁60g煎服，或配伍芍药甘草汤，或配合当归四逆散煎服疗效显著。薏苡仁也可用于尿路结石的治疗，用于急性绞痛缓解后，结石没有排出，反复发作又为高脂血症的患者，宜长期煮粥服，若结合运动，疗效更佳。④因有镇静镇痛的作用，可用于不寐的治疗。无明显寒、热、虚、实可辨而难于入睡者，用薏苡仁、半夏各50～60g，每日1剂煎服，对久病兼瘀配伍血府逐瘀汤，有肝气郁结者合逍遥散同煎，疗效良好。

《重用薏苡仁治疗疑难病症的体会》发表于《中医杂志》1999年第40卷增刊。

·摘要：食物治病最显著的特点是利用食物性味的特性偏颇，有针对性地用于某些病证的治疗或辅助治疗，用之对症，病自渐愈，即使不对症亦无他患是其优点。在临床治疗中，薏苡仁用药量要大，如《本草衍义》指出"凡用之，须倍于他药，此物力势和缓，须倍加用即见效"，临床中煎服或煮粥服，每日用量在30～90g，研粉每次服6～8g，每日3次。薏苡仁虽有健脾止泻，然其性凉，有个别患者服后大便溏或次数增多，可炒黄或加姜同煎服。因薏苡仁药性平和，可单味服，也可辨证配伍方药煎服，以增加临床之疗效。

（四）活地龙制剂治疗急性感染性炎症

地龙，《本草纲目》称为蚯蚓，药性咸、寒，无毒。"性寒故能解诸热疾，下行故能利小便，治足疾而通经络也。"现代药理研究地龙有溶血栓、改善微循环、抗过敏、平喘止咳、抗菌活性、消炎镇痛、促进伤口愈合等作用。

地硝散是徐宪席家传临床验方。药物组成为取白颈活地龙7条，用清水冲洗泥土，放在大碗或盆中，芒硝18g，研成细末，撒在地龙上，此时地龙会跳动，立即把盖盖上以免地龙跳出碗外，约30min后，地龙死后则分泌出淡黄色的体液，滤过取分泌液，经数小时以后，液体凝结成晶体，或成浓稠液体，装瓶备用。

徐宪席认为方中地龙有清热解毒之功，陶弘景谓其"温病大热狂言，饮其汁皆瘥"，《会约医镜》用于"治跌打损伤，痘疮紫黑"诸症；芒硝，性味苦、寒，无毒，"主治百病，除寒热邪气，逐六腑积聚，结固留癖"，两药合用，共奏清热解毒、消肿止痛之功。用于治疗口腔、咽喉急性炎症及体表等各种炎症表现为红、肿、热、痛伴大便秘结者。成人用地硝散20g，分2~4次服，儿童量按成人量酌减。若服后未出现腹泻，必要可增加剂量，有腹泻要减量，外用取地硝散视病情需要调醋或调浓茶液外敷即可。

徐宪席强调：方中地龙一定选用有白颈，长度在15cm左右的，因大地龙死后分泌物多且浓。地硝散中配伍芒硝，虽有防腐作用，但放置时间过久，用时有异味，禁用于口服。地硝散口服虽然没有发现过敏反应，但用时也要注意观察，以防万一。

《地硝散治疗急性感染性炎症363例》发表于《中国中医急症》1995年第4卷增刊。

·摘要：动物类中药为血肉有情之品，其独特的活性成分具有作用强、使用剂量小、疗效显著的特点，尤其对某些顽症、重病疗效确切。地硝散用活地龙配合芒硝制成散剂，制法简单，便于贮存。两药配伍，其消炎、镇痛作用增强，抗炎促进伤口愈合效果更好，服后没有副作用是其优点。临床用于治疗口腔、咽喉急性炎症及体表等各种炎症，既可口服又可局部用药，总有效率达91.3%。

（五）芍药甘草排石汤治疗尿路结石

尿路结石是泌尿系统的常见病，典型表现为肾绞痛与血尿。治疗上，缓解疼痛是重要的手段，溶石、排石是治本之法。芍药甘草排石汤是徐宪席家传治疗尿路结石验方，原方由白芍、甘草、郁金、滑石、薏苡仁、虎杖、蜥蜴、斑蝥等药组成，每日1剂，方中除蜥蜴、斑蝥外，其余药水煎3次合并，分3次温服，每6h服1次，因蜥蜴、斑蝥腥味浓厚，研成粉末装胶囊口服，以免引起呕吐。因斑蝥毒性大，剂量难于掌握，蜥蜴难以寻找，徐宪席将其改为生鸡内金末10~15g，每日1~2次冲服，也具有同样的疗效。肉眼血尿者，加黑蒲黄、小蓟；结石较大者，加皂角刺、三棱、莪术；伴里热燥实者，加大黄、芒硝；脾肾气虚者，加人参、黄芪、牛七、核桃。

芍药甘草汤具有酸甘化阴、缓急止痛的作用，研究表明，芍药对疼痛中枢和脊髓性反射弓的兴奋有镇静作用。芍药、甘草中的成分有镇静、镇痛、解热、抗炎、松弛平滑肌的作用，二药合用后，具有良好解痉止痛的作用，不但缓解输尿管痉挛引起的疼痛，而且有利于结石的排出。徐宪席认为芍药用量应以30~50g为宜，配伍利尿、溶石、排石的中药组成方剂，具有止痛快、排石率高的优点。生鸡内金要选用色泽金黄，且无杂质、无霉变者为佳。研粉时可以烘干，但不可炒熟，炒熟鸡内金疗效差。除了服药外，每日饮水量不少于3000ml，以少量、多次温饮为佳。结合做跳跃运动以加快结石的排出。

《解痉缓急为主治疗泌尿系结石93例》发表于《中国中医急症》1997年第6卷增刊。

·摘要：祖国医学认为尿路结石系湿热蕴结注于下焦，尿液受其煎熬，导致尿中杂质积聚成石，疼痛是结石急性梗阻时导致输尿管痉挛所引起。临床常以利尿通淋、排石为治法。芍药甘草汤是《伤寒论》中治疗发汗后阴血不足、筋脉失濡引起脚挛急之有效方，被后代运用于胃肠平滑肌、肌肉性痉挛引起的胃脘痛、腹痛、胁痛、痛经，以及肌肉疼痛、神经性痛、支气管痉挛等疾病的治疗，用于治疗尿路结石少见到报道。本方重用芍药甘草汤，以解痉止痛治疗尿路结石，方中配伍滑石、郁金、薏苡仁、蜥蜴、斑蝥（后改用生鸡内金末），共奏利尿、溶石、排石的功效，患者服药后止痛效果好，排石快，总有效率达89.3%。

四

附 录

（一）代表性学术论文

(1) 徐宪席. 重用薏苡仁治疗疑难病症的体会 [J]. 中医杂志，1999，40（增刊）：14.

(2) 徐宪席. 胡麻丸治疗老年性慢性支气管炎66例 [J]. 福建中医药，1998，29（4）：31.

(3) 徐宪席. 解痉缓急为主治疗泌尿系结石93例 [J]. 中国中医急症，1997，6（增刊）：31.

(4) 徐宪席. 山楂止血的应用 [J]. 实用中西医结合杂志，1997，10（4）：408.

(5) 徐宪席. 中西药结合治疗泌尿系结石63例 [J]. 中国中医药科技，1996，3（5）：26.

(6) 徐宪席. 地硝散治疗急性感染性炎症363例 [J]. 中国中医急症，1995，4（增刊）：74.

(7) 徐宪席. 神术散加减治疗小儿泄泻106例 [J]. 福建中医药，1995，26（3）：48，50.

(8) 徐宪席. APC加石膏汤的临床应用 [J]. 实用中西医结合杂志，1994，7（6-7）：425.

(9) 徐宪席. 从《医学衷中参西录》谈代赭石的临床应用 [J]. 福建中医药，1992，23（6）：34-35.

（二）继承人

(1) 徐超群，男，漳州市长泰区徐超群卫生室，中医医师。

(2) 郑锦治，男，漳州市长泰区第二医院，中医全科主治医师。

（整理者：徐超群 郑锦治）

杨丽阳

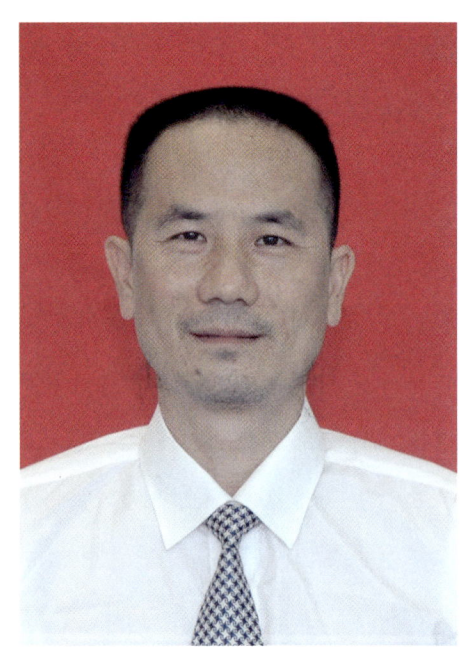

一

医家简介

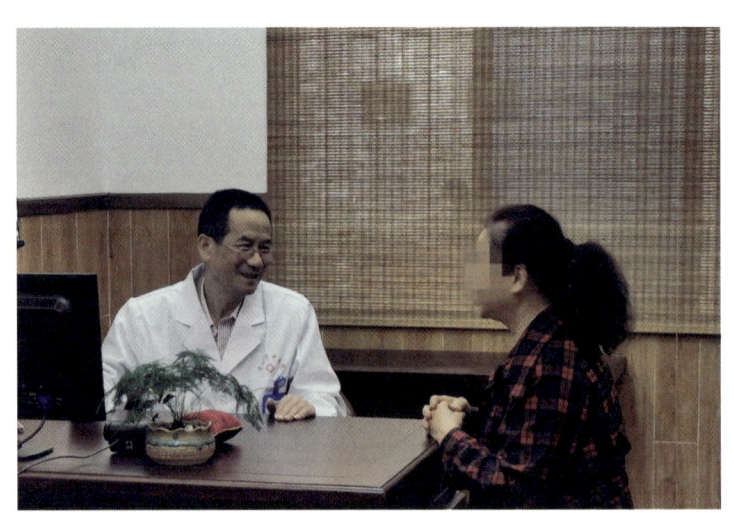

杨丽阳，男，1962年出生，漳州云霄人。1985年毕业于福建中医学院。曾任漳州市中医院副院长，福建省中医内科分会副主任委员，漳州市医学会第七届理事会副会长，第七届漳州中医药学会副会长。为漳州市第二批优秀人才，第二届漳州市名中医。现为漳州市中医院主任医师，福建省第四批老中医药专家学术经验继承工作指导老师，福建省基层老中医药专家师承带徒工作指导老师。擅长中医脑病、头痛、眩晕、郁病、中风、不寐等内科疾病。

二

学术特点

杨丽阳强调中医必须坚持继承与守正。继承中国医药学首先需要理解和掌握中医基础理论，充分了解和掌握好中医理论体系的根本和主要特点，也就是"整体观念"和"辨证论治"。他认为中国医药学几千年的发展过程也是一个创新的过程，中医学术精华通过传承得以源远流长，通过创新得以永葆活力，通过创新在继承的基础上不断完善理论体系。既不用西医手段来研究中医及解说中医，让传承"不守方圆"；也不刻板地强调传承，循规蹈矩，让发扬"一成不变"。由此，形成杨丽阳的学术特点。

（一）"风邪"立论，培土生金治疗慢性咳嗽

慢性咳嗽，病因复杂，经久难愈，古今诸家立论太絮，名目繁多，多致后人临证莫知所从，所以治难得效。杨丽阳认为中医药治疗慢性咳嗽相较于西医具有明显的优势。中医从整体观念出发，根据慢性咳嗽的病情特点加以分析辨证，遣药制方，疗效显著。他认为慢性咳嗽主要关乎于肺、脾两脏，责之于痰。肺居于上焦，为一身之华盖，在体合皮毛，开窍于鼻；肺又为娇脏，不耐寒热；肺主宣发肃降，而以降气为顺；肺失宣降，肺气上逆作声，咳吐痰液，则发为咳嗽。从整体观念出发，肺外脏器病变亦可累及于肺，而引起咳嗽。《黄帝内经·素问·咳论》就载有"五脏六腑皆令人咳，非独肺也"。脾居中州，属土，主运化，调节人体水液代谢。脾上输津液于肺，由肺宣发肃降而布达全身；肺则赖脾为之传输津液，使水液上升下达、内外布散。脾失健运，津液内停，肺失宣降，水道不调，水湿不化，聚生痰浊，上干于肺，痰湿犯肺，肺失宣降，则气逆为咳。故咳嗽其标在肺，其本在脾，古人就有"脾为生痰之源，肺为贮痰之器"之说。临证时需以化痰为指引，注意从脾、肺论治。脾土充盈，培土生金，肺气得充，卫外固表之力足，邪不可干；脾得运化，水道通调，则痰湿可除，肺不受痰湿所困，宣降得当，咳嗽不作。慢性咳嗽还常见阵发咳嗽、咳而少痰、喉痒、干咳等症，夜间或晨起咳嗽甚，遇风加重，这些症状与"风性善行而数变""风盛则挛急""风盛则动""风盛则痒"的特点相符，故杨丽阳认为盖无"风"不咳，"风"亦为慢性咳嗽之主因。风为阳邪，其性开泄，易袭阳位，"伤于风者，上先受之"，风邪从口鼻而入，而肺为五脏之华盖，外合皮毛，故风邪犯肺乃是咳嗽之先导。风邪又为六淫之首、百病之长，四季常有，可单独侵袭人体，亦可与寒、热、燥邪相合而中人。故风邪是咳嗽重要的致病因素。风邪致病，或为外风侵袭肺腑，或为风邪稽留而成伏风，外风引动内风。外风致病应四时而不同，春冬夹寒，夏季夹热，秋季夹燥，临证应注意进行辨证。外风侵袭，若失治、误治，则可形成"伏风"，稽藏于体内，

经外风引发，或内境变异，上扰于肺系，肺失治节，宣降失司，肺气上逆，而发为咳。遣方用药上，杨丽阳认为外风所致咳嗽首当疏风散邪，选用辛散、轻清、宣扬之品，以助肺脏恢复之宣降，如荆芥、防风、紫苏、桑叶、薄荷之品，但临证当辨其兼症，四诊合参，随证加减，使外邪得疏，肺脏宣发肃降之气得复。咳嗽若经久不愈，内风伏滞，正气已虚，则当善用虫类药物，如蝉蜕、白僵蚕等，其性可搜风通络，既可剔邪外达皮肤，又可内通经络平息内风；亦可配伍酸涩之品，如乌梅、五味子，以酸甘化阴、敛肺止咳。然痰或白、或黄，有寒热之分，故化痰则当依据痰的性质，应有温化、清化之异，寒痰当以甘温化之，热痰当以苦寒清之，此治痰之基本要义。虚则可酌情补虚，表里同病则当表里双解。慢性咳嗽治法多样，但病在脾、肺，因在风、痰，临证之时当辨其阴阳虚实、寒热错杂，合而治之。杨丽阳在慢性咳嗽中喜用百部一药。杨丽阳指出慢性咳嗽其外感症状已消，内伤症状亦不显著，多表现为干咳。百部药性甘润、微温，汉代医书《名医别录》就记载百部有"润肺下气止咳"之功效，《药性论》曰其可"治肺家热，上气咳逆，主润益肺"，功专润肺止咳，故无论外感、内伤、暴咳、久咳皆可用之。

（二）治疗不寐，重在调肝脾

杨丽阳认为不寐之病证，多与用脑不当、七情失调所致。不寐病位在心，与肝、脾关系密切。肝为"刚脏"，其性升动，喜条达而恶抑郁，肝主疏泄，调畅情志；肝体阴而用阳，主藏血，调节血量。肝疏泄正常，则气血调和，神魂得养，则寐安；反之，则气血郁滞，神魂失养，则少寐。《血证论》云："肝藏魂，人寤则魂游于目，寐则返于肝。"肝藏血，魂才有所居，神安静守舍则能寐。"肝藏血，心行之，人动则血运于诸经，人静则血归于肝脏。"若七情失调、饮食劳逸失常，则肝藏血功能失调，人静血不能归于肝脏，则心神不安而不寐。脾胃为"后天之本"，统血藏意，在志为思，脾主运化，化生水谷精微，布散全身，滋养五脏六腑、四肢百骸。脾胃位处中焦，持中央以运四旁，乃人体气机升降之枢纽。脾胃功能失常，或脾胃虚弱，气血化生无源；或脾失健运，湿痰内生；或脾虚夹杂其他邪实，均可导致神不安而寐不安。脾胃调和，上通下达，则夜寐自安。《黄帝内经·灵枢·动输》言："胃气上注于肺，其悍气上冲头者，循咽，上走空窍，循眼系，入络脑。"脑为元神之府，胃肠经络与脑相连，经气有序流注，方能昼精夜瞑。若胃肠经络受邪，累及胃腑，则可见心下虚痞、脘闷不食等症；胃肠不适沿经脉上循于脑，则可引起不寐、少神等神志病变，此为脾、胃与脑联系的外在表现。现代医学研究也提示了大脑和胃肠道之间存在着双向信号交流网络，即所谓"脑-肠轴"。肝气条达，疏泄有度，气机调畅，有助于脾升胃降，从而促进脾胃之运化功能；脾升胃降功能正常，亦有利于肝之疏泄，肝脾相辅相成，则气机升降出入。脾生血有源，肝藏血有度，则血液充足，血行顺畅，血脉调和则可神安寐安。不寐究其临床，除失眠之外，常伴有心慌、心悸、头晕耳鸣、心烦不安、胸膈似阻、心下虚痞、脘闷不食、大便稀溏、气怯倦怠等症，且常常表现为上热下寒之证，若只清上焦之火，必更伤脾胃。因此，临证之时，杨丽阳根据患者症状辨证施治，以健脾胃、疏肝气、清肝火等治法为手段，主次分明，肝脾同调，升降并举，标本兼顾，安心神，护脾胃，使气机舒畅，血脉调和，机体恢复平和状态，则神魂自安。他将肝脾失调分为木不疏土、土壅侮木、土虚木乘三大类。对于木不疏土，则以疏肝理脾之法，常选逍遥散加减化裁；而土壅侮木者，扶脾治本，理肝荣木，与培土荣木之法，常以党参、白术健脾益气，茯苓、苍术健脾祛湿，香附、陈皮疏理肝脾气机；土虚木乘者，则健脾调肝，以抑木扶土，常党参、白术健脾益气，焦神曲、炒麦芽固脾护胃，柴胡疏肝、白芍柔肝合用，散收结合，条达肝气。此外，该病的治疗除使用药物外，杨丽阳还重视综合疗法治疗运用，如教患者自己按压合谷、神门、内关、劳宫、足三里等穴以增强治疗效果，让患者进入自我注意的转移状态，起到意念转移作用，促进入睡；重视调畅情志，给予患者适当的心理疏导；指导患者完善体质管理，如饮食有节，劳逸结合，忌烟酒等，从"治未病"角度出发，发挥中医优势，真正做到"上工不治已病治未病"。

（三）按病邪深浅论治痹证

痹证中医常以病因的性质分类进行分型治疗，如风、寒、湿、热邪。杨丽阳不循常道，其对痹症的治疗是按病邪深浅分证论治。《黄帝内经·灵枢·九针十二原》曰："皮肉筋脉，各有所处，病各有所宜，各不同形。"疾病在五体层次的病变，各有差异。《黄帝内经·灵枢·根结》首次指出了皮、肌、脉、筋、骨即为五体。《黄帝内经》根据病邪所侵袭的主要部位将痹证分为五体痹，由浅至深分别为皮痹、肌痹、脉痹、筋痹和骨痹。杨丽阳按五体痹和顽痹之分来辨证治疗痹症。①皮痹，《黄帝内经》曰："风寒湿三气杂至，合而为痹也……以秋遇此者为皮痹。"其病机不外乎风寒湿邪侵袭皮毛，客于营卫肌腠之间，病位在皮肤、腠理。杨丽阳认为西医的枕神经痛、臂丛神经痛、周围神经过敏疼痛等，都可归于皮痹。因为邪在其表，故当发而散之，所以多用风药，常以小续命汤加减化裁。取麻黄辛温峻汗，配苦杏仁宣肺排邪外出，共为君药；桂芍调和营卫，"治风先治血，血行风自灭"，加川芎、当归行气活血，共为臣药；人参扶正祛邪以安内。临证则辨证进行加减化裁，如风为百病之长，风常夹他邪，可伍羌活、独活、细辛等辛温祛风散寒之品；若皮痹郁而化热，当加知母、石膏等清热解肌之品。②肌痹，《黄帝内经·素问·痹论》曰，"风寒湿三气杂至，合而为痹也……以至阴遇此者为肌痹"，"肌痹不已，复感于邪，内舍于脾"。可见脾气亏虚，卫外不固，湿邪侵袭肌肤、皮肉，脉络气血不通，发为本病；肌痹以肌肉重着麻木、疼痛、压痛，肌肤麻木不仁为主症，西医学的皮肌炎、多发性肌炎、重症肌无力、纤维肌痛综合征等均可出现肌痹表现。邪在肌肉，病机主要为湿邪壅滞经络肌腠，湿当温而散之，可辨证使用薏苡仁、苍术、木瓜、白芍、羌活、防风等健脾利湿或祛风胜湿之品。③脉痹，《黄帝内经·素问·痹论》曰："痹……在于脉则血凝而不流。"《医林改错》曰："因不胜风寒湿热，邪入于血管，使血凝而为痹。"《黄帝内经·素问·四时逆从论》曰："阳明有余病脉痹身时热，不足病心痹。"脉痹病位在血脉，症见肢体疼痛、肿胀、麻木、乏力，肢端或白或紫，可有间歇性跛行，无脉或太溪脉、趺阳脉搏动微弱。主要病因病机为气血不足，脉道空虚，感受外邪，血脉痹阻。西医学的静脉炎、大动脉炎及雷诺病等，杨丽阳均按脉痹论治，以"虚、痰、瘀"为纲，注重整体而治，扶正祛邪，补疏相合，顾护中焦，治以益气养血、化瘀祛痰。常以双合汤为主方加减化裁。双合汤以二陈汤合桃红四物汤为基础，全方有活血补血、行瘀化痰、蠲痹通络之功，可使气血得行，疼痛自去。④筋痹，《黄帝内经·素问》曰，"痹在于筋则屈不伸"，"病在筋，筋挛节痛，不可以行，名曰筋痹"。《黄帝内经·灵枢》指出筋急拘挛、抽掣疼痛、关节屈伸不利、行走困难是筋痹的主要表现，为指邪客于肌腱、韧带部位。西医学的常见肌腱炎、关节劳损、腱鞘炎等都可参照筋痹论治。筋痹为风寒湿热之外邪侵袭筋脉，内因正气不足，内外合犯，致筋脉阻滞，气血运行受阻，筋脉失养而发。故杨丽阳临证时注重病机，辨证施药以活血化瘀为大法，兼顾补肾壮骨、祛湿通络，组方上常以桃红、红花、赤芍、当归、千斤拔、一条根等舒筋通络之品为主药。⑤骨痹，《黄帝内经·素问·长刺节论》曰："病在骨，骨重不可举，骨髓酸痛，寒气至，名曰骨痹。"《黄帝内经·素问·痹论》曰："痹在于骨则重。"其病位在骨，病因为六淫之邪侵扰人体筋骨关节，主要表现为肢体关节酸痛或伴有肿胀，甚者可见关节强直畸形。治以川续断、牛膝、桑寄生、杜仲为主药，辨证酌情加入祛风散邪之药让血有出入，活血化瘀之药让血脉可通。⑥顽痹，痹症若反复发作，经久缠绵不愈，皆可称为"顽痹"。《黄帝内经》云"病久入深，荣卫之行涩"。痹症日久，邪深病顽，非草木之品所能奏效，杨丽阳临证中会用血肉有情之品鹿角胶、龟甲填精益髓、滋补肝肾以固其本，然必用搜风通络之法佐于扶正固本之中。《本草经疏》称虫类药性走窜，善行而无处不到，可引诸风药至病所，自脏腑而达皮毛也。如全蝎、蜈蚣、地龙、白僵蚕、乌梢蛇等皆可搜风攻坚、活络定痛。用川乌、草乌通行十二经络，温经散寒以镇痛。杨丽阳认为痹症按发病部位进行辨证，各有长处，临证当灵活辨症使用，方不失中医辨证论治之根本。

三 临床经验

（一）从"积热内盛"入手，以黄连解毒汤治疗糖尿病

糖尿病属中医"消渴"范畴，临床以三多一少为主症。历代医家多责之燥热偏盛，阴津亏耗二因。治疗上也多详于养阴，疏于清热。杨丽阳认为"积热内盛"是糖尿病病因病机之根本。脾与胃以膜相连，脾胃升降相因，燥湿相济，运化与受纳相互协调，方能消化、吸收食物以化生气血及输布水谷精微以滋养全身。消渴之人长期过食肥甘腥膻之品，肥者助阳生热，甘者性缓留中，肥甘运化、转输不及，脾胃运纳失司，中气壅滞不畅，复因平素少动多坐，则易成胃肠燥热之害，积热内盛，日久则消。杨丽阳在糖尿病治疗上多采用清热泻火之黄连解毒汤加葛根、天花粉为主治疗。黄连解毒汤有良好的降低血糖的作用，主治三焦火毒证，为常用来清热解毒的中药方剂。方中黄连为君药，清泻心火与中焦之火；黄芩为臣药，泻上焦之火；黄柏、栀子为佐药，黄柏泻下焦之火，栀子泻三焦之火，导热下行由小便出。黄连解毒汤以三黄为主药可统治上、中、下三消，直折其"积热"，故甚为合拍。方中的黄连、黄柏治疗消渴早有记述，如《名医别录》谓黄连"止消渴"、《本草拾遗》谓黄柏"主消渴"等。现代医学研究也证明了黄连可降低血糖、调节脂肪代谢，黄芩、黄柏、栀子可降血清胰岛素，通过调控血管内皮作用来修复 2 型糖尿病早期出现的血管内皮损伤。

杨丽阳认为虽本病以"积热内盛"为本，随着病情发展也可出现不同的病理过程，出现不同的证型。或偏于气虚，或偏于阴虚，或损及脏腑，或挟有瘀血，而"积热内盛"仍为其主要内因，不可因其表面现象而忽视，只要按辨证原则进行相应配伍即可取得显著疗效。上消明显加生地黄、玉竹；中消加生石膏、知母；下消甚者加泽泻、山茱萸；气虚明显者加黄芪、茯苓；阴虚明显者加熟地黄、玄参；肢麻者加桑枝、木瓜。

《黄连解毒汤治疗糖尿病》发表于《四川中医》1993 年第 6 期。

· 摘要：通过验案论治，详细阐述杨丽阳从积热内盛论治糖尿病的经验，采用黄连解毒汤为主治疗糖尿病，同时注意病程各个时期辨证施治，进行相应配伍，取得很好的临床疗效。

（二）采用辨证分型治疗脑梗死

脑梗死属中医学"中风"范畴，是严重危害老年人健康的疾病之一。脑梗死本病发病率、致死率及病残率均高，因而急性期及时、有效的治疗是减少病死率、减轻致残程度的关键。临床对防治脑梗死的研究开展较多，有辨证施治、辨病施治、中西医结合治疗等，特别是大

量中药新剂型的应用，给临床救治工作提供了快捷、有效、方便的手段。而在中成药的应用日渐增多的情况下，淡化中医辨证用药特点的倾向也同时存在。但是中风病的病因病机复杂，杨丽阳认为只有辨证施治，才能较好地体现中医学治疗特点，若不加以辨证，盲目使用中药，非但不能控制病情，且可能导致病情的延误或恶化。

在脑梗死治疗上，杨丽阳辨证分为风痰闭阻型、风阳上扰型、气虚血瘀型及阴虚血瘀型进行施治，有效改善了患者的神经功能缺损症状。

1. 风痰闭阻

杨丽阳认为风痰闭阻是中风的主要证型。风气与火热密切相关，热极生风，邪扰气血，清窍蒙蔽，则"神失其用"；痰湿郁久化热，热则生风，风痰阻络，引发半身不遂、言语謇涩等中风症状。故当治以平肝息风、化痰开窍，药用天麻10g、钩藤15g、菊花15g、石决明30g、栀子10g、大黄5g、生牡蛎30g、胆南星10g、石菖蒲10g。方中天麻、钩藤平肝息风，为君药；石决明咸寒质重，平肝潜阳，栀子清热凉血，菊花疏风清肝，共为臣药；大黄泻下攻积，活血化瘀，生牡蛎滋阴潜阳，胆南星、石菖蒲化痰开窍，共为佐药。全方合用，平息内风，疏散外风，疏通经络，化有形之痰，祛无形之痰，标本兼治，共奏平肝息风、化痰开窍之功。

2. 风阳上扰

杨丽阳认为在中风急性期，风阳这一病理因素占有重要地位，多见瘀热兼夹，病理本质在于整个病程均有瘀热贯穿其中，病久易伤阴津，故治疗时应当以平肝潜阳、养阴柔肝。拟方天麻10g、钩藤15g、白芍30g、葛根30g、夏枯草10g、牛膝15g、茵陈15g、地龙10g、菊花15g。方中天麻、钩藤平肝息风，为君药；白芍入肝经，敛阴柔肝，平抑肝阳，助气血调和而不妄行，葛根滋阴生津，通经活络，二者共为臣药；地龙清热行瘀通络，菊花、夏枯草、茵陈合用清肝经实火，以上共为佐药；牛膝入肝肾经，可补益肝肾，引血下行，为使药。全方平肝息风，养阴柔肝，化瘀泻热，热清血凉，血瘀得散，脑脉瘀热得散，阴津得补。

3. 气虚血瘀

杨丽阳认为中风之于年老体弱者，脏腑功能渐亏，气血阴阳不足，气虚则无力推动血行，气血阻滞，气机不畅，瘀血阻滞经络，故而发病。治当以益气活血，化瘀通络。方拟黄芪30g、桃仁10g、红花5g、川芎10g、丹参15g、桑枝30g、赤芍15g、葛根15g。方中黄芪补气行血，桃仁、红花、川芎、丹参活血行血，赤芍可凉血散瘀，桑枝可祛风通络、利关节，葛根祛风通络。全方合用使气足而血行，使中风得愈。

4. 阴虚血瘀

杨丽阳临证发现中风之后，正气不足，阴亏血滞，脉络瘀阻，以致阴虚血瘀，则筋脉肌肉失养。本方证以阴虚为本，血瘀为标，治当以养阴平肝、化瘀通络，药用葛根30g、生地黄15g、杜仲15g、川芎10g、桃仁10g、鸡血藤30g、山药15g。本方重用葛根滋阴生津、通经活络，为君药；生地黄助葛根养阴生津，杜仲补益肝肾，川芎、桃仁活血化瘀，力专善走，以行药力，以上共为臣药；鸡血藤补血活血，舒筋通络，山药益气养阴，共为佐药。全方重用补阴药，少佐活血药，使滋阴不壅滞，活血不伤正，阴津得养、血瘀得通，则阴充络通，诸症得愈。

《辨证分型治疗脑梗死68例疗效观察》发表于《中国中医急症》2005年第2期。

·摘要：通过临床研究，详细阐述杨丽阳将脑梗死患者辨证分型为风痰闭阻型、风阳上扰型、气虚血瘀型、阴虚血瘀型4型，分别处予相应方药，取得很好的临床疗效。

（三）从"虚""瘀"论治，以补阳还五汤为主治疗肺心病

慢性肺源性心脏病以肺脏和心脏的病变为主，后期多并有肝、脑、肾等重要脏器损害，水电解质紊乱，酸碱平衡失调，以致多脏器功能衰竭，目前尚无特殊治疗。中医学认为肺心病属于"肺胀"范畴，经久难愈，病程缠绵。其病机主要是肺病日久，累及于心，肺朝百脉，肺气助心运行血液，肺虚不能治节，无法推动血液正常运行，则血脉瘀阻，痰瘀互结。杨丽阳认为本病根本为脏腑衰弱、气阴两虚，而痰凝、瘀血是主要病理产物。患者年老体弱，正气衰弱，再者久咳肺虚，肺不主气，肺病及心，则心不主血，百脉瘀阻，"虚"与"瘀"二者交相为患，反复发作，迁延难愈，形成恶性循环。

治血必先益气，气旺则能行血，通过中医益气活血通络法治疗本病，可取得良效。补阳还五汤重用黄芪，其义自见，配伍茯苓健脾和中、益气强心以扶正祛邪为主，当归、川芎、地龙、桃仁、赤芍等合用活血化瘀专治其标，且当归、桃仁能润肠通便以助肺气下降，现代医学研究也证明了活血化瘀药具有扩张肺动脉、降低肺动脉高压、降低血液黏度、疏通微循环等作用。以补阳还五汤加茯苓为基础方，处方为黄芪30～60g、茯苓15～30g、当归10g、川芎10g、地龙10g、桃仁10g、红花5g、赤芍15g。痰热加黄芩、生石膏、瓜蒌；喘甚加麻黄、蝉蜕；气虚加党参、桂枝；阴虚加山茱萸、麦冬；水肿加附子、葶苈子。同时根据病情的轻重缓急，不同程度地配合西药抗生素、强心剂、血管扩张剂、利尿剂，或复方丹参液、川芎嗪注射液等静滴治疗。总之，本病临床表现多虚实兼见，寒热错杂，临证时当遵循辨证施治原则，灵活配伍，方能达到满意的效果。

《补阳还五汤为主治疗肺心病》发表于《中西医结合实用临床急救》1996年第9期。

·摘要：通过临床研究，详细阐述杨丽阳以补阳还五汤为主方治疗肺心病，并在临证时遵循辨证施治原则，灵活配伍，疗效显著。

附 录

（一）代表性学术论文

（1）杨丽阳. 黄连解毒汤治疗糖尿病[J]. 四川中医，1993（6）：37.

（2）杨丽阳，曾水成. 点按夹脊穴治疗急腹痛[J]. 中国中医急症，1994（4）：178－179.

（3）杨丽阳. 补阳还五汤为主治疗肺心病[J]. 中西医结合实用临床急救，1996（9）：33－34.

（4）杨丽阳，谢渭南，朱金发. 中风的证型与发病诱因的关系[J]. 中西医结合实用临床急救，1997（11）：505.

（5）杨丽阳，曾凯军，周维骥. 浅谈中风的病证转归[J]. 中西医结合实用临床急救，1999（1）：48.

（6）杨丽阳，曾凯军，王致道. 黄芪注射液治疗脑出血临床观察[J]. 中国中医急症，2002（6）：461－462.

（7）杨丽阳. 通下法在内科急症中的应用[J]. 实用中医内科杂志，2004（5）：447.

（8）杨丽阳. 苍龙汤治疗偏头痛的临床观察[J]. 辽宁中医杂志，2004（10）：833.

（9）杨丽阳. 辨证分型治疗脑梗死68例疗效观察[J]. 中国中医急症，2005（2）：108－109.

（10）杨丽阳，涂燕芬. 活血化瘀药联合阿司匹林治疗急性缺血性脑卒中的疗效观察[J]. 实用中医内科杂志，2012，26（1）：89－90.

（11）杨丽阳，李雪琴. 中医药治疗广泛性焦虑症研究概况[J]. 实用中医内科杂志，2012，26（7）：98－100.

（二）继承人

（1）涂燕芬，女，漳州市中医院脑病科，副主任医师。
（2）颜光华，男，漳州市中医院脑病科，主治医师。
（3）郑素玉，女，漳州市中医院脑病科，主治医师。

（整理者：涂燕芬）

杨舒瑾

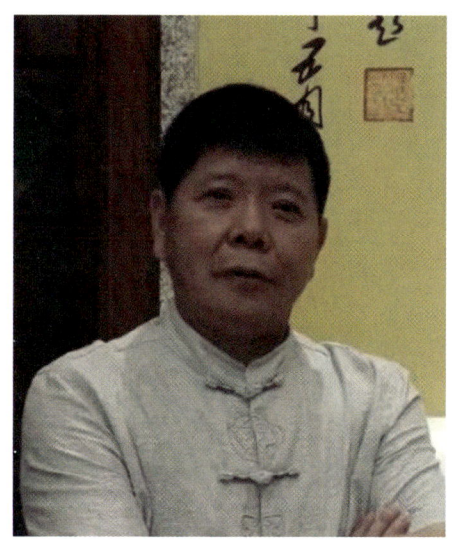

一

医家简介

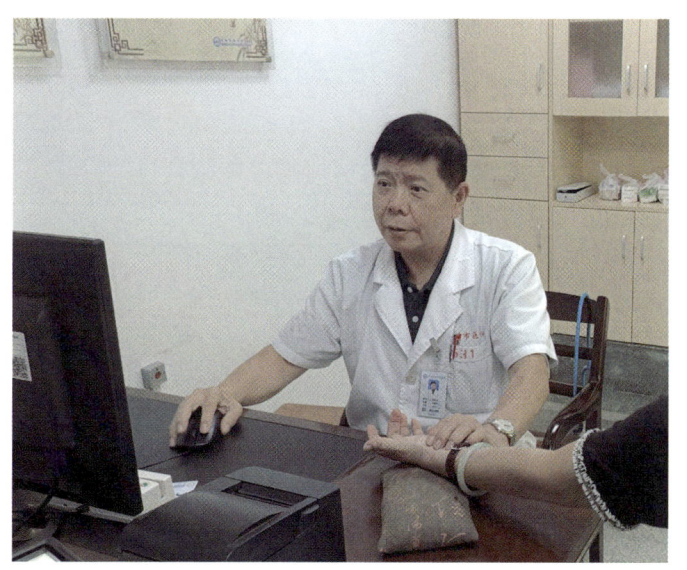

杨舒瑾，男，1957年出生，漳州龙海人。1982年2月毕业于厦门卫生学校中医班，现为福建省漳州市医院中医科副主任医师（退休返聘）。首届漳州市名中医。

曾任中华中医药学会综合医院中医药工作委员会委员，福建省中医药学会第五届理事会理事，福建省中西医结合学会肿瘤学分会副主任委员，福建省海峡医药卫生交流协会肿瘤绿色治疗分会副会长，福建省中医药学会肿瘤分会第一届委员会常务委员，福建省中西医结合学会血液病学分会第二届委员会委员，福建省中医肿瘤多学科联盟专家顾问，福建省中医药学会络病分会第一届委员会委员。

杨舒瑾从医至今40余载，擅长中医内科疾病、消化系统疾病、老年病、男科病及某些疑难杂症的诊治，特别是恶性肿瘤的中西医结合治疗及中医调理。曾在省级以上刊物发表学术论文10余篇。

二

学术特点

（一）从虚、痰、瘀、毒论治肿瘤

古代医学没有肿瘤病名，按其发病方式，将其归属于中医学"癥瘕""积聚"等范畴，发病与饮食不节、情志失调、劳倦内伤及外感邪毒内犯等因素相关。《医宗必读》曰："积之成也，正气不足而后邪气踞之。"说明了肿瘤的形成是机体正气不足，邪气乘虚侵袭，导致的脏腑功能失调，气血津液运行失常，从而发生痰结、血瘀、热毒等一系列病理变化，最终痰、瘀、毒结聚导致癌肿的形成。其病理机制是本虚标实，本虚以脾虚为主，标实则以癌毒、痰结、血瘀为主。杨舒瑾经过临床实践发现，在肿瘤的整个发病过程中，贯穿着虚、痰、瘀、毒四字，从虚、痰、瘀、毒出发论治可取得较好临床疗效。临证时常以益气养血、化痰散结、活血化瘀、清热解毒为治法。该病是一种因虚得病，因虚致实的全身属虚、局部属实的疾病。患者随着正邪盛衰的变化，病证常发生转变，应随着病情变化辨证施治。肿瘤早期，正胜于邪，应以化痰散结、解毒化瘀为主；中期时，邪正相衡，应健脾益气与化痰散结、解毒化瘀并重；晚期时，正气虚衰，应以益气养血为主，辅以化痰散结、解毒化瘀。

（二）衷中参西，辨病与辨证相结合

杨舒瑾认为中医、西医、中西医结合相互影响，相互渗透，使中医辨证论治的理论有了新的发展。辨证论治的方法已由宏观为主，发展为宏观与微观并重，由单纯辨中医之证，发展到辨中医之证与西医之病并重。临证时，既要掌握用中医四诊，辨中医之证，又要学会应用现代诊疗手段和技术，辨西医之病，要擅于取二者之长，为我所用，促进中医学术的发展。具体而言，应重视宏观结合微观，中医通过四诊采集临床资料进行辨证，从而确定相应治法，这就决定中医对疾病认识偏重于宏观临床表现，而对微观病理表现和认识不足。但是临床上的一些疾病，现代医学检查发现其微观病理变化已经十分严重，而其临床表现却十分轻微，有时甚至无任何临床表现，即所谓"无证可辨"，从而延误疾病治疗。如果能够借助西医先进的检测手段，便能对疾病微观病理变化有透彻了解，从而做到宏观与微观相结合。西医偏重于针对局部病理改变进行治疗，而在全身功能调节上尚嫌不足；中医则偏重于通过改善整

体功能进行治疗，而比较缺乏具有较强针对性的治疗手段，二者各有所长。治疗上不具备较强的针对性，则不能有效阻止病情的发展；而治疗不重视改善全身功能，提高全身抵抗力，疾病则不易康复，故临床上应注意全身与局部相结合。杨舒瑾临证时多采用辨证与辨病相结合，应用双重诊断以确诊，使传统方法与现代科学方法有机结合，从而更有利于明确诊断，审因论治，处方遣药，不断提高疗效。

（三）崇尚补土，注重脾胃

杨舒瑾深入研读李东垣《脾胃论》，师古而不泥古，宗其法而不拘其方。他认为："脾胃者，土脏也，土为万物之母，摄生不可不养土，却疾不可不顾土。"从长期的理论研究及临床实践中认识到《伤寒论》桂枝汤啜热粥，白虎汤之粳米、甘草，小柴胡之党参等皆在顾护胃气。李东垣所立升阳益胃、补中益气、升阳泻火等法，补脾胃即以安五脏之论，补前贤之未备。而叶天士"太阴湿土，得阳始运，阳明燥土，得阴自安"，"脾喜刚燥，胃喜柔润"之言，又补李东垣之不足。杨舒瑾崇尚李东垣的同时，又注意撷取众家之长，对脾胃为后天之本、气血生化之源、气机升降之枢纽等深有领悟和体会。治疗内科疾病时，常以羌活、防风、柴胡、葛根、荷叶合健脾之药以升脾阳；以苦杏仁、枇杷叶、竹茹、丁香、柿蒂合养胃阴之品以降胃气。属于沉疴痼疾，病情错综复杂者，也多由中焦入手，以调理脾胃为先。若系胃气虚弱者，药味宜精，药量辄轻；病无热象，不轻用黄芩、黄连等苦寒伤中之品；阴虚血亏者，不投阿胶、熟地黄等滋腻滞脾之味。总之，要权衡脾胃功能的强弱而酌情择用药物。

临床经验

（一）凉血解毒方治疗急性放射性皮炎

放射治疗是临床上治疗恶性肿瘤的重要手段之一，但放射治疗不仅会杀伤肿瘤细胞，同时也会对正常组织造成损伤，尤其是皮肤。放射性皮炎是放射治疗中最常见的副作用之一，临床上有不少可外用防治放射性皮炎的药物，如丁酸氢化可的松乳膏、康复新液、湿润烧伤膏等药物，但目前尚未研制出被广泛认可的防治放射性皮肤损伤的药物。祖国医学所发挥的潜力日益明显。中医学将放射性皮炎归属于"疮疡"范畴，认为其发生与肿瘤患者热毒瘀滞相关，应以凉血解毒、活血化瘀为基本治法。鉴于此，杨舒瑾自拟凉血解毒方（牡丹皮20g、黄柏20g、虎杖20g、地榆20g）治疗急性放射性皮炎患者。方中牡丹皮具有清热凉血、活血化瘀之效；黄柏有清热燥湿、解毒疗疮之效；虎杖可清热解毒、散瘀止痛；地榆则可凉血解毒、敛疮生肌。四者合用，共奏凉血活血、清热解毒、敛疮生肌之效。临床适用于急性放射性皮炎患者。

《凉血解毒方治疗急性放射性皮炎的临床观察》发表于《云南中医中药杂志》2023年第3期。

·摘要：探讨凉血解毒方在急性放射性皮炎治疗中的疗效。选取2020年9月至2021年12月在福建医科大学附属漳州市医院肿瘤放疗科接受放射治疗后出现Ⅱ～Ⅲ度急性放射性皮炎的60例患者进行研究，对照组接受康复新液治疗（$n=30$），研究组接受凉血解毒方治疗（$n=30$）。比较两组患者临床疗效、皮损恢复时间及VAS评分。结果研究组治疗总有效率为86.67%，较对照组66.67%明显偏高，数据差异有统计学意义（$\chi^2=4.812$，$P<0.05$）。治疗后，研究组患者皮损恢复时间短于对照组（$t=10.842$，$P<0.05$）；治疗后，研究组VSA评分明显低于对照组，有统计学差异（$t=11.609$，$P<0.05$）。结论为凉血解毒方治疗急性放射性皮炎的临床疗效显著，缩短皮损愈合时间，减轻患者的疼痛程度，值得推广。

（二）温经通络方治疗周围神经毒性反应

近年来，恶性肿瘤的发病率呈逐年上升的趋势，化疗是治疗肿瘤患者的一个主要手段，但化疗后患者会存在不同程度的周围神经毒性反应。目前，单纯使用西医抗神经毒性药物治疗周围神经毒性反应效果不佳。中医学认为，化疗所致周围神经毒性反应属"痹证"范畴，治疗上应采取温阳散寒、舒通经络及行气活血之法。中药熏洗疗法是中医常用的外治手段，在熏洗的过程中，将患肢和药物进行直接接触，能够在最大程度上促使药物透皮吸收，刺激皮肤血液循环，起到温经养血、活血通络及止痛之效。鉴于此，杨舒瑾自拟温经通络方（附子10g、桂枝30g、艾叶30g、红花10g、川芎10g、灯盏细辛10g）熏洗治疗恶性肿瘤化疗后出现周围神经毒性反应患者。方中附子，辛、温、大热，其性善走，能通行十二经脉，温里散寒，为君药；桂枝、艾叶，辛、温，温通经脉、散寒止痛，共为臣药；灯盏细辛、川芎、红花，活血化瘀，通络止痛，共为佐药。诸药合用，共奏温通经脉、活血化瘀、散寒止痛之效。临床适用于化疗后出现肢体麻木、疼痛辨证属寒湿瘀滞患者。

《温经通络方熏洗对肿瘤患者化疗后周围神经毒性的临床观察》发表于《中国卫生标准管理》2022年第12期。

·摘要：探讨温经通络方熏洗对肿瘤患者化疗后周围神经毒性反应的影响。选取2020年3月至2021年9月福建医科大学附属漳州市医院中医门诊治疗的化疗后周围神经毒性反应患者80例为研究对象，采用随机数字表法分为对照组和实验组，每组40例。对照组接受甲钴胺治疗，实验组接受温经通络方熏洗治疗。对比两组患者的临床疗效、周围神经毒性反应分级、生活质量。实验组的总有效率高于对照组（χ^2=5.160，P=0.023）；实验组周围神经毒性反应0级高于对照组，2级、3级低于对照组（χ^2=7.270，P=0.007；χ^2=5.540，P=0.019；χ^2=3.910，P=0.048）；治疗后，实验组KPS评分高于治疗前和对照组（t=4.309，P=0.000；t=2.306，P=0.024）。结论：肿瘤患者采用温经通络方熏洗能够有效提高患者治疗疗效，降低患者化疗后的周围神经毒性反应，改善患者生活质量。

（三）温补脾肾、清热燥湿治疗放射性肠炎

放射性肠炎是腹部和盆腔肿瘤放疗后最常见的并发症，该病的发生与放射线的强度及射线对肠道屏障的损伤有关。近年来，随着腹盆腔肿瘤发病率的持续上升，接受放疗的患者大幅增加，导致放射性肠炎的发生率逐渐升高。临床常见腹痛、腹泻、里急后重、肛门下坠、黏液脓血便等并发症。目前，西医对放射性肠炎多采用营养支持、谷胱甘肽、调节肠道菌群、保留灌肠等治疗，病情容易反复发作。中医学将放射性肠炎归属于"泄泻""痢疾""便血"等范畴。杨舒瑾认为该病病机总属本虚标实、虚实夹杂，临床多见脾虚湿盛证、肠道湿热证、脾肾阳虚证、寒热错杂证，宜以健脾渗湿、清热燥湿、温补脾肾、寒热并治立法。仙鹤草、金樱子、藿香、葛根、石榴皮、鸡冠花等药对止泻有较好的功效，可在辨证论治的前提下灵活配伍使用。仙鹤草味涩而收敛，既能涩肠止滑泄，又有扶正、抗肿瘤的作用，故尤适合于治疗放射性肠炎引起的久泻、黏液脓血便，常配合黄连、地榆、槐花等清热燥湿、凉血止血药物同用，以促进止泻、止血。临床常规剂量15～30g，大剂量可用至60g以上，未发现任何不良反应。金樱子具有固精、缩尿、涩肠、止带等功效，用于遗精滑精、遗尿尿频、久泻久痢、崩漏带下。金樱子常用于治疗慢性腹泻，多与参苓白术散、仙人养脏汤、四神汤等方配伍使用。临床上，脾虚湿盛是泄泻发生的主要病机之一，健脾渗湿是泄泻的基本治法，藿香芳香化湿，善于祛湿，故杨舒瑾常将其与陈皮、茯苓、炒白术、薏苡仁等健脾祛湿药配合同用。葛根具有升清举陷，使脾气健运，湿浊得化而泻止之功，常规剂量9～15g，大剂量可用至30g，临床常与黄连、黄芩配伍使用，治疗肠道湿热证；石榴皮性温，善治虚寒久泻，亦可与白头翁、黄连等清热燥湿药配伍，治疗湿热型泄泻；临床常在辨证遣方用药的前提下，加入石榴皮对症止泻。鸡冠花性凉，味涩，既能收敛止血、涩肠固脱，临床可与马齿苋、白头翁、地榆、槐花等配伍使用，用于放射性肠炎引起的便血、久泻不止，配伍得当，常获良效。

《放射性肠炎证治体会》发表于《中国中医基础医学杂志》2022年第5期。

· 摘要：放射性肠炎为腹部和盆腔恶性肿瘤放疗后最常见并发症，临床以腹泻、黏液脓血便、里急后重、肛门下坠等为主要表现，严重影响患者的生活质量，西医对其治疗效果欠佳，中医药治疗有一定的优势。杨舒瑾认为该病病机总属本虚标实，虚实夹杂，临床

多见脾虚湿盛证、肠道湿热证、脾肾阳虚证、寒热错杂证，宜以健脾渗湿、清热燥湿、温补脾肾、寒热并治立法。仙鹤草、金樱子、藿香、葛根、石榴皮、鸡冠花等草药对止泻有较好的功效，可在辨证论治的前提下灵活配伍使用。

（四）补虚泻实，治疗乳腺癌术后上肢淋巴水肿

作为女性发病率最高的恶性肿瘤，乳腺癌极大程度影响女性健康。治疗上，西医采取手术、放疗、化疗、靶向、免疫及内分泌治疗等手段，虽然能明显提高患者生存率，但常引发相关并发症。上肢淋巴水肿是乳腺癌术后最常见并发症之一，上肢淋巴水肿后易合并出现感染、溃疡等症，致患肢运动、感觉功能出现障碍。西医治疗该病疗效欠佳。中医学将淋巴水肿归属于"水肿"范畴。杨舒瑾认为该病病机主要是肝气郁结，肺脾肾虚，瘀血阻络化水。治疗上应遵循"虚则补之，实则泻之"的治则，施以疏肝解郁、益肺健脾补肾、活血化瘀通络之法。

1. 疏肝解郁贯穿始终

中医学认为，肝为将军之官，喜条达，恶抑郁，主疏泄，调畅气机。情志内伤，郁怒易伤肝，致肝失疏泄，肝气郁结。气能行血，气机郁滞会导致血运不畅而致瘀血内生。气机郁滞还会导致水湿停聚而为痰，痰浊与气滞、瘀血相搏结于乳络，日久蕴毒而成乳岩。虽然手术切除乳腺癌后，癌肿已去，但每遇郁怒则气滞血瘀，瘀血阻络而化为水。故疏肝解郁应贯穿始终，方选柴胡疏肝散化裁。

2. 益肺健脾补肾

水肿的基本病机为肺失通调，脾失转输，肾失开阖，三焦气化不利，水液代谢失常，导致水液潴留，泛滥肌肤，故益肺健脾补肾为水肿基本治法。脾阳虚型水肿患者，施以实脾饮加减，发挥健运脾阳、利水消肿作用。肾阳虚型水肿患者，施以济生肾气丸合真武汤加减，发挥温阳化饮之功。

3. 活血化瘀通络

乳腺癌术后患者，因手术损伤经络，致血液运行不畅，出现瘀血，不通则痛，离经之血不能吸收、消散，停滞体内，引起水道不通，出现水肿。故治疗上应施以活血化瘀通络之法。杨舒瑾考虑此类瘀主要是因虚致瘀多见，自拟活血利水通络方，以大量黄芪为君药，大补元气，益气活血，使瘀去络通；当归尾具活血补血，地龙清热定惊、通络利尿，两药为臣药，共奏活血化瘀、通经利水通络之效；川芎、赤芍行气活血祛瘀，桃仁、红花活血通经祛瘀，行水气，防己祛风止痛，茯苓、泽泻利水消肿，七药共为佐药，加强活血利水之功；甘草调和药性，作为使药。

《杨舒瑾主任治疗乳腺癌术后上肢淋巴水肿经验》发表于《深圳中西医结合杂志》2021年第11期。

·摘要：乳腺癌术后上肢淋巴水肿是临床常见并发症，常常伴随肢体疼痛、麻木，影响患者生活及生存质量。杨舒瑾通过多年临床经验，提出乳腺癌患者主要由于肝失疏泄、肝气郁结引发一系列症状，加之手术、放疗、化疗后，损伤人体正气及肺脾之气，久病致瘀，导致水道不通，引起上肢淋巴水肿及疼痛、麻木等病症。认为该病病机主要是肝气郁结、肺脾肾虚、瘀血阻络化水。治疗上应遵循"虚则补之，实则泻之"的治则，施以疏肝解郁、益肺健脾补肾、活血化瘀通络之法，强调中药内服和中医外治并用，可促进机体快速康复。

（五）治疗肿瘤后抑郁，重在疏肝解郁

肿瘤后抑郁为肿瘤患者常见的并发症，是患者被确诊为恶性肿瘤后心理上难以接受，同时生理上承担着手术、放疗、化疗、癌痛等因素带来的巨大压力所产生的不良情绪。属中医学"郁证"范畴。在该病的治疗上，西药抗抑郁治疗普遍存在副作用多且严重的缺点，患者往往因无法承受其副作用而终止治疗。中药在本病的治疗上具有一定优势。杨舒瑾认为，肝郁气滞贯穿着本病的始终，在肿瘤发展的不同阶段，正气的盛衰、虚实的主次决定治疗用药的配伍。本病的治疗以疏肝解郁为主，常用醋柴胡、香附、青皮、佛手、川楝子、合欢皮、薄荷、郁金等药，同时根据证型的虚实制定相应的治疗方案。

1. 气郁化热证

患者以肝气郁结为基础，肝气郁久化热，常出现烦躁易怒、胸胁苦满、目赤耳鸣等症状。治疗上以丹栀逍遥汤为主要方剂，结合肿瘤患者病情的特殊性，减少清热药物的分量，佐以生地黄、女贞子、黄精等药物滋水涵木，避免过度清热耗伤阳气，使正虚病邪得以进犯，以疏代泄，使阳气通达则郁热自散。呕吐、嗳气、反酸者可加萸连丸；肝火上炎头痛、目赤、耳鸣者可加菊花10g、桑叶10g、钩藤10g（后下）、白僵蚕10g、谷精草15g。

2. 痰气郁结证

患者素有痰湿，患病后情绪抑郁，肝气郁结，故而痰气交阻，结于胸部、胁肋、咽喉等处。治疗上当用芳香辛散之品行气开郁，化痰散结。常以半夏厚朴汤作为本病治疗的主要方剂，其中半夏、茯苓化痰和胃，厚朴、紫苏理气宽胸，可以生姜取汁，待汤药煎煮完毕后兑入汤药中温服，其化痰散结之力更胜。痰湿较重，胸闷欲呕者，可加佛手10g、香橼10g、绿萼梅6g、吴茱萸3g；痰郁化热而心烦者，可加黄连3g、黄芩6g、瓜蒌10g、竹茹10g。

3. 心神失养证

多见于中年女性，又称脏躁，在精神因素的刺激下间歇性发作，多为营阴耗伤、心神失养而发。治疗上以养心安神为原则，以甘麦大枣汤为主要方剂，甘润缓急，补气养血。心烦失眠甚者，可加酸枣仁15g、柏子仁15g、百合10g、合欢皮15g、首乌藤20g；夜间身热汗出者，可加莲子心6g、知母10g、黄柏10g、白芍10g；心慌心悸、胆怯易惊者，可加琥珀3g（冲服）、磁石20g（先煎）、龙齿15g（先煎）、生晒参6g。

4. 心脾两虚证

脾主思虑，郁证属心脾两虚者常多疑多虑，治疗上当疏肝健脾、益气养心，可以归脾汤佐醋柴胡、合欢皮、薄荷、生麦芽、香附等疏肝之品。纳差乏力者，可加党参15g、黄芪10g、炒白术10g、茯苓15g；心悸怔忡者，可加龙骨15g（先煎）、牡蛎15g（先煎），桂枝6g。

5. 心肾阴虚证

郁证见心肾阴虚者，常为平素肾阴亏虚，水不制火，日久损及心阴，故治疗上当心、肾标本同治，以六味地黄汤合天王补心汤治疗，重用生地黄，并以麦冬、天冬滋补心肾之阴。心气亏虚乏力懒言者，可加西洋参3g、五味子10g；心肾不交心烦失眠者，可佐以交泰丸。

四 附　录

（一）代表性学术论文

（1）郑锵，杨舒瑾. 杨舒瑾主任治疗乳腺癌术后上肢淋巴水肿经验[J]. 深圳中西医结合杂志，2021（11）：71－73.

（2）林明生，杨舒瑾. 杨舒瑾主任治疗肿瘤的经验总结[J]. 光明中医，2020（3）：328－329.

（3）林明生，杨舒瑾. 中医药治疗大肠癌的研究进展[J]. 光明中医，2020（14）：2270－2272.

（4）林明生，黄磊娟，杨舒瑾，等. 放射性肠炎证治体会[J]. 中国中医基础医学杂志，2022（5）：816－818.

（5）杨舒瑾. 中西药联合治疗恶性肿瘤的临床疗效观察[J]. 临床合理用药杂志，2016（25）：77－78.

(6) 杨舒瑾. 辨证分型联合西药治疗晚期胃癌随机平行对照研究 [J]. 实用中医内科杂志, 2015（6）: 99－101.

(7) 杨舒瑾. 中西医结合治疗对肿瘤放化疗患者疗效的影响 [J]. 实用中西医结合临床, 2014（11）: 50－51.

(8) 杨舒瑾. 中西医结合治疗 36 例椎－基底动脉供血不足性眩晕的临床疗效 [J]. 求医问药, 2014（10）: 428.

(9) 杨舒瑾. 麦门冬汤加减治疗放射性肺炎 [J]. 湖北中医杂志, 2014（12）: 35.

(10) 杨舒瑾. 中西医结合治疗消化道溃疡 68 例 [J]. 湖北中医杂志, 2004（10）: 35.

(11) 杨舒瑾. 中医辨证论治对抗恶性肿瘤化疗后消化道毒副反应的临床观察附: 131 例病例报告 [J]. 成都中医药大学学报, 2014（4）: 11－12.

(12) 杨舒瑾. 中西医结合治疗晚期肺癌 23 例临床报告 [J]. 福建中医药, 1997（1）: 17.

（二）继承人

(1) 郑镪, 男, 福建省漳州市医院中医科, 主治医师。

(2) 林明生, 男, 福建省漳州市医院中医科, 主治医师。

(3) 石英, 男, 福建省漳州市医院中医科, 住院医师。

（整理者: 郑镪　林明生　石英）

游春木

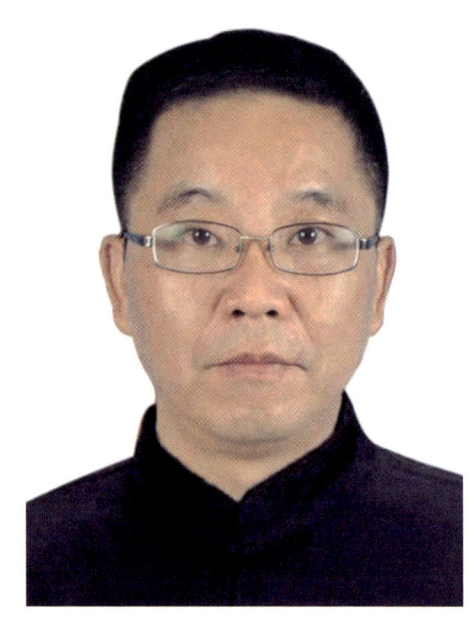

一

医家简介

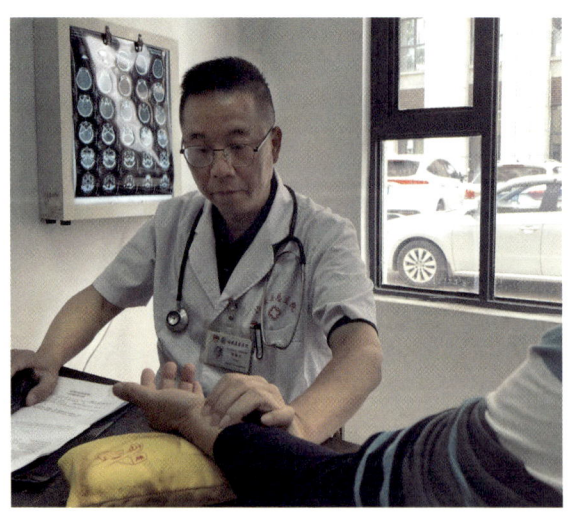

游春木，男，1966年出生，漳州诏安人。内科主任医师，1989年7月毕业于福建中医学院中医学专业。曾任诏安县中医院医务科科长，现任诏安县中医院门诊部主任。

游春木为漳州市医学会心电生理与起搏分会常委，漳州市医学会心血管分会委员，漳州市医学会内分泌分会委员，漳州市糖尿病学会委员，福建省中医药学会糖尿病分会委员，福建省中医药学会络病分会委员，福建省中西结合学会糖尿病分会委员，福建省中西医结合学会心血管病分会委员。首届漳州市名中医。

熟练掌握中、西医诊疗技术对内科常见病、多发病的诊治，对内科急危重症及疑难病症的诊治积累了较为丰富的临床经验，擅长胃肠疾病、慢性肝病、糖尿病、中风后遗症、冠心病等疾病的中西医结合治疗，以及对慢性咳嗽、亚健康状态、偏头痛、盗汗、失眠、心悸、便秘、痹证（风湿性疾病）、阳痿、月经不调、青春痘、更年期综合征等症的中医药治疗、调理有着独到的见解。在国家核心期刊发表医学论文4篇。

二

学术特点

游春木主张"治疾如衡，至平则安"的中医治疗学理念，并在临床实践中加以优化提高，形成独特的学术思想。

（一）"衡"是阴阳的对立统一

"衡"，本义为绑在牛角上的横木，后引申为车辕前端的横木，《辞海》解释为平也，正也，后指为秤杆。哲学上认为"衡"是矛盾运动期间暂时的对立统一。事物总是在不断地发展，旧的平衡失去，新的平衡产生，如果违反了客观规律，就会产生不良后果。游春木认为"衡"，生理上是阴阳的对立统一，阴阳平衡是生命健康的根本，既表现为人体内环境阴阳消长转化的协调，也反映出生命状态与社会自然的统一。阴阳平衡则人健康，正如《黄帝内经·素问·生气通天论》所言"阴平阳秘，精神乃治"。这是"衡"在中医学上健康状态的定义。中医自始至终都以此理念指导理论的发展。人在健康的状态下，阴阳平衡，则人体的脏腑经络协调、内外气机通畅、气血津液调和。

（二）"失衡"是病理状态的表现

游春木从中医的病理角度出发，认为身体疾病的发生是人体气血阴阳等状态失衡，阴阳不和，导致疾病发生。阴阳不和，营卫失和，腠理不固，外邪袭虚，津液外泄；阴阳失衡，则脏腑组织损伤、气血津液不畅、机体功能失衡，百病丛生。临床上以中医"衡"的眼光看待疾病，当人患疾病时，是以人体某一部位或某一方面的身体机能出现失衡为表现，也就是阴阳的失和与不平衡，此时是一种病态的失衡，阴阳的绝对失衡。人体在病态的失衡下，可出现气血津液不足、气机升降失司、五脏六腑失和等。五脏六腑相关、相连，生理上相生、相克，互相制约、相互滋长；若彼此之间失去平衡，则出现相乘、相侮等病理状态。故以"衡"的思维来思考疾病、看待疾病，最终目的是寻找方法来纠正失衡，力求在病态下建立一种相对的平衡。

（三）"以平为期"是中医的治疗目标

因病之根源是机体的阴阳失衡，治疗上则须"谨察阴阳所在而调之，以平为期，正者正治，反者反治"，也是治病必求于本的理念。游春木认为"衡"持中调匀，平调轻重，在治疗疾病的原则上以平衡阴阳、损有余、补不足为主，通过调理失衡状态可使机体恢复相对平衡，达到相对健康的状态。在治法上应寒热互用并存、不偏不倚。古人云"万物皆以负阴抱阳而生，故孤阴不长，孤阳不成"，遣方、用药亦如此。在平素的开方、用药上，持阴阳平衡的观点，依据病患机体的阴阳变化，药物的阴阳平衡并存互用，以达"阴平阳秘，阴阳统一"。在诊疗中，以调和营卫、扶阳益阴、寒热并用、宣降合用、升降并施、攻补兼施等治疗方法为主，用药上，寒、热药物并用，用药原则上，执中适度，药物的总体属性不偏不倚，使整个药方的药物性味组成总体趋向平衡。药物性味属阴，相对立的则是气，气味为药中的阴阳对立方，两者此消彼长，也存在着消长平衡之理，以药物阴阳的偏胜调整人体的阴阳失衡。以寒热并用为例，此类治法用药具体分为寒热并调、取性取用、寒热互制、反佐之治。基于阴阳互根理论，孤阴不长，孤阳不成，势必阴阳之间会相互依存，维持着与人体相应的动态平衡。

游春木认为"衡"，是平衡、调中之法，以调和阴阳、平衡阴阳，达到人体的气血、阴阳、脏腑、气机升降、津液的稳态。治法上，守正求中，顾护中焦脾胃，调和寒热、气血、阴阳。用药上，药尽其才，不偏不倚。《中庸》云："中也者，天下之大本也；和也者，天下之达道也。致中和，天地位焉，万物育焉。"以"衡"待病，以"衡"治病，实现机体的阴阳平衡、生理功能的恢复，达到治愈疾病的目的。

（四）脾胃为脏腑功能"平衡"的枢纽

游春木认为中州脾胃，为脏腑气机枢纽，故脾胃出现病理状态时，实为机体的气机升降失衡。脾主升，胃司降，一升一降；脾阴，为脏，藏而不泄；胃阳，归腑，泄而不藏，一藏一泻。脾与胃，本属一对矛盾的个体，在病理的状态下，本来相对平衡的矛盾双方因稳态被破坏，产生脾胃之间的病态，从而出现疾病。"治中焦如衡，非平不安"，故在中焦脾胃疾病的治疗中，以"衡"理中焦脾胃，指出中焦用药既不能太升，又不能太降，如需燥湿，还需顾护胃阴，寒热并用，攻补兼施，做到不偏不倚，和解脾胃之间的矛盾，以达到脾胃之间的相对平衡。临床上常用寒热同调的乌梅丸和甘草泻心汤、辛开苦降的半夏泻心汤、燥湿相济的小陷胸汤、攻补兼施的枳实消痞丸等来治疗失衡的脾胃疾病。如只习惯于健脾气，益脾阳，殊不知，阴阳相辅，一味寻求滋补厚腻之品，急于求成，则顾此失彼，阻碍脾胃气机，脾阳无所从生，反而耗损脾阳。阳气易补，阴精难求，用药需缓和，益脾阳的同时，加以平淡的养阴药，如沙参、麦冬、山药、石斛、黄精等，以达阴阳平衡。气为阳，血为阴，阴阳互用，气血相生，气畅方能血和。气为血之帅，血为气之母。如若气或血一方异常，必将累及另一方。《黄帝内经·素问》有言"血气不和，百病乃变化而生"，在脾胃气血异常方面，则气血生化之源受损，一身气机升降受累，或胃气逆乱，脾不运化，抑或脾胃两虚，气虚生化无源，气滞血瘀，进而累及其他脏腑。游春木主张，治理脾胃疾患，需兼顾气血调和，以求脾胃气血的平稳。治血当调气，如临证治疗脾胃疾病时，在理气方中，常加入活血化瘀的赤芍、丹参、三七等，而在补血方药中，加入木香、厚朴、枳壳等。血生气长，气行血行，方能脾胃调和，气血和畅。

三

临床经验

（一）加味甘草泻心汤治疗溃疡性结肠炎

溃疡性结肠炎，主要症状为反复的腹痛、腹泻，排黏液脓血便，病程长，且容易反复。游春木认为溃疡性结肠炎属于祖国医学"痢疾""泻泄"等疾病的范畴。主要病因是外感时邪、饮食不节、情志内伤、素体正虚，其病位在大肠，涉及脾、肝、肾、肺诸脏。其病位于胃、肠，主病在脾，常因外邪、饮食等因素而发，久病体虚，久病不愈。病理因素不外乎以湿、热、瘀、积为主要特点，本病病机为寒热错杂，本虚而标实。在常年的临床实践中，游春木总结出将加味甘草泻心汤用于治疗溃疡性结肠炎有较好的效果。

加味甘草泻心汤组方为甘草12g、黄芩10g、黄连8g、干姜12g、半夏10g、党参20g、大枣25g、三七5g、酒大黄15g。甘草泻心汤出自《伤寒论》，游春木经过多年对于本病的临床方药应用，在原方的基础上加少量三七取以行血；另外方中的大黄为酒制，且与其他药物同煎，泻下之力弱，却有行血之功。两者合用，可使便脓自愈。湿热盛者，疼痛感明显者，方中除加用白头翁、秦皮清热利湿外，可重用白芍以止痛；湿重者，去黄芩，减黄连为3g，加苍术、厚朴、茯苓、大腹皮等温燥之品，祛湿健脾；存在阴虚血瘀者，减黄连为6g，加当归、白芍、旱墨莲养血活血、敛阴以养营阴；兼阳虚血瘀者，去黄芩、黄连，加制附子、桂枝、吴茱萸等暖阳温里，并加桃仁活血。溃疡性结肠炎，病程长，缠绵难愈合，而治疗此病，重在以"衡法"调整阴阳，以辛开苦降之法，调和寒热。久病及瘀，应注重气血的调和，方可提高药效。

《加味甘草泻心汤治疗溃疡性结肠炎42例的临床观察》发表于《内蒙古中医药》2016年第1期。

·摘要：观察口服加味甘草泻心汤治疗溃疡性结肠炎的临床疗效。纳入溃疡性结肠炎的患者84例，随机分为治疗组、对照组，两组患者各42例，治疗组每日口服加味甘草泻心汤，对照组每日口服西药美沙拉嗪肠溶片，未口服中药，两组治疗8周后进行对比。治疗组完全缓解率80.9%，总有效率92.8%。对照组完全缓解率47.6%，总有效率66.7%。两组治疗结果具有统计学差异，比较有统计学意义（$P<0.01$）。结论为加味甘草泻心汤治疗溃疡性结肠炎临床疗效显著。

（二）葶苈暖心汤加味治疗慢性心力衰竭

慢性心力衰竭是心脏疾病的严重阶段，隶属中医"心悸""喘证""水肿"之范畴。多发于中老年人，以阳气虚衰多见。盖阳气蒸腾，水液得化，水与气交互而行于周身不滞。游春木认为阳气虚衰，不能温煦，水降浊瘀，流于上则凌心射肺；心阳得肾阳温煦而不衰，肾阳既亏不能鼓动心之阳气，以致心阳气不足，虚惫不振。脾不仅是气血化生之所，也主水液运化之能，脾阳虚不仅致水湿内停，又可导致气血乏源，无以养心。是故脾肾之于心，系之要也。"心主身之血脉"，心气虚，无力鼓动血脉而致心之脉络瘀阻，心阳虚则不能温煦、濡养、推动、灌注，血脉不畅，瘀血内生；心肾阳虚，不能化水，痰饮内生，且痰水也可由久积瘀血化生，心脾阳虚而失生化之源、血运之枢。温煦心脾肾阳气之法能有效改善患者心功能，缓解慢性心力衰竭的临床症状。游春木自拟葶苈暖心汤配合西药治疗慢性心力衰竭取得良好的效果。

加味葶苈暖心汤是在由广州中医药大学邓铁涛教授拟订的治疗慢性心力衰竭的暖心方（红参、熟附子、薏苡仁、化橘红等）基础上加入葶苈子、丹参组成。葶苈子具有泻肺平喘、利水消肿的效果；丹参具有宁心通脉、活血化瘀的效果；化橘红具有散寒、除湿、利气的效果；红参具有温补心肾阳气的效果；熟附子具有补火助阳、散寒除湿的效果；薏苡仁可健脾、利水消肿。全方可补心肾之阳，健脾脏之气，清利上中下三焦之水，化心肺瘀阻之络，有益气、温阳、化瘀、逐饮的作用，标本兼顾，补虚而泻实，使心脏获益。

《中西医结合治疗阳虚型慢性心力衰竭 30 例临床观察》发表于《中国民族民间医药》2016 年第 25 卷第 22 期。

·摘要：观察中西医结合治疗阳虚型慢性心力衰竭的临床疗效。选取 60 例慢性心力衰竭患者，将其按数字分组法随机均分成两组。对照组（$n=30$）采用常规西药治疗，观察组（$n=30$）采用中西医结合治疗。对比两组治疗效率及相关指标改善情况。观察组治疗总有效率为 93.33%，对照组为 81.5%（$P < 0.05$）；两组治疗后的脑钠肽、6min 步行耐力较治疗前有明显改善（$P < 0.05$），且观察组优于对照组（$P < 0.05$）。研究结论为对阳虚型慢性心力衰竭患者实施中西医结合治方法能够有效改善患者心功能，缓解临床症状，疗效较好，值得推广。

（三）因地制宜，风柜斗草治疗肝功能损害

闽南地区，因独特地理环境，疾病多夹湿、夹热，故具地方特色的民间中草药盛行。据地理特性，这些中草药多具有清热祛湿的功用。民间中草药经常以鲜品入药，故民间多称为青草药。闽南青草药多是药食同源，群众对其安全性和接受性高。风柜斗草，因形似

风柜而名之，学名楮头红，又称"护肝草"。风柜斗草在闽南地区常见，其性凉，味酸，归肝、肺经，无毒，功效有清热、化痰、利湿、利尿、退黄。现代医学认为此草有修复已损害的肝细胞作用，并且能直接作用在肝细胞膜，保护肝细胞，达到恢复异常肝功能的作用，并且在预防肝脏细胞坏死方面具有一定的作用。对于患肝功能损伤的疾病，转氨酶高者，游春木常在辨证论治处方的基础上，加上风柜斗草，既可入汤剂煎服，也可当茶泡饮，也可煲汤用，促进患者异常肝功能恢复。

游春木在临床上治疗肝功能损害时，常依据病情变化，加减用药，基础方药为黄芪25g、五味子10g、垂盆草20g、炒麦芽10g、丹参10g、荷叶10g、茵陈15g、生甘草3g、虎杖10g、风柜斗草15g。方中重用黄芪以益气健脾、升阳固表，辅以五味子益气养阴；方中加用炒麦芽及荷叶，健脾开胃、升阳化积；垂盆草、茵陈、虎杖利湿退黄；加入地方草药风柜斗草加强清热利湿之功用；久病致瘀，故加入丹参以活血化瘀、通经活络；生甘草调合诸药。全方益气升阳、清热利湿、祛瘀。以此方为基础方，在治疗慢性乙型肝炎肝功能损害取得良好的疗效，并可阻止肝功能损害的进一步加重。同时，可将此经验推广至其他病毒性、药物性、由脂肪肝引起的肝功能损害，也取得很好的临床效果。

四

附　录

（一）代表性学术论文

（1）游春木.香砂六君丸治疗糖尿病胃轻瘫随机平行对照研究[J].实用中医内科杂志，2014，28（3）：17－18.

（2）游春木.血府逐瘀汤联合参麦注射液治疗冠心病心绞痛疗效探讨[J].中医临床研究，2014，6（17）：88－89.

（3）游春木，沈乙惠，沈天成.加味甘草泻心汤治疗溃疡性结肠炎42例的临床观察[J].内蒙古中医药，2016（1）：18－19.

（4）游春木，李建杨.中西医结合治疗阳虚型慢性心力衰竭30例临床观察[J].中国民族民间医药，2016，25（22）：93－95.

（二）继承人

沈乙惠，女，诏安县中医院脾胃科，主治医师。

（整理者：沈乙惠）

赵学田

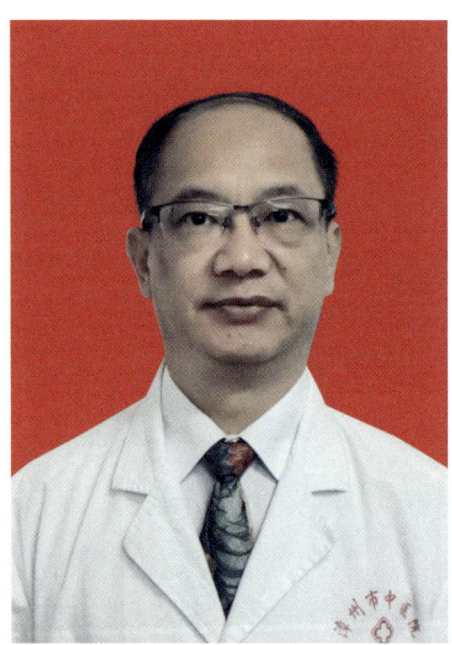

一

医家简介

赵学田，男，1964年出生，漳州华安人。1988年毕业于福建中医学院针灸推拿专业。主任医师，福建中医药大学硕士研究生导师。现任漳州市中医院副院长，福建省第四批老中医药专家学术经验继承工作指导老师，首届漳州市名中医。

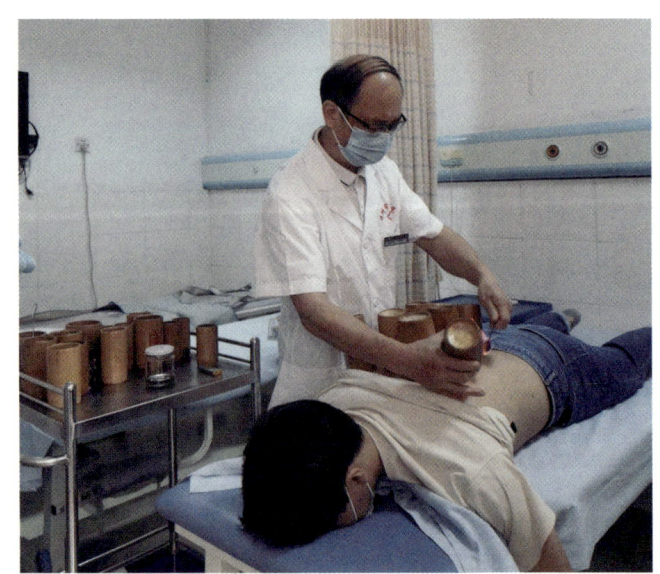

福建省筋骨养生康复协会常务副会长，福建省针灸学会常务理事，海峡南少林手法医学协会常务理事，福建省中医药研究促进会常务理事，漳州市针灸学会理事长，漳州市康复医学会名誉理事长。

赵学田长期从事针灸推拿临床工作，熟练掌握子午流注针法、整脊疗法，在辨证施治中重视依法定方，擅长通过针灸推拿和择时取穴调理治疗颈、腰椎，消化系统疾病，以及各科疑难杂症。完成市级及校管课题4个，参与的课题中"针刺单穴治疗神经根型颈椎病的临床研究""复方补筋片治疗肾虚血瘀型膝骨性关节炎IL－1β、TNF－α影响的临床研究"均获得漳州市科学技术进步奖三等奖。在省级以上专业刊物发表论文10余篇。

二

学术特点

赵学田从事针灸推拿临床、教学20余年，在临床中擅于运用中医学范畴中所蕴含的基本思想，把人体与自然、五脏与六腑、经络等联系起来。他主张治病求本，本在于正确的辨证、辨经，重视依法定方；他认真学习经典名著，吸取各家经验，通过实践，取长补短；他对时间针灸学有较深刻的研究，在将灵龟八法开穴针刺应用于临床过程中，取得了显著的成果；他在温针灸的应用上，对针药结合治疗疾病也有自己独特见解，提高了临床疗效。

（一）治病求本，针灸治病之本为辨其经

《黄帝内经》记载："凡治病者必求于本，或本于阴，或本于阳，求得其本，然后可以施治。"强调了治病求其本的重要性。不同的医家对病本的认识不一，治病的思维及方法颇有差异。在针灸治病过程中，赵学田主张针灸治病之本为辨其经。在中医针灸中，经络既是疾病的反应系统，又是疾病的治疗系统。赵学田认为针灸治病应在四诊（望诊、闻诊、问诊、切诊）所收集的资料、症状和体征的基础上，通过分析、综合所得资料，辨清疾病的病因、性质、部位，以及邪正之间的关系，还应通过"审、切、循、扪、按"等方法有目地对相关经脉进行检查，辨清证属何经，才可有的放矢地取穴治疗。如患者就医时出现口干口苦、胸闷不适、焦虑紧张症状，中医多考虑肝胆火旺，肝气郁结，此时在患者下肢"阳陵泉穴""太冲穴"处常会出现明显酸痛，结合患者的症状、体征，诊断患者病变经络为足少阳胆经及足厥阴肝经，与此相应，针灸施治取穴上多以这两条经络上的穴位为主。赵学田认为如不对相关经脉进行诊查，则难以明了证属何经，使循经取穴流于形式，失去"审、切、循、扪、按"的实质，极大影响针灸疗效。赵学田强调针灸辨经的重要性，认为其是针灸治病之本，是针灸取穴的基础，也是针灸取效的重要核心。

（二）依法定方，辨经取穴与经验取穴的结合

赵学田强调针灸治病之本为辨其经，而"法"是在正确辨经的基础上，制定的合适的治疗方法。"定方"是基于治法而拟定的针灸施治方案。针灸治病辨经、制法、定方是相

互联系的，不是独立的，辨经是为了制定合适的治疗方法，制法是为了拟定施治方案。在此过程中，赵学田主张根据疾病的证候特点、医者诊察出的体征，分析病因病机而确立合适的治法，如诸多情志类疾病的病机多为肝失疏泄，肝气郁滞，在其阳陵泉穴、太冲穴等处多有阳性反应点，其病变经脉多为足厥阴肝经与足少阳胆经，其法多为疏肝解郁，行气通络，则针灸处方多以疏肝解郁之性质的穴位为主，取穴多位于足厥阴肝经、足少阳胆经。除了在以正确辨证辨经为基础而制定合适的治疗方法外，赵学田还重视依据疾病的特殊或主要症状，结合腧穴的特殊性质而制法定方。如某些腰痛患者，腰痛点是治疗的经验穴，赵学田擅于应用腰痛点，配合患者自身主动运动，缓解腰痛及活动障碍问题，同时对患者进行正确辨证、辨经，制定合适的方法，拟定治疗方案，进行针灸治疗。他认为某些具有特殊性质和治疗特点的腧穴是中医传承几千年留下来的宝贵经验，时时劝勉学生应该继承这些经验，并应用于临床，在此基础上，创新发展出对临床更有用的方法，将这些方法合理结合，形成针灸治病的处方，"站在巨人的肩膀上"方能看得更远。

（三）择时取穴，独钟灵龟八法

赵学田善读经典，吸取历代各家经验，通过实践，取长补短，对"择时取穴"颇有研究。《黄帝内经》云，"顺天之时，而病可与期，顺者为工，逆者为粗"，"谨候气之所在而刺之，是谓逢时。"人体本身和一切行为，以及人的进化过程与自然界密切相关，因此，自然界的时间因素对人疾病的产生、发展具有密切相关性。择时取穴针刺是在传统时间医学思想指导下的针刺方法，各种不同的开穴方法则是古人将此思想加以具体运用的体现，在各种方法中以子午流注针法（纳甲法、纳子法、养子时刻注穴法）、灵龟八法、飞腾八法等最为系统。其中，灵龟八法是以奇经八脉八穴为基础，取通于十二经脉的8个穴位，配合九宫八卦学说，根据八卦中阴阳演变的道理，按照日时干支的推演数字，按时取穴的一种针刺方法。李梴《医学入门》说，"八法者，奇经八穴为要，乃十二经之大会也"，又说，"周身三百六十穴统于手足六十六穴，六十六穴又统于八穴。"说明八穴用于调理人体经脉的阴阳气血，可达到平衡状态，从而起到治病的目的。赵学田在临床上强调灵龟八法的应用，特别在颈、腰椎病的治疗中取得了较好的效果。不同的颈、腰椎病患者在不同时间就诊选取的治疗穴位有所区别，赵学田会按照患者就诊时辰对应穴位结合颈、腰椎痛的经验用穴作为施治用穴，如患者上午10点来诊治，查"灵龟八法逐日按时开穴环周盘"得知此时开穴为申脉穴，遂选取申脉穴配后溪穴，再与经验用穴结合施治，往往取得较好的效果。如颈、腰椎病患者就诊的时间为下午，在该时间点又有对应的穴位，在施治穴位的选择上与上午就诊施治的穴位就有所区别。不仅如此，赵学田还注重根据病情选择穴位，让患者在开穴时辰就诊治疗。如患者经常心慌心悸，内关穴是其经验用穴，赵学田会叮嘱患者在内关穴对应的时间就诊治疗，此时患者往往针感明显，能取得更好的治疗效果。赵学田经常对其学生讲述，心脑血管方面把时间视为生命，必须争分夺秒；而在中医针灸中，与时间的结合则是一门治疗学问，一定要潜心学习、研究，多体悟、应用，会发现时间不一样的魅力。

（四）应用温针灸治疗寒盛湿重，经络壅滞之证

温针灸是针刺与艾灸相结合的一种方法，又称针柄灸。《针灸大成》中有载述："其法，针穴上，以香白芷作圆饼，套针上，以艾灸之，多以取效……经络受风寒者，或有效。"即在留针过程中，将艾绒搓团捻裹于针柄上点燃，通过针体将热力传入穴位以治疗疾病的一种方法，本法具有温通经脉、行气活血的作用，适用于寒盛湿重、经络壅滞之证。赵学田认为多数疼痛类病症病机为风寒湿阻络经脉，导致经络不通，不通则痛，对于这类疼痛类病症可选择应用温针灸治疗。灸火的温和热力，通过针体传导到对应的经络穴位区域，具有较好的温通经络、驱散寒邪止痛的功用。此外，赵学田认为治病应求其本，精准地抓住病机，不同的病同一个病机应用同一个方法也能取得良效，在此思想指导下，赵学田不仅将温针灸运用于寒湿阻络引起的颈肩腰腿疼痛中，还拓展到胃痛、泻泄、痛经等病症中。他常常告诫学生，现代人生活条件提高了，空调的出现、冷饮的出现导致很多人身体内积累了过多的寒气，一旦寒气积累多了，就容易以各种形式体现出来，从而出现了各种病症，如月经不调、痛经、腹痛、泻泄、颈肩腰腿痛等，此时应用温针灸，就如箭中靶心，能达到较好的疗效，临床中要注重温针灸的应用，懂其理，知其法，方能事半功倍。

临床经验

（一）从病位辨经论治头痛病、脏腑病

赵学田认为经络辨证是针灸治疗疾病中常用的辨证论治法，而针灸是通过经络腧穴而起作用的，所以针灸临床常用辨经，确定病与何经相关。他在经络辨证原则上，依法定方，制定治疗方案。他在治疗头痛病时，根据病位辨经理论，分为阳明头痛、少阳头痛、太阳头痛及厥阴头痛。不同经头痛选取不同的穴位，阳明头痛常选取头维、阿是穴、印堂穴、合谷穴、阳白穴；少阳头痛常选率谷穴、太阳穴、丝竹空穴、阿是穴、风池穴、外关穴；太阳头痛选取风池穴、天柱穴、阿是穴、后溪穴；厥阴头痛选取四神聪穴、百会穴、太冲穴、

阿是穴、中冲穴。他在治疗脏腑病时，除了常用的原络配穴、背俞穴、募穴及下合穴外，赵学田还常结合脏腑所联系的经络进行辨经，选取所属经络及其表里经脉所过经络的腧穴，如他在治疗胃痛时，除了选取胃经的足三里穴、梁丘穴等外，还取脾经的公孙穴，对于胃痛中肝气犯胃型，还常配合期门穴、太冲穴等肝经腧穴。赵学田认为，经络辨证是以经络学说和脏腑学说为指导，特点在于应用十二经脉和奇经八脉理论去分析、归纳证候从而正确治疗疾病。

（二）从先天之本论治腰痛病

《黄帝内经·素问·六节藏象论》云："肾者，主蛰，封藏之本，精之处也……其充在骨。"《医经精义》曰："肾藏精，精生髓，髓生骨，故骨者肾之所合也；髓者，肾精所生，精足则髓足，髓在骨内，髓足则骨强。"说明肾精充盛是骨骼强健的前提，肾藏精，主骨，为先天之本。赵学田认为肾虚是腰痛发病的根本，风、寒、湿、外邪、瘀血等痹阻经络是为标，也就是说无论哪个证型的腰痛病患者，都存在不同程度的肾虚，所以重视补肾才是腰痛病治疗的关键。又因腰椎均属督脉循行的部位，足太阳膀胱经循行于脊柱两侧，与足少阴肾经相互表里。一旦督脉发生病变，往往涉及肝肾，以此为基础，赵学田在治疗腰痛病时，除了选取相应证型的主穴外，常选取太溪穴、肾俞穴、悬钟穴等作为配穴，他认为太溪穴是原穴也是输穴，乃人体元气聚集之处，所以肾经太溪穴经气旺盛，具有滋肾阴、壮肾阳、补肾气等功能，肾俞穴位于腰部，可直接作用于病变局部，可以调动肾脏之气，悬钟穴为八会之髓会，髓藏于骨，髓以养骨，故此三穴为赵学田治疗肾虚之常用要穴。

（三）灵龟八法开穴法论治颈椎病、颈性眩晕

灵龟八法是按照日时干支的推演数字，作出按时取穴的一种针刺方法。赵学田注重按时取穴治疗疾病，特别是在颈椎病的治疗上取得了显著的成果，促进了临床的进一步推广，他曾对后溪灵龟八法开穴针法治疗神经根型颈椎病进行研究，对照组针刺为双侧颈3至颈7夹脊穴，结果显示，治疗组疗效确切且优于对照组。他认为后溪穴是灵龟八法中的代表穴，在最佳的疗效时间内针刺所开穴位后溪穴，不仅可使人体的气血旺盛，而且可调动手足太阳经远端的经气，使气达病所，气行则血行，故颈部的经络、气血得到疏通。在颈性眩晕的治疗上，他根据灵龟八法逐日按时开穴法，分别选取八脉交会穴的列缺—照海、内关—公孙、外关—足临泣、后溪—申脉4组穴位，计算出相应开穴，先针刺开穴，得气后针刺配穴，如开穴为列缺，则配穴为照海，临床治疗效果显著。赵学田认为人与自然相通相感，人体气血盛衰随着天地的变化而改变，灵龟八法按时开穴顺应天时，沟通天地能量，使人体生命节律回归自然状态，故使用灵龟八法针刺治疗颈椎病、颈性眩晕等疾

病能取得良好疗效。

（四）温针灸论治膝痹、肩痹病

赵学田善用温针灸治疗各种寒症、痹症、疼痛及虚损性疾病，临床上最常用于治疗膝痹、肩痹病。他认为膝痹病主要与人长期劳损过度、风寒湿邪、肝肾功能不足等相关，并将此分为寒湿型、气滞血瘀型及肝肾亏虚型三种，治疗该病时他常选病侧外膝眼穴、血海穴、梁丘穴、足三里穴、阿是穴为主穴。气滞血瘀型配三阴交穴，寒湿型配阳陵泉穴，肝肾亏虚型配悬钟穴、太溪穴。在所选穴位皮肤上进针得气后，选取外膝眼穴、梁丘穴、血海穴、足三里穴行温针灸以治疗。在治疗肩痹病时，赵学田从经络辨证，将其分为手阳明经证、手少阳经证、手太阳经证、手太阴经证4个证型，主穴常选取肩髃穴、肩髎穴、臂臑穴、肩前穴、肩贞穴、阿是穴、阳陵泉及悬钟穴，手阳明经证配曲池穴，手少阳经证配中渚穴，手太阳经证配后溪穴，手太阴经证配列缺穴，针刺得气后，选取肩髃穴、肩髎穴、臂臑穴及阿是穴行温针灸进行治疗。赵学田认为，在西医方面，温针灸可使局部肌肉痉挛得到缓解，有效促进瘀血及炎症快速吸收，从而达到局部或整体内环境的平衡状态，帮助缓解膝关节骨性关节炎患者疼痛，在中医方面，温针灸以中医灸法中的"以热引热，使热外出"及"寒者热之""虚则补之"的治疗方法为依据，通过艾灸所产生的热力，对人体产生温热性刺激，调节局部手阳明经、手少阳经、手太阳经及手太阴经腧穴，以恢复患者膝关节原本正常的生理功能。

四 附　录

（一）代表性学术论文

（1）赵学田，林石明，林俊山，等．后溪穴灵龟八法开穴针法治疗神经根型颈椎病60例[J]．福建中医药，2016，479（3）：56－57．

（2）赵学田，方云添，林民辉，等．针刺后溪穴结合牵引治疗神经根型颈椎病45例临床观察[J]．中医药通报，2015（1）：59－60．

（3）黄小滨，赵学田，晏上海，等．中药熏洗合针刺治疗血瘀型腰椎间盘突出症30例[J]．福建中医药，2015，46（5）：10－11．

（4）李兆文，赵学田，方云添，等．针刺治疗腰椎间盘突出症遗留下肢麻木临床观察[J]．中医药通报，2013，4（12）：43－45．

(5) 黄小滨, 赵学田, 晏上海, 等. 腰椎间盘突出症的中医临床研究概况 [J]. 内蒙古中医药, 2014 (13): 111-113.

(6) 赵学田, 李兆文, 林俊山, 等. 腰腿痛片治疗腰椎间盘突出症的临床研究 [J]. 中医药通报, 2012 (6): 58-59.

(7) 郑磊竑, 赵学田, 方云添. 针刺治疗不寐 20 例 [J]. 福建中医药, 2010 (2): 29-30.

(8) 黄小滨, 赵学田, 涂燕芬. 推拿配合功能锻炼治疗腰椎间盘突出症 43 例 [J]. 福建中医药, 2010 (1): 36-37.

(9) 赵学田, 曾宏翔, 李兆文, 等. 针灸单穴治疗腹泻型肠易激综合征的临床研究 [J]. 中医药通报, 2009 (4): 63-64.

(10) 赵学田, 张喜娟. 温针灸治疗腰椎间盘突出症 50 例对照研究 [J]. 福建中医药, 2008 (1): 30-31.

(11) 赵学田, 卢向东, 李兆文, 等. 温针刺法治疗膝关节骨性关节炎 50 例 [J]. 中医药通报, 2008 (4): 49-50.

(12) 赵学田. 灵龟八法针法为主治疗颈性眩晕 49 例 [J]. 福建中医药, 2006 (5): 37-38.

(13) 张云凌, 赵学田, 李兆文. 近十年针刺治疗颈椎病的研究进展 [J]. 针灸临床杂志, 2005, 21 (6): 59-61.

(14) 赵学田, 周超杰, 贺君福. 埋线加灸治疗椎基底动脉供血不足 80 例临床观察 [J]. 中医药学报, 2002 (5): 28-32.

(15) 赵学田, 李兆文, 徐展堂, 等. 牵引加针刺夹脊穴治疗腰椎间盘突出症 238 例 [J]. 福建中医药, 2001 (1): 25.

(二) 继承人

(1) 方云添, 男, 漳州市中医院, 副主任医师。

(2) 晏上海, 男, 漳州市中医院, 主治医师。

(3) 许伟明, 男, 龙海区中医院副院长, 主任医师。

(4) 陈锦辉, 男, 云霄县中医院康复科主任, 主治医师。

(5) 杨温水, 男, 华安县医院针灸科主任, 主任医师。

(整理者: 吴晓玲　周慧璇　林鸿彪　刘惠娟)

全国老中医药专家学术经验继承工作指导老师

陈坤福

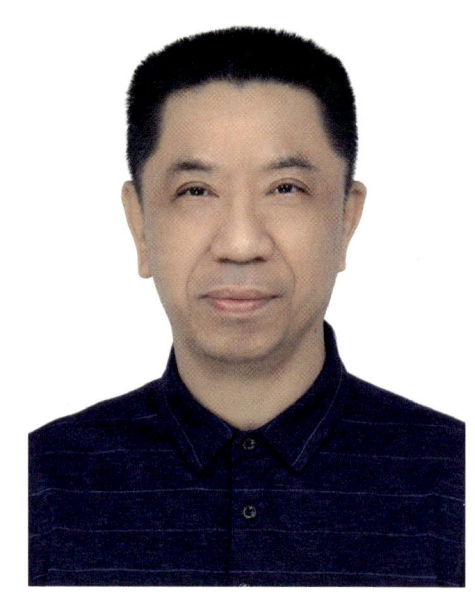

一 医家简介

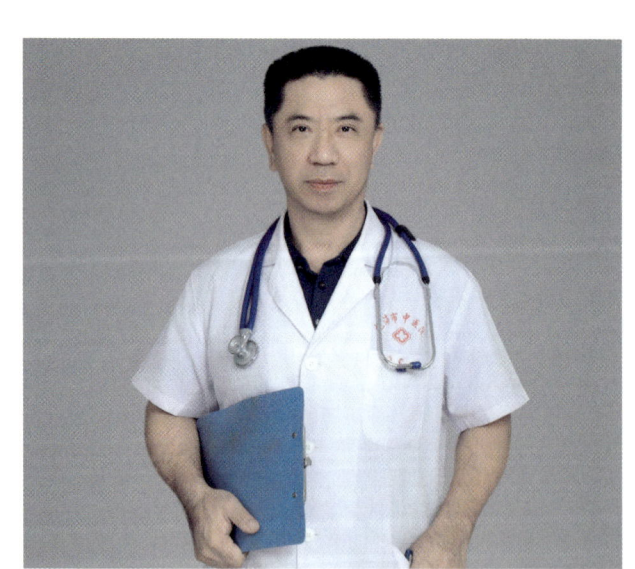

陈坤福，男，1965年出生，漳州龙海人。主任医师，1986年毕业于福建中医学院医疗专业，现任漳州市第二中医院主任医师，第七批全国老中医药专家学术经验继承工作指导老师。

担任福建省中医药学会中医骨伤分会第五届委员会常务委员，漳州市中医药学会第七届理事，漳州市中医药学会骨伤专业委员会第二届副主任委员，漳州市医学会骨科分会第四届常务委员，福建省中西医结合学会创伤分会第一届委员。

陈坤福学术上受章宝春骨伤学术流派及岭南流派启迪与影响颇深。从医30余载，致力于研习中医骨伤科，重视临床医疗、教学、科研工作，擅作总结，尤擅中医手法正骨、颈肩腰腿疼的中医辨证施治。在多年的临床实践中，对伸直型肱骨髁上骨折、桡骨远端骨折、痛风性关节炎有自己行之有效的治疗方案。在省级以上刊物发表学术论文8篇。

学术特点

（一）水针刀疗法治疗颈肩腰腿痛

"他山之石，可以攻玉。"陈坤福在充分发挥传统优势的同时，重视吸收现代医学的科研成果为临床所用，利用水针刀疗法治疗颈肩腰腿痛。水针刀疗法集中了中医针刺、水针疗法和小针刀疗法的优势，将药物与注射用针刀结合在一起，达到优势互补的作用。水针刀局部注射能减轻针刀操作时造成的疼痛，又能局部消炎，减轻针刀治疗后的炎性渗出，使针刀松解得更加安全、彻底，病人更易于接受。水针刀疗法是以针刀为主，曲安奈德注射液4～8mg加利多卡因2ml药物治疗为辅，严格控制激素的用量，防止药物浓度太高产生局部皮肤白斑组织萎缩等并发症，针尖准确直达病灶部位，先病灶周围浸润注射再利用针尖对粘连组织采用纵行疏通、横行剥离、切、割等不同手法，剥离软组织粘连，切割疤痕，缓解痉挛，疏通阻滞，使受到筋结卡压的神经末梢得到松解。对于顽固性、反复性疼痛日久者，则在上述治疗上加用按摩棍局部榨拉、擀旋、擀振、点拉、点旋、点压、搓拉、搓旋等松解手法辅助治疗，棍点治疗后，再行患肢拉伸按压，解除残余粘连，对顽固性疼痛和微神经卡压疼痛有奇效。

（二）治伤宜筋骨并重、内外兼治，注重调理脾肾

陈坤福认为在骨折复位、固定、练功、用药的治疗中都应体现"动静结合、筋骨并重、内外兼治、医患合作"治疗原则。"筋骨并重"是骨伤科整体观的精髓所在，强调的是对软组织合理的维护，尽可能减轻损伤程度及防止再损伤的发生；在骨折脱位、伤筋的治疗上不能顾骨失筋，治筋失骨。在骨伤复位过程中，陈坤福总是要复习人体的骨性标志，以及筋起止点、行走方向及分布；施治时根据受伤的机制，"反其道而行之"。如反复整复，就可能出现伤及于筋，而出现肿胀、水疱及异位骨化等再损伤。他认为骨折整复后的固定是使骨折稳定，避免再移位的必要措施，实为骨折治疗之关键，骨折固定中包扎的运用，既要固定骨折，又不能伤及于筋，要注意对筋的保护及关照，防止骨折软组织并发症的产生。他注重手术前软组织损伤情况和手术中微创保护骨和周围软组织的血运，重视韧带损伤的修复。在骨伤治疗中，除了应用手法整复、药物治疗外，他认为骨折筋伤后，络脉受

损，气滞血瘀，故见肿胀疼痛，在有效固定后，患肢适当的功能锻炼，有利于推动气血流通，达到通则不痛的目的。而气血行，皮肉筋骨得养，则有利于组织修复，骨折愈合更快。夹板或石膏长时间固定后都可造成一定程度的肌肉萎缩、关节粘连、骨质疏松，适度的功能活动并结合八段锦、太极拳锻炼，可以改善血液循环，促进关节周围的血肿吸收，防止肌肉萎缩、关节粘连、骨质疏松的发生，有助于患肢功能尽快恢复，这是筋骨并重理念的良好体现。

李东垣所著《脾胃论》曰，"脾虚则肌肉削"，肉削则骨枯，提示脾虚与肌肉质量下降、骨骼强度退化有着明显的相关性，故脾气的健运是肌肉骨骼健壮、脏腑功能调和、气机变化均衡、生命活动平稳的物质基础。陈坤福认为骨质疏松是由脾土与肾水二者关系失衡导致，需要内外兼治并注重调理脾肾，治脾以补中益气汤为代表方加减健脾益气升阳。该方中黄芪、人参、白术、炙甘草健脾益气、燥化湿浊；当归养血和营，配合人参可气血双补；陈皮理气和胃，调和诸药补而不滞；升麻、柴胡配合人参、白术等可益气升阳，调节脾土与肾水。补肾以知柏地黄丸、金匮肾气丸为代表，随症加减效果良好。

（三）回旋端提法治疗小儿伸直型肱骨髁上骨折

陈坤福广泛阅读中医经典古籍，努力提高自身中医素养，开拓临证思维，对骨伤科疾病的诊治逐渐形成自己的见解。其行医数十载，治学严谨，始终将理论与临床紧密结合，善于将正骨手法与现代医疗技术融会贯通，强调骨折整复过程巧、准、稳、柔，达到法之所施，使患者不知其苦，如通过回旋端提法配合三块小夹板固定治疗小儿伸直型肱骨髁上骨折、多层小夹板固定桡骨远端骨折等。

《正骨心法要旨》系统地总结了清代以前有关骨伤科的诊治经验。重点论述了正骨八法、牵引固定方法，以及外敷内服药物的处方及临床应用，其明确的手法操作要求为"机触于外，巧生于内，手随心转，法从手出"。并总结正骨八法为摸、接、端、提、按、摩、推、拿。在多年的临床实践中，陈坤福利用回旋端提法治疗小儿伸直型肱骨髁上骨折取得满意效果，其通过旋后位对抗牵引，纠正重叠短缩及成角移位，并根据远骨折端旋转方向逆向回旋肘关节以纠正旋转移位。在纠正内旋内翻后通过端提手法即术者双手环抱患肘，双拇指按压骨折远端背侧，双手四指重叠，以示指桡侧为着力点，顶住骨折近端掌侧，端提骨折近端，合力纠正骨折远端移位，并在屈肘于90°～110°位下通过内、外、后3块小夹板将之固定，一气呵成，全程通过巧、准、稳、柔方法最终达到良好效果。

三 临床经验

（一）回旋端提法配合三块小夹板治疗伸直型肱骨髁上骨折

伸直型肱骨髁上骨折是儿童常见骨折，易发生肘内翻畸形。发生肘内翻的原因主要有肘部骨骺损伤、骨折断端不稳、尺偏、尺倾、尺侧嵌插。传统的通过旋后位石膏固定疗法，受骨折本身的特殊解剖结构及肢体远端的重力影响容易导致复位丢失，也难免导致肘内翻丢失，经过临床长期实践，陈坤福通过回旋端提法配合3块小夹板固定治疗小儿伸直型肱骨髁上骨折取得满意效果。

具体手法为助手于患儿后方，双手抱患肢上臂中部，取患儿外展90°、屈肘70°。①牵引：旋后位对抗牵引，纠正重叠短缩及成角移位。②回旋：根据远骨折端旋转方向逆向回旋肘关节以纠正旋转移位。③端提：最后术者双手环抱患肘，双拇指按压骨折远端背侧，双手四指重叠，以示指桡侧为着力点，顶住骨折近端掌侧，端提骨折近端，合力纠正骨折远端移位。④小夹板固定：屈肘90°～110°，于肘关节内、后、外置入3块夹板，均超过肘关节2cm。

陈坤福强调骨折整复时手法宜轻柔，固定夹板时骨折远端内侧置1个适当加厚的平垫，骨折近端外侧置1个塔形垫，远端后侧置1个尖端向上的坡形垫，对尺偏、尺倾、内旋者及尺侧嵌插者应完全给予纠正，必要时适当矫枉过正。整体骨折整复过程与夹板压垫的置放与"宁桡勿尺"的原则不谋而合。

传统通过旋后位进行石膏固定的疗法，受骨折本身的特殊解剖结构及肢体远端的重力影响容易导致复位丢失，也难免导致肘内翻丢失。该手法经过临床长期实践，能达到纠正尺偏、尺倾、内旋者及尺侧嵌插的目的，大大避免肘内翻畸形的发生。

《三块夹板固定治疗伸直型肱骨髁上骨折43例小结》发表于《中医正骨》1990第2卷第2期。

·摘要：肱骨髁上骨折常见于儿童，其中伸直型骨折在90%以上，我院自1986～1989年，用回旋端提法整复3块夹板固定治疗43例，得到1年以上随访，效果满意。

（二）环扎加"8"字张力带钢丝固定髌骨骨折

髌骨骨折属于关节内固定，该骨折对复位固定的要求较高，若治疗不当，很容易导致严重并发症。以往骨折分离移位5mm内，仍按无移位骨折治疗，但在保守治疗过程中，骨折移位有可能继续增大可能，这容易产生医疗纠纷。陈坤福在临床实践中针对移位在3～5mm的骨折，给予髌骨环扎术，该手术优点在于创伤小、恢复快，且手术操作只在髌骨表面进行，术后即可早期进行功能锻炼，避免石膏固定诱发的各种并发症。虽然克氏针张力带固定髌骨骨折在生物力学上更有优势，但手术创伤大；而环扎加"8"字张力带钢丝固定对解决骨折分离移位在3～5mm且后关节内平整者具有创伤小、恢复更快、手术微创等优势，在临床也广泛运用。

具体手法为取患膝关节前下侧弧形切口，常规显露断裂的髌骨、韧带和两侧支持带，清除并冲洗关节内积血，用0.3mm克氏针制成的穿钢丝针在髌骨上极股四头肌肌腱内前后约3/5呈向上弧形处各自内侧向外侧穿过1道22号不锈钢丝，同法在髌骨下极韧带内自内侧向外侧穿过1道内侧头钢丝和1道外侧头钢丝，一助手渐拉紧环扎的钢丝，术者借助布巾钳使骨折复位至满意位置后扎紧钢丝，横断型或下极骨折可一次扎紧环扎的钢丝，再扎紧另一道在髌骨前形成"8"字的钢丝。若粉碎型骨折，环扎钢丝可先扎松一些，待"8"字钢丝扎好后2道钢丝同时扎紧，在外侧打结后相互靠拢，以便骨折愈合后取出。此时活动膝关节，均可屈膝90°以上，骨折端仍稳定，用7号丝线修补断裂的髌韧带和两侧支持带，冲洗后缝合，不作外固定。

环扎加"8"字张力带钢丝固定治疗髌骨骨折，本组术式优点在于充分利用坚韧的股四头肌肌腱、髌腱作骨外周围固定，不用克氏针做骨内固定，能随时调整骨折端复位到满意的位置后再结扎固定，不摘除骨折块可较好地保持髌骨的完整性，从而使创伤性关节炎的发生率降低，使患者能在早期就进行功能锻炼，实现骨折愈合与功能锻炼同步进行，防止股四头肌萎缩、膝关节粘连等骨折并发症，中后期的中药熏洗也有利于膝周围组织的修复，防止关节粘连，与传统手法相比，骨折解剖复位率高，不出现压疮、水肿、血运障碍等外固定并发症，功能恢复时间短，治疗优良率高，手术器械简单，操作容易，无需外固定，值得推广应用。

《环扎加"8"字张力带钢丝固定治疗髌骨骨折82例》发表于《福建中医药》1999年第30卷第3期。

·摘要：我科于1991～1997年间共收治髌骨骨折85例，其中82例采用切开复位环扎加"8"字张力带钢丝固定治疗，经平均1年以上随访，治疗优良率达96.3%，创伤性关节炎发生率低，疗效满意。

附 录

（一）代表性学术论文

（1）陈坤福．三块夹板固定治疗伸直型肱骨髁上骨折43例小结[J]．中医正骨，1990，2（2）：25－26．

（2）陈坤福．环扎加"8"字张力带钢丝固定治疗髌骨骨折82例[J]．福建中医药，1999，30（3）：20．

（二）继承人

李强，男，漳州市第二中医院，主治医师。

（整理者：李强）